中医
话
节气

王国玮　著
著者助理　袁　梦　孙　慧
　　　　　曾振锐　张　昶

人民卫生出版社
·北 京·

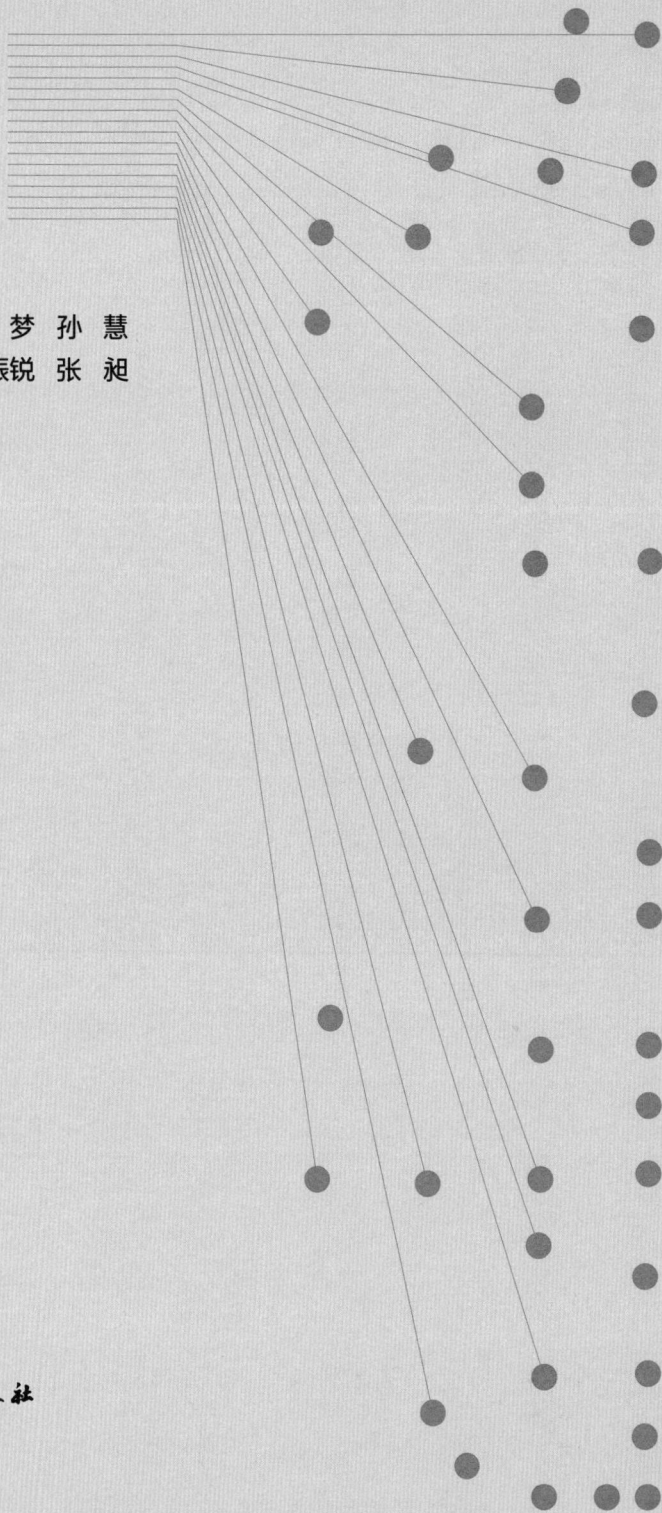

图书在版编目（CIP）数据

中医话节气 / 王国玮著. — 北京：人民卫生出版
社，2025. 8. — ISBN 978-7-117-37476-7

Ⅰ. R212

中国国家版本馆 CIP 数据核字第 20255NR115 号

中医话节气
Zhongyi Hua Jieqi

著　　者	王国玮
出版发行	人民卫生出版社（中继线 010-59780011）
策划编辑	周　宁
责任编辑	周　宁
书籍设计	林海波
地　　址	北京市朝阳区潘家园南里 19 号
邮　　编	100021
E - mail	pmph @ pmph.com
购书热线	010-59787592　010-59787584　010-65264830
印　　刷	北京顶佳世纪印刷有限公司
经　　销	新华书店
开　　本	880×1230　1/32　印张:12.25
字　　数	285 千字
版　　次	2025 年 8 月第 1 版
印　　次	2025 年 8 月第 1 次印刷
标准书号	ISBN 978-7-117-37476-7
定　　价	69.00 元

打击盗版举报电话　010-59787491　　E- mail　WQ @ pmph.com
质量问题联系电话　010-59787234　　E- mail　zhiliang @ pmph.com
数字融合服务电话　4001118166　　E- mail　zengzhi @ pmph.com

以二十四节气为锚点，串联起一年季节、气候变
化与易患疾病、摄生防病方法，形成一套内容较
为完整全面、易懂实用的养生体系。

二十四节气是指中国农历中表示季节变迁的 24 个特定节令。二十四节气起源于黄河流域，是古代中国劳动人民长期经验的积累和智慧的结晶，直接反映了自然界气象、物候的变化，为农业生产提供了科学依据。远在春秋时代，仲春、仲夏、仲秋和仲冬 4 个节气就已确定。现如今，春、夏、秋、冬四季每个季节有 6 个节气，共 24 个节气。在国际气象界，二十四节气被誉为"中国的第五大发明"。2016 年 11 月 30 日，二十四节气被正式列入联合国教科文组织《人类非物质文化遗产代表作名录》。

中医理论认为，人与自然界是天人相应、形神合一的整体，人体随着一年四季的气候变化而变化，疾病的发生也与节气紧密相关。因此，中医在治疗疾病时提出"因人、因时、因地"的三因理论。其中，因时就是考虑时间不同，发病表现不同，治疗的方法不同。《黄帝内经》曰："故治不法天之纪，不用地之理，则灾害至矣。""顺应自然、天人相应"是养生防病的两大原则，也是中医的养生智慧。节气养生是养生的基础，强调要顺应自然的变化，而不能违背这个规律，通过养精神、调饮食、练形体等达到强身益寿的目的。

《黄帝内经》中说："夫四时阴阳者，万物之根本也……逆之则灾害生，从之则苛疾不起，是谓得道。"二十四节气告诉我们，人类始终逃不出自然的时间秩序。养生从二十四节气开始，这是基础。

以二十四节气为锚点，串联起一年季节、气候变化与易患疾病、摄生防病方法，形成一套内容较为完整全面、易懂实用的养生体系，这样的尝试开始于二十余年前的一次杂志专栏约稿。之后，作者先后在个人微博、博客等新媒体上连载上述内容，并于2020年在中央电视台科教频道《百家讲坛》栏目播出。虽然时代变迁，但是人们对健康生活的关注与追求始终没有改变。为了将二十四节气养生的理论与方法以文字的形式保存下来，作者将节目素材整理成书，付梓出版，让更多的读者能够从中领略中医思维之美、中国哲学之妙，获得关于养生防病的启发与思考，顺应四时变化，调养健康体魄。

作为中医从业者，撰写过程中涉及的诗词、民俗等知识虽经广泛查阅资料，仍恐在某些地方表达得不够准确或全面，请读者谅解，并随时提出宝贵的意见和建议。

Beginning of Spring

立春春天到
天地皆俱生

立春

律回岁晚冰霜少，春到人间草木知。
便觉眼前生意满，东风吹水绿参差。

立春偶成

【宋】张栻

　　这首诗描绘了立春时节的景象和感受，生动地表现了时节变化和草木对春季的敏感和复苏，展现了春天的生机与活力，语言清新自然，意象生动，表达了诗人对春天到来的喜悦和对自然生机的赞美。

　　《月令七十二候集解》："立春，正月节。立，建始也，五行之气，往者过，来者续。于此而春木之气始至，故谓之立也，立夏、秋、冬同。"立春这天"阳和启蛰，品物皆春"。过了立春，万物复苏，生机勃勃，一年四季从此开始了。因此，民间有"吃了立春饭，一天暖一天"的说法。

　　我国古代以五日为一候，三候为一个节气。每年冬去春来，从小寒到谷雨这 8 个节气里共有 24 候，每候都有某种花卉绽蕾开放，于是便有了"二十四番花信风"之说。立春一候迎春、二候樱桃、三候望春。除了报春花，节气里还有一些药用花卉，例如初春的梅花、立夏的芍药；秋天有药食同源的水果，我们选择有代表性的收录书中。

梅花

　　冬末春初的梅花，是一味临床常用药材，始载于《本草纲目》，为蔷薇科落叶小乔木植物梅的干燥花蕾，因花冠颜色不同，分为白梅花、红梅花，前者以浙江产量最大，红梅花则以四川产量最大。白梅花味微酸而性平，入肝、胃、肺经，有疏肝理气和中，解郁化痰散结之功，临床常用于治疗肝胃不和引起的脘腹胀痛、呃逆嗳气、梅核气等病症。

梅花茶：取梅花、蜂蜜适量，用沸水浸泡，代茶饮，有清热生津、除燥的功效。蜂蜜清热润燥，适用于暑热或热伤胃阴的心烦口渴。

节气民俗

打春牛

立春，也叫打春，俗话说"春打六九头"。早在周朝时，就有春日鞭春牛的活动——鞭打用泥做成的土牛，意在策励农耕，寄托着百姓们期盼一年风调雨顺、耕种顺利的淳朴愿望。据说，如果妇女们抱着孩子绕着土牛走三圈，可以避免孩子生病，以此祈祷孩子健康成长。

咬春

立春这一天吃春饼、吃春菜的习俗即为"咬春"，在我国北方不少城市，食用现烙制的荷叶饼卷着新鲜炒制的各类应季蔬菜，是立春日家家户户不可缺少的仪式。春饼与春卷历史悠久，已深入我们的生活，相对为人所熟知，春盘则是一种更具文化意蕴的传统食俗。春盘的起源可追溯至晋代的五辛盘，根据《风土记》等古籍记载，五辛盘是由五种辛辣蔬菜拼成的盘菜，通常包括葱、蒜、韭菜、芸薹、胡荽。古人认为这些辛辣食材具有发散作用，可帮助我们驱寒，顺应春季阳气生发的特点，同时也有祛病保健的寓意。随着时间的推移，春盘逐渐演变成一种富有艺术性和仪式感的食俗，食材更加丰富，摆盘也更加精美，它不仅是一种美食，更是一种文化的传承和表达，承载着人们对春天的向往，更寄托了人们对美好生活的追求和期盼。

　　"立春"时节白昼渐长，日照和降水都逐渐增多，气温也逐渐回升。民间有句话叫"立春雨水到，早起晚睡觉"，提示人们应当根据季节变化调整作息时间，降雨增多对农业很重要，经过秋、冬的摄生，到了春天就要开始劳作了。春天是充满希望的时节，"一年之计在于春"正强调了它的重要性。

　　中医理论认为，春天是阴消阳长的季节，自然界阳气开始生长，阴气减少。"天地俱生，万物以荣"，万物都开始发育生长。人体与自然界相应，生理功能开始活跃，新陈代谢日渐旺盛。春天，人的活动量开始增加，气血渐渐运行活跃，人的皮肤腠理变得疏松，毛孔开合，易感受风邪。人体的阴阳处于动态变化之中，是很不稳定的，一旦调节不当，就很容易生病。

　　中医认为，自然界正常的风、寒、暑、湿、燥、热（火）称为"六气"，"六气"太盛，表现出对人体有害的一面，则为"六淫"。风邪是"六淫"之首，《黄帝内经》就记载有"风为百病之长"之说。风是春天的主气，但客观上来说，四季皆有风的产生。风流动不居，无所不在，善行数变，有升发向上、向外促使肌肤腠理疏泄张开、易袭阳位等特性。头面体表受风邪侵袭后，常使人产生头晕、汗出、恶风等症状，能使痒痛现象此起彼伏、游走不定，能与寒、暑、湿、燥、热（火）等病邪联合致病。

　　春天是冬寒向夏热的过渡阶段，期间冷暖气团频繁交替，这样的气候让风向变幻莫测，人体一时难以适应。立春时，昼夜温差显著，清晨气温偏低，此时感冒及其他呼吸系统疾病的发病率升高，心脑血管疾病也处于多发期。因此，为了平稳度过立春，一定要注意保暖，做好疾病预防。

立春为什么要防呼吸病呢？一是因为立春时天气仍然很寒冷，早晚温差较大；二是经过了冬天的进补和收藏，体内浊气与内热偏重；三是立春后阳气始生，气温开始上升，细菌、病毒开始活跃，所以感冒、肺炎等呼吸系统疾病高发。

儿童正是这类疾病的易感人群。某年春季，门诊来了一个患感冒的8岁男童，体温39℃，发热已三天了，咳嗽得非常厉害。望、闻、问、切后，怀疑患了肺炎，经过X线检查验证，果不其然。治疗的同时追问家长患病缘由，得知这个孩子平时特别怕热，春天来了就急急忙忙地脱掉冬装换春装。患病前的一天突然降温，他懒得加衣服，所以感冒了。这一病例提示我们立春要防"倒春寒"。

儿童患病有发病急的特点。这一特点在一个哮喘患儿的发病史中有很好的体现。一天，门诊来了一个7岁的男孩，喘得不能平卧。这是此患儿哮喘的第三年，每年冬春季都要发病3~5次，这次发病的诱因是一盒冰激凌。原来，这个男孩平时喜欢吃凉的，在家时家长管着没法吃，这天下学后，趁着脱离家长的管束，他和同学一起买了冰激凌，没想到冷饮下肚后不到3小时，就再次引发了哮喘。中医认为"形寒饮冷则伤肺"，立春时冬天的寒冷还没有褪去，如果再摄入寒凉食物，很容易发生呼吸系统疾病。

立春时节，除儿童或患有呼吸系统疾病的人群需要格外注意之外，健康成年人也要注意防风邪。

在寒冷的时候，如果被风吹到就是伤风了，也称为感冒伤风。风邪有三个特点：一是风性疏泄，能导致人毛孔张开；二是风为百病之长，能兼杂其他病邪，比如风寒、风湿等；三是风邪为阳邪，容易消耗人体内的津液，使人感到口渴。春天气温上升，细菌、病毒易繁殖，且气候干燥，而肺脏喜润恶燥，在这样的天气环境下更易患病。因此，立春时节要重点防范风邪袭肺，诱发呼吸系统疾病。

立春是春天的开始，春天万物复苏，阳气始生，阴气逐渐下降。

节气特点重在"生"

一是自然界的"生"。万物复苏，植物到了发芽和快速生长期。《黄帝内经》中说："春三月，此谓发陈。天地俱生，万物以荣。夜卧早起，广步于庭，披发缓行，以使志生。"这就是说，春天万物复苏，应该早睡早起，以适应自然界的生发之气。起床后宜披散着头发、舒展着形体，信步漫行，可以使精神愉快、身体健康。民俗说要"早起晚睡觉"，而《黄帝内经》中却让人早睡觉，这要怎么理解呢？其实，这并不矛盾。民俗是因为过去人们大多务农，到了冬天有冬闲，一冬不干活，春天来了，干活的时间多些是理所应当的，只在于度的把握。

二是人体的"生"。中医认为，春天对应人体的肝。肝脏与草木比较相似，草木在春季萌发生长，肝脏也喜欢生发，所以在春季功能比较活跃。所以春季除呼吸系统疾病外，还可出现肝火。一天，我在诊室里出诊，突然听到楼道里"咚咚"的声音，出来一看，是一个二十多岁的小伙子在用脚踢门。这是一位常在我这里就诊的"老病人"了，到给他诊病时，我询问踢门的缘由，他说是由于心里烦躁，不知道如何发泄，控制不住所以踢门。由此看来，春天是万物生发的季节，对应人体的肝脏，而肝主怒，所以他只得把肝火发泄到候诊区的木门上。

中医认为肝主疏泄，包括三方面：脾胃的疏泄、胆汁的疏泄、情志的疏泄。肝气失于疏泄，人就容易发火，也就是"肝主怒"。肝火一年四季均有，而春天因主升发、多风邪，再加上肝气不疏，所以春天的肝火有内外夹击的感觉。很多慢性肝病患者在此季节都有反应——肝功能容易波动、指标升高，人易情绪激动，而且疾病症状也比较明显。

疾病预防重在"捂"

立春意味着冬去春来，气温回升，而冷空气活动依然频繁，因此早晚依旧寒冷。既然是冷空气活动频繁之季，就不能不提人们常说的"春捂"。这是古人根据春季气候变化特点而提出的穿着方面的养生原则，因季节不同更换穿着对养生有重要影响。中医认为，初春阳气渐生，天气日趋暖和，人们逐渐去棉穿单。但是北方阴寒未尽，气温变化大，虽然已不像寒冬腊月那样冷冽，但由于人体皮肤腠理已变得疏松，对风寒之邪的抵抗能力减弱，因此易感邪而致病。所以，根据此季节特点做好"春捂"，就有一定道理了。

"春捂"的原则

不宜频减衣物：注意防寒保暖，以助人体阳气生发，抗御外邪侵袭。这对婴幼儿、老人、孕产妇更为重要。

不宜过早摘帽：老人，尤其头发稀疏者，不宜过早摘帽子、围巾，以避免遭受风寒，出现头痛、感冒、伤风。

特殊疾病加强保暖：如有颈椎病、肩周炎等疾病要注意防寒保暖，如要戴好围巾，以免病情加重。

防过捂：老人衣物穿得过多，捂得过厚、过紧，不仅不利于御寒，而且会限制其手脚以及胸部活动。后者除了会给老人的日常生活带来不便，还会妨碍其心肺功能。更重要的是，衣物穿多了，汗液不容易蒸发，如果再经风一吹，反倒会更冷。

"春捂"重视下半身：由于人体下部的血液循环要比上部差，容易遭受风寒的侵袭，因而衣裤鞋袜不能穿得过于单薄，尤其是老人，下半身不要穿得太少，否则会对膝关节不利。因此，"春捂"重点要放在下半身。生活中一些人往往上身穿得多，下身却很少，这就违背了自然规律。

注重下半身的锻炼：除了要加强下半身的保暖，还要加强下半身的锻炼，以促进血液循环。例如，可以采取"干洗脚"的方法：双手紧抱一侧大腿根，稍用力从大腿根向下按摩直到足踝，再从足踝往回按摩至大腿根，再用同样的方法按摩另一条腿，重复10~20遍。除此之外，还可采用甩腿、揉腿肚、扭膝、搓脚、蹬腿等方法来活动下半身。

运动前注意先热身。因立春为春之起始，严冬之寒气尚未完全褪去，历经漫长寒冬，身体各器官的功能还处于较低水平，肌肉与韧带也相对僵硬。因此，体育锻炼之前一定要进行充分的准备活动，活动腰部与四肢的关节，搓搓手、脸、耳等暴露于外的部位，以促进局部血液循环，防止肌肉和韧带拉伤受损。

春季体育锻炼还要做好防寒保暖工作。早春时节，天气变幻莫测，户外锻炼务必合理选择衣物，根据气温变化做好防寒保暖措施。锻炼结束后，先用干毛巾把身上的汗水擦干，然后尽快穿好御寒的衣物，以免汗后受凉。

立春饮食"升脾阳"

在饮食调养方面，要考虑春季阳气初生，宜食辛甘发散之品，不宜食酸收之味。辛能发散体内的浊气，甘能健脾，以防肝气太过伤脾。《素问·脏气法时论》说："肝主春……肝苦急，急食甘以缓之……肝欲散，急食辛以散之，用辛补之，酸泻之。"

饮食调养要投脏腑所好。五味入五脏，酸味入肝，苦味入心，甘味入脾，辛味入肺，咸味入肾。酸味入肝，具收敛之性，不利于阳气的生发和肝气的疏泄。而且，脾胃是后天之本，人体气血化生之源。春季肝气当令，多吃酸味食品能够加强肝的功能，使本来就偏亢的肝气更旺，根据五行理论，肝木克脾土，这样就会大大伤害脾胃之气，影响消化吸收功能。所以在春天，人们要少吃些酸性的食物，如蛋黄、乳酪、甜点、白糖、牛肉、羊肉、猪肉、鸡肉、鸭肉、鱼肉、谷物，以防肝气旺；而性味甘平的食品能补益脾气，所以要多吃一点，如大枣、山药、春笋、菠菜、韭菜、锅巴等。

中医养生"春夏养阳"，意思是春季养生应该多吃温补阳气的食物，芽菜就是一个很好的选择。春季的芽类蔬菜不仅肥硕鲜嫩，而且顺应时令，可以促进阳气生发，帮助我们预防一些常见的疾病。

绿豆芽：性凉味甘，不仅能清暑热、通经脉、解诸毒，还能调五脏、美肌肤、利湿热。倘若春天里上火生了口腔溃疡，或是小便发黄、早起眼睛发蒙有眼屎，就要多吃绿豆芽解解毒了。

黄豆芽：在豆芽中营养价值最高。其蛋白质利用率比大豆的蛋白质利用率高不少，且豆子中不易消化的多糖在发芽过程中逐渐减少，这避免了吃大豆之后的腹胀和过敏。黄豆刚刚发芽时，维生素 C、氨基酸的含量最高，容易被吸收利用，过了这一阶段，豆芽发得越长，营养越低。

豌豆芽：我们所吃的主要是豌豆生的嫩梢、嫩茎叶，其口味清香、营养丰富。无论是清炒、荤炒，还是涮火锅、下汤，豌豆芽都不失为首选。

考古学家在河南省郑州市新郑裴李岗遗址中发现枣核化石，证明枣在中国已有约 8 000 年的食用历史。我国民间早就流传着"五谷加红枣，胜似灵芝草"的说法。《中华人民共和国药典》（2020 年版）记载：大枣，甘，温，归脾、胃、心经。补中益气，养血安神。用于脾虚食少，乏力便溏，妇人脏躁。

药食同源
说红枣

红枣通过健脾达到补血的目的，民间有"日食三颗枣，百岁不显老"之说。那么为何立春要吃枣呢？中医认为，第一是脾脏之气主升，立春时节自然界主生发之气，有利于脾的功能的发挥；第二是春天对应人体的肝，肝旺可以克脾土，所以要健脾；第三是健脾可以生血以养肝。常食大枣还可以治疗身体虚弱、神经衰弱、脾胃不和、消化不良、劳伤咳嗽、贫血消瘦等，其养肝防癌功能尤为突出，因此提倡立春吃枣。

需要注意的是，红枣属于温补的食物，体内火气大的人如果再吃红枣则是火上浇油，会导致湿热证的症状发生。同时，红枣含糖量很高，容易导致血糖升高，也不适合糖尿病患者食用。

食疗：芪精大枣汤

原料：黄芪 15 克，黄精 10 克，大枣 6 枚。

做法：以上 3 味以水煎服，每日服 1 剂。

功效：黄芪补气升阳、益卫固表，黄精养阴润肺、补脾益气、滋肾填精，大枣健脾和胃、调和营卫。三者合而为方，具有补脾肺肾、益气固表，提高人体免疫力的作用。

适宜人群：适用于各类原因造成的气短乏力、脾虚食少、体弱易感等症；产后、术后或大病瘥后调养。

食用禁忌：各类实证、热证者禁服。糖尿病患者、女性月经期及孕产期慎服或遵医嘱。

立春经络调摄

立春时节经络调摄的原则是固表散寒，温经通络，助肝阳升发，脾气健运。节气前一天、当天、后一天，共三天（其他节气调摄时间同此法），取大肠经的合谷穴和督脉的身柱穴按压或灸按调摄。

按压合谷穴

【取穴】在手背第一、二掌骨之间，当第二掌骨桡侧缘中点。

【方法】两手虎口交叉。先以右手拇指指腹，按压左手合谷穴。再以左手拇指指腹，按压右手合谷穴。力度以局部酸胀痛为度。交替按压5分钟，频率为一呼一吸按压4~5次。

【功效】合谷穴为大肠经穴，亦为解表散寒之要穴。按压合谷穴可以起到驱散身体寒邪、疏通经络的作用。

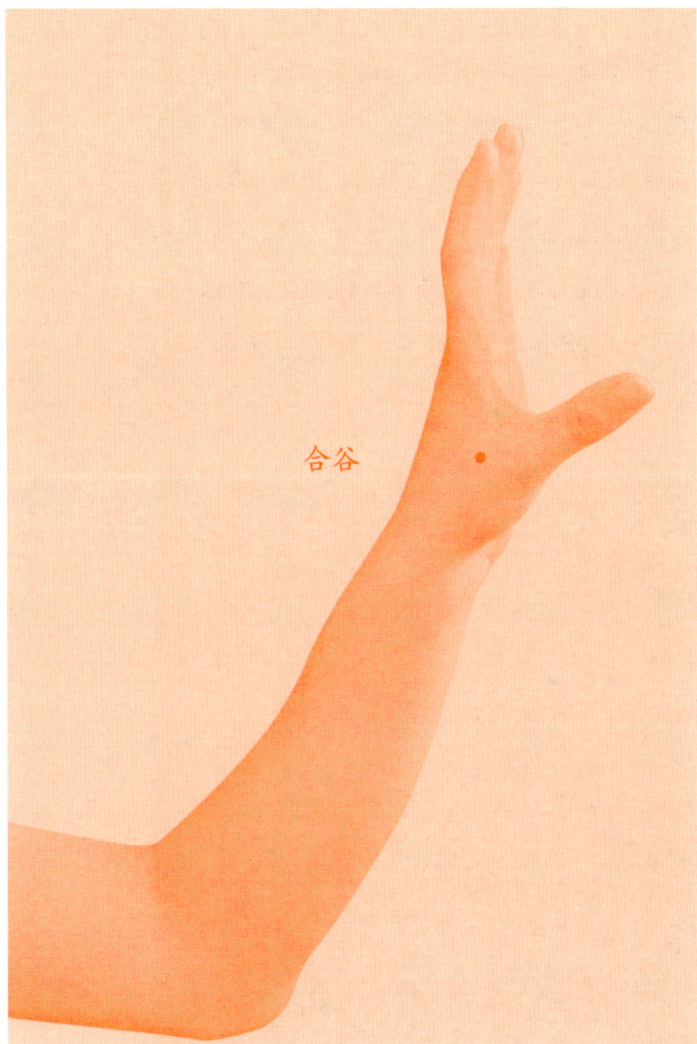

合谷

灸按身柱穴

【取穴】位于后背部，当后正中线上，第3胸椎棘突下凹陷处。

【方法】俯卧位。在助手的帮助下，以艾条温和灸，局部潮红为度。每次施灸10分钟，再按揉5分钟。按揉力度以局部感觉酸胀为度，按揉的频率为一呼一吸4~5次。

【功效】身柱穴为督脉穴位，该穴可以强身健体，增强人体阳气。艾灸身柱穴可以起到振奋人体阳气、促使阳气升发的作用。

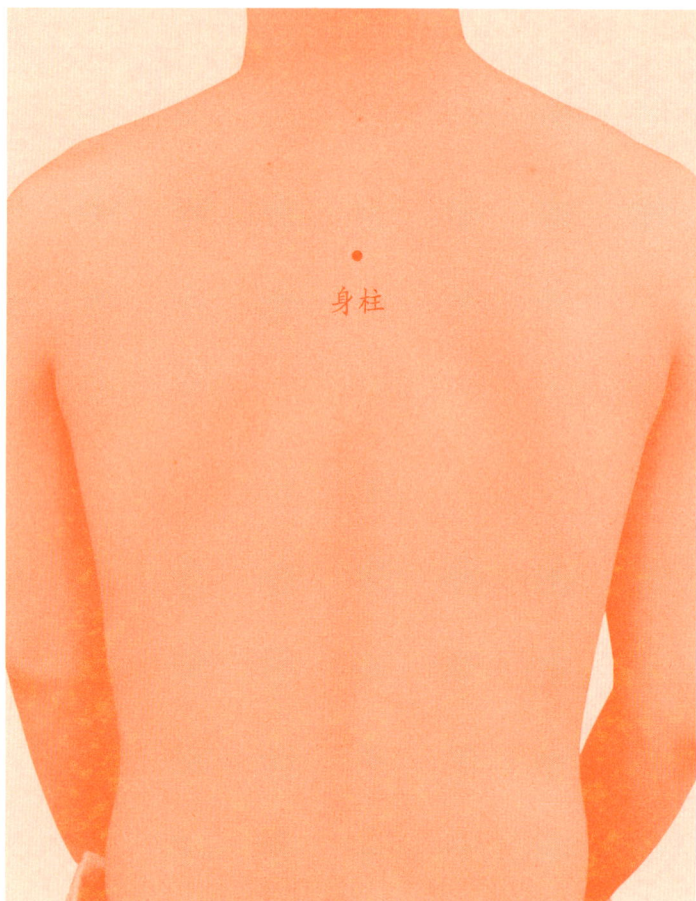

身柱

【小贴士】何为温和灸?

将艾条一端点燃后，对准应灸腧穴部位或患处，在距离皮肤 2~3 厘米处熏烤，皮肤局部有温热感而无灼痛为宜。一般每穴灸 10~15 分钟，至局部皮肤潮红为度。灸后局部皮肤毛孔张开，须注意保暖，3 小时内不着凉水。

一年之计在于春，天地俱生为发陈。此时要防呼吸病，早晚温差要当心。养生防病重在揾，药食同源枣最红。运动锻炼先热身，防寒保暖度立春。

小结

Rain Water

雨水节气到
养生防风邪

雨水

好雨知时节，当春乃发生。
随风潜入夜，润物细无声。
野径云俱黑，江船火独明。
晓看红湿处，花重锦官城。

春夜喜雨

【唐】杜甫

此诗细致描绘了春雨的特点和细雨润泽大地、万物复苏的景象，通过对自然景象的刻画，传达出一种宁静、喜悦与哲思交织的情感，充满了对自然恩泽的喜悦和赞美。

雨水是春季的第二个节气，是反映自然界水循环变化的节令。《月令七十二候集解》曰："正月中，天一生水。春始属木，然生木者必水也，故立春后继之雨水。且东风既解冻，则散而为雨矣。"意思是说，水是促进春季万物复苏生长的关键。立春后，东风带来暖湿气流，大地解冻，水汽蒸发上升，遇冷凝结为雨，雨水时节乃是自然界气候从寒冷干燥转向温暖湿润的重要节点。

雨水与谷雨、小雪、大雪相似，都是体现自然界降水变化的节气。雨水前，天气较为寒冷；雨水后，气温回升、乍寒乍暖，雪渐少、雨渐多了。雨水节气不仅标志着降雨开始以及雨量增多，同时也预示着气温的逐渐回升。雨水节气恰逢"七九河开、八九雁来"之时，展现出一幅冬去春来的自然画卷。人们可以清晰地感受到春天的气息，大地复苏，百花绽放，清新的气息鼓舞着人们的心灵。在雨水节气前后，油菜和冬麦等作物普遍进入返青生长期，这些作物对水分的需求较高，因此民间流传着"春雨贵如油"的谚语。此时，适量的降水对作物的生长尤为关键。

民间有谚云"雨水落了雨，阴阴沉沉到谷雨"，意思是说，雨水时节如果下了雨，未来百天之内天气都会阴阴沉沉的。"雨水"这天的冷暖，往往对下一个节气——惊蛰的天气有一定影响，它们的冷暖是成反比的。

雨水节气的花信风候为"一候菜花，二候杏花，三候李花"。近年来，北方的春天到来的时间比较晚，持续的时间较短，因此到了雨水，二候杏花和三候李花往往还未开放。

我国古代将雨水分为三候："一候獭祭鱼；二候鸿雁来；三候草木萌动。"随着雨水节气的到来，水獭开始捕鱼，它们将捕获的鱼儿整齐地排列在岸边，仿佛是要在举行祭祀仪式后再享用；五日之后，大雁开始从温暖的南方飞回北方；再过五日，随着地底阳气的逐渐升腾，草木开始抽出嫩芽，大地逐渐呈现出生机勃勃的景象。

番红花

番红花，又名藏红花、西红花，主要开花时间在秋季，而我国新疆天山脚下的白番红花则在早春时节绽放，顶冰而出，高洁动人。需要说明的是，观赏用的番红花与入药的藏红花有所区别，只有鸢尾科番红花属 *Crocus sativus* L. 的干燥花柱头方可入药，具有活血化瘀、凉血解毒、解郁安神的作用，且力量较强。临床用于女性经产血瘀、跌扑肿痛、胸膈痞闷、伤寒发狂等证，孕妇忌用。

元宵节

雨水节气大都在元宵节前后，元宵节又叫上元节、元夕节、灯节，是中国传统节日，时间是农历正月十五日。正月是农历的第一个月，古人将夜晚称为"宵"，正月十五是一年中首次迎来月圆之夜，所以称为元宵节。早在秦代，人们就在这一天举行庆祝活动了。汉文帝时，正式将此日定为"元宵节"。

吃元宵／汤圆、猜灯谜、闹花灯是元宵节的典型活动。汤圆的谐音为团圆，象征着团团圆圆。闹花灯是元宵节的传统习俗，其起源可追溯至西汉时期，并在隋唐时期达到鼎盛。隋唐以后，历代灯火之风盛行不衰，一直延续至今。正月十五是一年中闹花灯、放烟火最为集中的日子，因此元宵节也被称为"灯节"。

青玉案·元夕
【宋】辛弃疾

东风夜放花千树，更吹落，星如雨。宝马雕车香满路。凤箫声动，玉壶光转，一夜鱼龙舞。蛾儿雪柳黄金缕，笑语盈盈暗香去。众里寻他千百度，蓦然回首，那人却在，灯火阑珊处。

此词极力渲染元宵节赏花灯的盛景。人们在红红火火闹元宵时，总怀着对一年风调雨顺、五谷丰登的美好祝愿。

雨水过后，中国大部分地区气温回升到0℃以上。中医认为"天人相应"，自然界阳气生发，引动人体肝气向上升发，影响人体上部的气血运行，因此头部疾病逐渐增多，这之中以头痛最为典型。

一位肝功能异常的慢性乙型肝炎（简称"慢性乙肝"）患者，经过一年的门诊中药治疗，肝功能得到了恢复，症状也基本消失。随着复诊次数增多，医患双方也日渐熟络起来。这位患者不经意间提到，他十年前曾被确诊为神经性头痛，每周都发作，严重时吃止痛药也不管事。可是，在服用治疗肝病的中药期间，神经性头痛也逐渐减轻，甚至在不知不觉中痊愈了。这样的治疗结果耐人寻味。

神经性头痛主要指紧张性头痛、功能性头痛及血管神经性头痛，多由精神紧张、生气引起。流行病学调查显示，头痛在春夏季节比秋冬季节多发，这提示温度的变化，尤其是温度升高更易诱发头痛。中医认为，头痛病指由于外感或内伤病因，致使头面部脉络拘急或失养，清窍不利所引起的以头部疼痛为主要临床表现的疾病。

肝主升发，春天对应人体的肝脏，肝功能正常时，好像春天的树木那样条达舒畅、充满生机，这是肝气"升发"的体现。肝脏亦有调节血量的功能，其经脉上巅络脑，所以发生在春季的头痛多因肝而起。

头痛患者中，女性明显多于男性，约占所有头痛患者的70%。临床研究表明，63%的女性头痛与月经关系密切。临床上把女性在月经前后及月经期发生的头痛称为经期头痛。研究表明，这可能与血清中的一种雌激素——雌二醇浓度变化有关。

头痛的发生不仅与气血亏虚、肝肾阴虚或瘀血阻络有关，还与风邪有关。根据《黄帝内经·素问》"伤于风者，上先受之"，致病的风邪有"易袭阳位"的特点，即人体的头面部往往最先受到风邪侵扰。而春季多风是北方地区的气候特点，因此春季的头痛往往责之于外感风邪与春季升发的肝气。我曾接诊一个

23岁的女孩，患经期头痛三年之久，每月经期头痛难忍，常常需要服用止痛片控制。仔细询问而得知，头痛的轻重均与经前精神状态、有无湿发外出有关。

除此之外，春季还应警惕急性脑血管病的发生。

母亲85岁高龄那一年，一天我正在和同学聚会，家中保姆突然打来电话，非常着急地告诉我母亲病了！刚刚突然说起胡话，也不认识她了，表现得很狂躁，现在又变得嗜睡。听了保姆的叙述，我猜测母亲是"中风"。我马上让保姆到附近药店买一丸安宫牛黄丸给母亲服下，好好看护。一小时后我赶回家时，母亲正坐在沙发上泰然自若地看着电视，似乎没发生什么紧急情况，保姆赶忙解释说，老太太在十分钟前精神恢复了正常。现在看来，当时母亲的情况应该是一次脑血液循环突发障碍导致的急性脑血管疾病，大部分中风的患者都会出现神志改变，轻者表现为神昧，即神志介于清醒与昏迷之间。由于治疗及时，母亲恢复很快。

中医根据是否存在意识丧失，将"中风"区分为"中经络"和"中脏腑"。中经络者虽有半身不遂、口眼歪斜、言语不利，但意识清楚；中脏腑者不仅有肢体不用，还伴随昏不知人或神志迷蒙。《素问·至真要大论》病机十九条中阐述：诸风掉眩，皆属于肝。"中风"的一系列表现是阴虚阳亢、肝风内动的外候。

而给母亲送服的"急救药"安宫牛黄丸有清热解毒、镇惊开窍的功效，用于治疗热病、邪入心包、高热惊厥、神昏谵语或中风昏迷。吴鞠通在《温病条辨》中记载，其有"芳香化秽而利诸窍、咸寒保肾水而安心体、苦寒通火腑而泻心用"之功。

以上三个病例都与肝有关，属于肝风的范畴。肝经走巅顶，各种原因造成经络不通而巅顶疼痛，与外感"六淫"邪气中的风邪关系密切。民间有"经络不通，走路中风""经络不通，不通则痛"的说法。疼与痛是两个不同的概念，它们均与经络不通相关，但程度存在差异，比如皮肤被针刺了一下，立即产生的感觉叫作"疼"；接着按压一下受伤处，这时的感觉才叫作"痛"。总的来说，"疼"是经络不通的初期，病位在"经"。"痛"则是经络不通的进一步加重，病位在"络"。所谓"初病在经""久病在络"就是这个道理。第一个患者是"厥阴头痛"，责之于肝；第二个患者经期头痛属瘀血阻络证，由肝火上扰造成；第三位患者——我的母亲是内伤病证中的中风，多因气血逆乱、脑脉痹阻或血溢于脑所致，三者都与肝有关。

雨水养生重在"通"

从中医养生"顺应自然，天人相应"的角度讲，雨水养生考虑春天主升防风邪，养肝止痛重在通。中医认为，经络影响着人体气血的运行和各个脏腑的正常运作。"通则不痛，痛则不通"，经络不通身体就会出现疼痛。那么，经络不通该怎么办？

升温是疏通经络最有效的方法：温则开，寒则闭，用按摩、针刺、艾灸和热敷等方法达到升温的目的可以疏通经络。当春季大地回暖之时，我们身体内的寒湿之邪得以去除，所以这个季节要注重保暖。

梳头是疏通经络最简便的方法：用手指或木梳从额前至枕后，从两侧的颞部至头顶，"梳头"50~100次，以晨起为最佳。中医有"头为诸阳之会"的理论，人体十二经络的阳经与奇经八脉都汇聚于此，头部有眉冲、通天、百会、印堂、玉枕、风池等近50个穴位，通过梳头对这些穴位进行刺激，可以促进头部血流，疏通全身经络。

我国北方地区有春季多风的特点，风邪无处不在，但是如果做好防范措施，它也不会有可乘之机。那么在日常生活中，如何保护自己免受风邪侵扰呢？

穿衣有学问。春天气温变化较大，乍暖乍寒，加之人体的皮肤腠理已经开始变得疏松，故要"春捂"。体弱之人尤其要注意背部保暖。对衣着的要求是宽松舒展、柔软保温。但是，"捂"也要有分寸，捂多了、捂紧了容易出汗，经冷风一吹，更易为风寒所侵袭。寒多自下而起，春时衣着宜"下厚上薄"。如果过早地换上裙装，容易导致关节疼痛或妇科疾患，因此青年女性尤其需要注意早春时节做好腰部以下肢体的保暖。

生活有讲究。洗头吹干要及时。在雨水时节，洗头之后应及时用热风机吹干。否则，水湿留于发髻中，湿寒聚于头部，由表及里深入颅内，容易导致头痛。如毛发未干又被冷风吹过，则易出现"偏头风"。中医五行学说理论认为，水应肾，肾主骨。雨水时节，年老体弱者用冷水洗脸、洗手，湿寒易侵入关节，此时又无充足的阳气驱寒于外，湿寒滞留于手指关节，轻则引发指节酸痛，重则变形。湿寒滞留于头面，易患头痛。

清晨锻炼要保暖。雨水节气意味着真正的春天来了，但是早春清晨的气温依旧偏低，寒冷袭人，此时要防"倒春寒"，外出锻炼应注意保暖。天气转暖以后，人们身体的抗寒能力开始下降，直接影响呼吸道黏膜的防御功能，导致机体的抗病能力整体下降，经受不住冷空气来袭的刺激。因此，春季是流行性感冒、流行性脑脊髓膜炎、病毒性肝炎等多种传染性疾病流行或高发的季节。如果身上出了汗，要随时擦干，避免穿着湿冷衣物。若再遇冷风侵扰，极易受寒生病，尤其是免疫力较低的老人和儿童。

饮食多食绿叶菜。中医认为青色入肝，绿色蔬菜如菠菜、芹菜、油菜、荠菜、韭菜、莴笋、香椿、青椒等，对肝脏有益。现代营养学研究证实，绿色蔬菜富含丰富的叶绿素、胡萝卜素、维生素 C、镁、锌、铁等，能够促进肝细胞再生，保持消化道畅通。

药食同源说菊花

菊花按产地和加工方法不同，分为"滁菊""贡菊""杭菊"等；按花瓣颜色的不同，又有黄菊花和白菊花之分。《本草纲目拾遗》描述菊花"专入阳分，治诸风头眩，解酒毒疔肿"。《中华人民共和国药典》（2020 年版）中对菊花的性味归经这样描述：甘、苦，微寒，归肺、肝经，具有散风清热，平肝明目，清热解毒的作用。主治风热感冒，头痛眩晕，目赤肿痛，眼目昏花，疮痈肿毒。由于菊花性偏苦寒，阳虚、体虚之人不宜多喝，生理期的女性亦不宜饮用。

张仲元是清光绪、宣统年间的太医。史料记载，慈禧晚年常发眼疾、头痛。光绪三十一年七月十七日，张仲元专门制作"明目延龄膏"来为慈禧治疗，其主要成分即是菊花与霜桑叶。

目为肝之窍，五脏六腑之精气皆上注于双目，目受血则能视，脏腑劳伤，血气俱虚，五脏不足，则双目不能得以荣养，出现视物昏花。如若平时调摄失宜，饮食不当，痰热内生，熏蒸肝脏，则目无所见而伴生疼痛。此外，肝血不足、肝经风热、肝火上炎等亦可致目视昏花，故而目疾首当治肝。这剂"明目延龄膏"只选用入肝经、清热明目的霜桑叶、菊花，药专力宏，直捣病所。其中，桑叶"最能明目长发""风眼下泪，腊后不落桑叶，煎水洗之"。桑叶不仅能明目，更是延年之佳品，又名"神仙叶"。《中华人民共和国药典》（2020 年版）中记载：桑叶，甘、苦，寒，归肺、肝经，具有疏散风热，清肺润燥，清肝明目的作用。主治风热感冒、肺热燥咳、头晕头痛、目赤昏花。桑叶、菊花均是治疗眼疾的要药，二者相偕而用，久煎成膏，滋润甘美，更宜服用，因此甚得慈禧的喜爱。

食疗：川芎菊花茶

制法：取川芎 15 克、杭白菊 15 克，加水煎液，滤除残渣，保留液体。待服用时，加入冰糖适量，早晚各一次，连饮 3 天。

功效：川芎性味辛温，能活血行气、祛风止痛。杭白菊味甘苦性凉，有散风清热、平肝明目的功效。

主治：春季外感风邪所致的头痛目胀、头面烘热之症。

使用禁忌：脾胃虚寒、阳虚之人慎服，既往对菊花过敏者禁服。

雨水时节经络调摄原则是护肝阳，助脾运。取胃经的足三里穴和肝经的太冲穴艾灸或按压。

艾灸足三里穴

【取穴】当外膝眼下 3 寸，胫骨脊外开 1 横指。

【方法】取正坐位。以艾条温和灸，以局部皮肤潮红为度。两侧足三里各灸 10 分钟。

【功效】足三里穴为胃经穴，是全身保健要穴，艾灸足三里穴可以健运脾胃，增强消化功能。

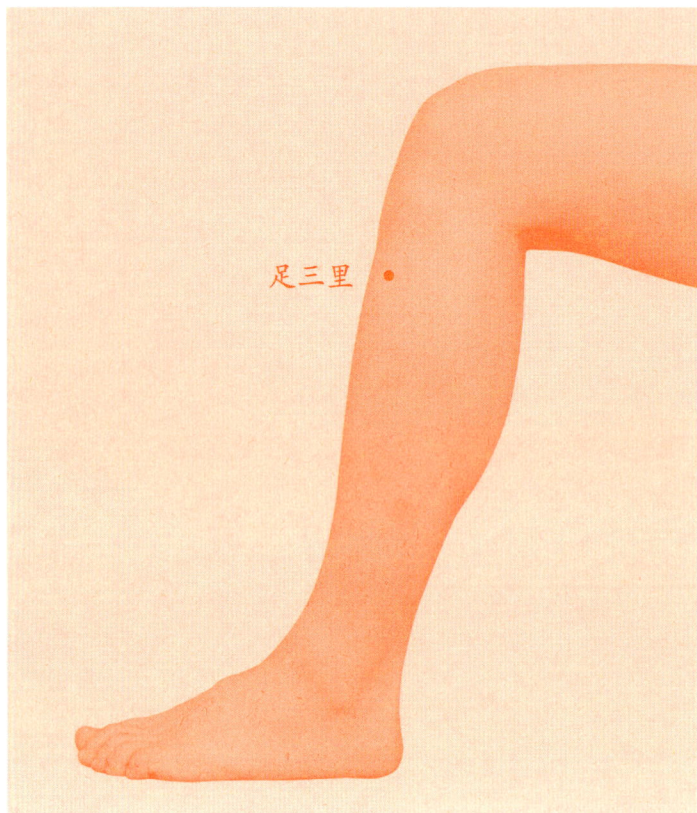

足三里

按压太冲穴

【取穴】取正坐或仰卧位。穴位在足背侧，在第 2 足趾跖骨连接部位的凹陷处。

【方法】取端坐位。先屈曲左膝，右手虎口持左足，拇指按压左太冲穴。力度以局部有明显酸胀痛感为度。按压频率为一呼一吸按压 4~5 下，每穴按压时长 5 分钟。再以左手拇指，按压右侧太冲穴 5 分钟。

【功效】太冲穴为肝经原穴。原穴是脏腑的原气经过和留止的部位。按压太冲穴可以激发肝经阳气，助其升发。

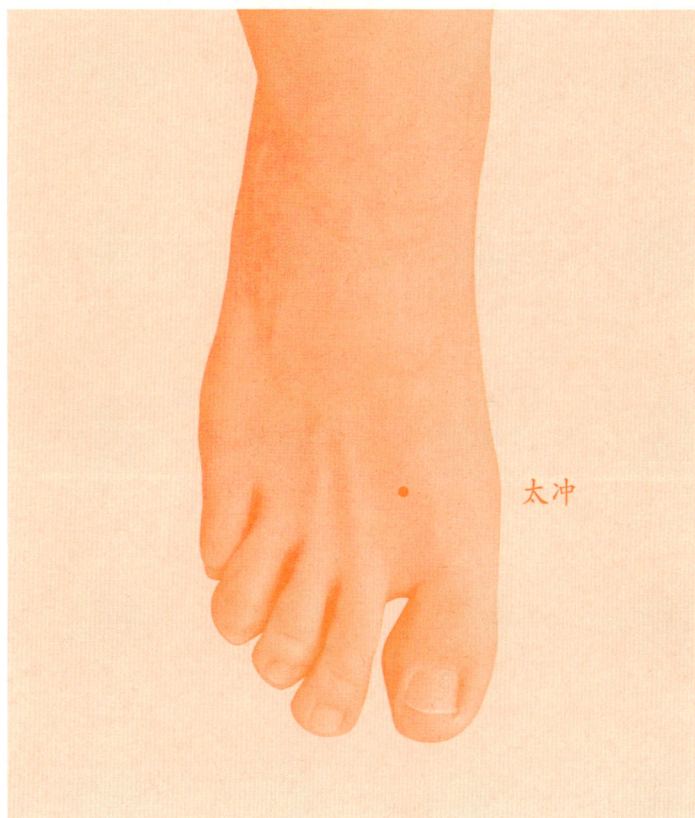

太冲

　　雨水节气春天到，头痛发病跑不了，外感六淫防风邪，倒春寒邪要防好，养生重在"通"经络，菊花清肝不能少。

Waking of Insects

惊蛰醒万物
养肝防春瘟

惊蛰

儿童莫笑是陈人，湖海春回发兴新。
雷动风行惊蛰户，天开地辟转鸿钧。
鳞鳞江色涨石黛，嫋嫋柳丝摇麹尘。
欲上兰亭却回棹，笑谈终觉愧清真。

春晴泛舟

【宋】陆游

诗人以江上舟行的景象为背景，借景言志，既表达了对春季自然景色的赞美，又透露出他对人生与命运的思索，以悠远的视野和豪放的言语，表现出对生命的无限崇高追求。

"惊蛰"节气是春季的第三个节气。《月令七十二候集解》曰："二月节，万物出乎震，震为雷，故曰惊蛰，是蛰虫惊而出走矣。"蛰意味着"藏"，而惊蛰则指春雷的响起唤醒了蛰伏在土壤中冬眠的生物。谚语云："惊蛰过，暖和和，蛤蟆老角唱山歌"，形象地描绘了这一时节自然界的变化。

与物候现象或农事活动相关的节气包括惊蛰、清明、小满和芒种。"惊蛰"前后，天气逐渐变暖，开始有春雷响起，冬眠的动物逐渐苏醒并开始活动。此时雨量渐增，为春季播种提供了有利条件。因此，中国劳动人民自古以来就非常重视惊蛰节气，将其视为春耕活动的开始。

我国古代将惊蛰分为三候："一候桃始华，二候仓庚鸣，三候鹰化为鸠。""桃始华"指的是桃花开始绽放，"仓庚鸣"是指黄鹂鸟开始鸣叫，而"鹰化为鸠"则源于古人的一种观察，认为此时鹰的数量减少，而鸠（布谷鸟）的数量增多，仿佛鹰转化为了鸠。总之，惊蛰时节是桃花盛开、黄鹂啼鸣、布谷鸟飞来的季节，全国大部分地区也进入了春耕的繁忙时期。

惊蛰的花信风候为"一候桃花，二候棠梨，三候蔷薇"。迎着春风，满目桃花惊艳开放，惹人沉醉。在北京，"惊蛰"过后预示着春天真正来临。从花开来判断，北京的春天最先绽放的往往是迎春花。它与中药中黄色的"连翘"极为相似，花期竟也相近，两者如何鉴别呢？首先观察枝条形状：迎春花的枝条有棱角，多为四棱，而连翘的枝条则是规则的圆形；二看花形：连翘花开向下，而迎春花反之；最后可以数数花瓣：迎春花多数是六个花瓣，而连翘的花瓣是四个。迎春花开罢，两周后玉兰花开，再等一周，梨花、杏花、桃花盛开。

这些花开的规律与疾病的发生有着密切的关系。以2014年为例，北京的春天迟迟不来，在北京植物园里，迎春、玉兰、桃花这本应次序绽放的春花同一时间绽放。同年，手足口病在北京流行，发病率远高于往年。这从中医理论的角度如何解释呢？中医有"将至不至，必有瘟病流行"的说法，"将至不至"即指应该到来的气候未如约而至，由此看来，疾病与节气、气候密切相关。

玉兰花   "绰约新妆玉有辉，素娥千队雪成围。"（明·文徵明）惊蛰时节，随着北方气温回升，玉兰花绽放枝头，如云似雪。殊不知，玉兰花还与临床常用的一味中药——辛夷有关。辛夷为木兰科植物望春花或玉兰、武当玉兰的干燥花蕾，早春花蕾未开时采摘、干燥、捣碎入药，其味辛性温，归肺、胃经，有散风寒，通鼻窍的作用，常与苍耳子、白芷、薄荷等配伍，治疗春季过敏性鼻炎；又能和荆芥、防风等共用，疏散风寒、通窍止痛，治疗风寒感冒初期。

惊蛰吃梨

病原微生物种类繁多，古时候多数传染病都没有特效药，而惊蛰这一天正是万虫苏醒的时候，吃梨这一习俗蕴含着提醒百姓预防传染病的深刻寓意。《易经》的震卦五行属木，对应春季的惊蛰节气。根据五行相生的原理，水生木，而梨在北方水果中水分含量高，有滋阴润肺的作用。春天多风，气候干燥，梨子生津止渴润燥，在我国陕西、山西及苏北等地，一直流传着"惊蛰吃个梨，一年都精神"的民谚，所以每到惊蛰，家家户户都会一同吃梨。古代走西口者也取"离"的谐音，多有"离家创业"之意。

春季是万物复苏、气温回升的季节。惊蛰时节，随着气温的回升，冬眠的昆虫也开始苏醒，与植物共同迎接春天的到来。《素问·生气通天论》曰："冬伤于寒，春必病温"，是指冬季时节如果防护失当，感受了寒邪，邪气蛰伏于体内，日久化热，到了春季，自然界与人体的阳气升发，引动体内热邪而发为温病。这一理论提醒人们在冬季应注重防寒保暖，以预防春季疾病的发生。《素问·金匮真言论》又言："夫精者，身之本也。故藏于精者，春不病温。"如若阴精固藏，温热之邪不得留恋，则春不病温。此理论看似与前文相悖，实则揭示了不同人群对疾病的防御能力有所区别。阴精是人之根本，如果阴精充沛，邪热无法留存体内，即使春季受升发阳气的鼓动，也不会发病，这也正是"正气存内，邪不可干"的体现。

温病是感受温邪引起的一类外感急性热病的总称，以发热、热象偏盛、易化燥伤阴为主要临床表现。按发病季节可分为发生于春季的春温、风温，发生于夏季的暑温、湿温，发生于秋季的秋燥，发生于冬季的冬温等。发生在春季的一类热性疾病统称为"春温"，肺炎、普通感冒等均可称为"春温"，主要表现包括发热，甚至高热，以及嗓子疼、咳嗽、头痛等。而"春瘟"与之不同，是"春温"中具有传染性的疾病的统称，如各类流行性感冒、流行性乙型脑炎、猩红热、麻疹、痄腮、风疹等，这类疾病共同的特点是发病急、热象盛、易伤阴、流传极快，甚则有致死的风险。因此，惊蛰节气重在预防传染病，即"春瘟"。

春季，特别是惊蛰过后，是传染病高发的季节。为什么春季传染病多发呢？从现代医学角度来看，春季暖和湿润的环境适宜霉菌、细菌等病原体快速滋生繁殖，因此各类传染性疾病容易暴发、流行。

历代医学论著中对疫病流行多有记载。金元时期的著名医家李杲（号东垣老人，"金元四大家"之一，中医"脾胃学说"创始人）经历了1233年的大疫，在《内外伤辨惑论》中记述了这次疫病流行："向者壬辰改元，京师戒严，迨三月下旬，受故者凡半月。解围之后，都人之不受病者万无一二，既病而死者，继踵而不绝。都门十有二所，每日各门所送，多者二千，少者不下一千，似此者几三月。"李东垣认为此次瘟疫实则是一种以脾胃虚损为前提的外感热病。据著名医史学家范行准先生研究考证，当时医家所称的这场"新病"，其实就是鼠疫（《中国医学史略》）。

提到"改元""解围"，就不得不提发生在这场瘟疫前的一段历史。公元1232年的一天，汴梁城的周围聚集了千军万马——成吉思汗的儿子窝阔台率军南下，开始了灭亡大金国的战争（"改元"）。蒙古军把汴梁城围了个水泄不通，城里上至九五至尊金哀宗，下至平民百姓，全部陷入了断粮的绝境。第二年，南宋和蒙古共同攻破了蔡州，金哀宗自杀，大金国从此灭亡。三月，围城解禁（"解围"）之后，疾病突然流行起来。

汴梁城一共有 12 个城门，每天往外运送的尸体，每个城门有 1 000~2 000 具，这么天天往外送尸体，整整送了三个月。如此算下来，在三个月的时间内，这场大疫导致逾百万人死亡，这个数字在其他的史书得以证实。这样的死亡速度，可想而知是一种烈性传染病。该疾病的表现是"始得之气高而喘，身热而烦，脉洪大而头痛，或渴不止，皮肤不任风寒而生寒热"（《内外伤辨惑论》）。所有医生一致认为这是瘟疫，所以按照彼时对"瘟疫"的认知进行治疗，即遵循汉代张仲景《伤寒论》中所载治疗"伤寒病"的方法，或发汗，或泻下。然而，治疗一点效果都没有，每天依旧有成千上万的人死去。

李东垣目睹了战时围城内百姓的惨状，他认为此次流行的疾病绝对不是伤寒。毕竟，哪有一百万人一起感染伤寒的呢？中医根据病因来源不同，将疾病分为外感病和内伤病，内伤病是指因为饮食不节、劳倦或者情志不调等引起脏腑的气血失调，从而引起的疾病。他认为，这些人是因为在围城的时候食不果腹，还要干活、守城，等到城开了以后，突然有东西吃了，又拼命吃东西，结果导致脾胃受伤，所以这是内伤病，而非外感伤寒。按照这个思路诊治的患者，服药后身体慢慢恢复了。患者的痊愈增加了李东垣的信心，也证实了这不是外感病而是内伤病的理论。

李东垣"以生平已试之效，著《内外伤辨惑论》一篇，推明前哲之余论，历举近世之变故"。他详细总结了区分外感病和内伤病的经验，编纂成《内外伤辨惑论》一书，并根据灾后百姓的身体情况，创制了由黄芪、白术、陈皮、升麻、柴胡、人参、甘草、当归组成，具有补中益气、升阳举陷的作用的补中益气汤。之后，又相继创制了升阳益胃汤、清暑益气汤等方子，制成粉末或者做成药丸，便于灾民坚持服用。《医学发明》中形容"其所济活者，不可遍举"。李东垣在这次大劫难中，创立了"脾胃学说"。以补中益气汤为代表的益气升阳法治疗烈性传染病，为后世树立了扶正以祛邪的典范，也提醒今人要注意筛选用药，灵活辨证，不能只将目光盯在清热解毒药上，或者过度迷信某一类药物。

关于金元时期这次疾病流行的记载只是我国疫病记载中短短的一页。对疫病的记录自汉代开始逐渐详细，东汉建武元年（公元25年）到建安24年（公元219年）194年的时间里，共发生大疫26次。公元196年，南阳连年疾疫，张仲景宗族二百余人，死亡三分之二。张仲景据此创六经辨证，证候有阴阳、表里、寒热、虚实的不同，治法有汗、吐、下、和、温、清、补、消之异，通过398条论述全面展示了伤寒病的发生、发展、传变、转归、预后等过程。张仲景因证设法、因法出方，写成了我国第一部理法方药完整的著作《伤寒论》。可见，对瘟疫的救治从某种意义上推动了医学的发展。

古代瘟疫的爆发，和气候、环境的变化密切相关。首先，各种致病菌与病毒的存活、扩散需要特定的外部环境。其次，气候的异常波动会削弱人体的免疫力，使更多人成为易感人群。同时，气候变化会引发生态环境恶化、自然灾害增加，导致农作物减产，引发饥荒，使百姓因营养不良而体质变差，感染瘟疫的概率大增。旱涝灾害发生时，流民数量剧增，人口大规模迁徙，也为瘟疫的传播创造了有利条件。

我国非常重视传染病预防，1949年后大多数烈性传染病已经灭绝，其他传染病发病率也大幅下降。而流行性感冒、普通感冒还是经常发生，若发生在春季，则可以称之为"春温"。

2016年的3月，我因公来到美丽的捷克首都布拉格。随团的一位先生突然患了感冒并发热，体温最高达39℃，咽痛、咳嗽，因第二天还有签约、致辞等一系列安排，推脱不得，一着急，嗓子更哑了。老百姓一听便知，这是"上火"了。如何能在一天时间里退烧、止咳、说话如常呢？

经过望、闻、问、切，我判断这位先生的病症是"春温"，是由于冬天伏于体内的邪气到了春季腠理开泄而发。成书于清代的《类证治裁》如是解释这种现象："温为春气，其病温者，因时令温暖，腠理开泄，或引动伏邪，或乍感异气，当春而发，为春温。"那么，中医治疗春温的方法在国外也适用吗？我为这位先生开了两剂处方，嘱其每4小时服一次。第二天，他果真烧退、咳止，最重要的签约仪式，也顺利进行。

儿童春季的易患疾病又有什么特点呢？我曾经接诊一个5岁的男孩，因突然高热至38℃来诊，伴厌食，手、足、口腔等部位出现小疱疹，确诊为"手足口病"。追问家长孩子的饮食习惯得知，孩子平时只爱吃肉，不吃蔬菜，刚刚过去冬三月，肉吃得比平时还多，加之不爱运动、喝水少，平时就有口中异味、脾气急、大便干燥的表现。到了春天，早晚温差大，因没有注意适当增减衣物而患病。中医认为，孩童属"纯阳之体"，感受外邪后极易入里化热，而"手足口病"是一种发疹性传染病，因此也属于"春瘟"的范畴。

中医学认为，"春瘟"的病因有正气虚损与邪气侵袭两个方面。在漫长寒冷的冬天，人们为抵御严寒侵袭，往往喜欢穿较厚的衣物，吃热腾腾的火锅或者热量较高的食物，上述病例中的男童正是这样的饮食习惯。当代成年人往往工作压力大、劳动强度过高，过劳致使肾气不充，身体抗病能力下降。到了春和景明之时，稍感风寒，体内积蓄的大量郁热便会被风气所鼓动，瞬间化燥伤阴，使人患"瘟病"。

再来看一个传染性肝病的病例。患者来到门诊，自述发热、恶心、大便稀。起初我判断是普通感冒，给予三副中药治疗后，热虽然退了，但厌油、小便浓茶色、食欲缺乏愈加明显，同时伴有胃脘胀满，此时怀疑是急性病毒性肝炎，经进一步实验室检查，确诊为甲型病毒性肝炎。中医辨证为湿热内蕴、肝胃不和，以清热利湿、健脾和胃之法治疗一个月后痊愈。其实，临床上一些急性肝炎初期症状往往和感冒症状相似，通过实验室检查可以确诊。

春季是病毒性肝炎的高发季节，《2009—2019 年中国病毒型肝炎发病的时空流行病学特征分析》对我国公共卫生数据中心 2009—2019 年病毒性肝炎的病例资料进行流行病学分析，结果表明春季（3—5 月）为乙型和丙型病毒性肝炎的发病高峰；戊型病毒性肝炎历年发病曲线呈单峰型，每年 1 月—6 月为发病高峰；甲型病毒性肝炎发病无明显的季节性规律。

五行理论中，春季对应肝脏，因此肝病高发，慢性肝病容易加重或复发。肝气主升，与自然界升发之气相合，容易侵扰人体上部的器官，而肝经沿喉咙后面上入鼻咽部，上行连接目系，出于额，上行于头顶部（百会穴）交会于督脉，使得头面部成为春季肝病最常见的病症部位，可出现头晕、耳鸣等。治疗春季肝病与其他三季不同的是，病症以升为主，治疗以降为先，往往需要加强疏肝理气、清肝降火药物的使用，这是中医"天人相应""因时制宜"理论的体现。

以上几个不同时期、不同人群的病例均提醒我们，惊蛰节气是各类传染病高发的时节。日常生活中，我们应如何预防呢？

　　中医学早在两千多年前就奠定了预防医学的思想。《素问·四气调神大论》云："圣人不治已病治未病，不治已乱治未乱。"《素问·刺法论》记载，黄帝曰："余闻五疫之至，皆相染易，无问大小，病状相似，不施救疗，如何可得不相移易者？"岐伯曰："不相染者，正气存内，邪不可干，避其毒气。"现代传染病防控体系强调三大核心策略：控制传染源、切断传播途径、保护易感人群。这一理念与中医经典《黄帝内经》中的防疫智慧不谋而合——"避其毒气"对应着现代防控体系中的前两项措施，而"正气存内"则与保护易感人群的理念相呼应。这种跨时空的防疫共识，展现了中医"扶正祛邪"思想的科学性，也为现代健康管理提供了重要启示。

　　如何做到"正气存内"呢？我们要通过日常饮食起居使身体达到"阴平阳秘"的状态，避免"过剩""不及"的出现。因此，防治"春瘟"应注重及时清除体内的积热。冬天进补要适度，防寒保暖不能忘，提高体质在平时，正气充足防瘟疫。在惊蛰时节，可选择阳光和煦之时，到植被相对茂盛之地进行户外活动，呼吸清新的空气，通过舒展肢体促进气血运行，排除胸中郁热之气；也可以食用一些具有清解作用的时令食材，如新鲜的水果和蔬菜，既顺应春生之气，又可帮助人体清除积热。

　　春季饮食应遵从"春夏养阳"的原则，还要保肝、养脾胃。保肝以绿叶菜，如菠菜、油菜、小白菜、青笋等为宜，健脾则有山药、莲子、红枣等。一些温补阳气的食物，如葱、蒜、韭菜，均是益肝养阳的佳品。

　　韭菜虽然四季常青，终年供人食用，但以春天吃最好，正如俗话所说"韭菜春食则香，夏食则臭"。春天气候冷暖不一，需要保养阳气。韭菜性温，最宜人体阳气，具有促进肝脏功能提升的独特效用。李时珍在《本草纲目》中赋予韭菜"肝之菜"的美誉。此外，韭菜中富含的挥发性芳香物质和硫化物等，使其散发出一种独特的辛香气味，经常食用不仅有助于调和肝气，还能显著增进食欲，提高人体的消化能力。

惊蛰养生防"春困"

春天，人们常感到困乏无力、昏沉欲睡，民间称之为"春困"。这是人体随季节变化而出现的一种正常生理现象。春回大地，天气渐暖，人体皮肤的血管和毛孔也逐渐弛缓舒张，循环系统功能加强，末梢血管血液供应增多，汗腺分泌增多。由于人体内血液的总流量是相对稳定的，供应外周的血量增多，供给大脑的血液就会相对减少，对中枢神经系统产生一种镇静、抑制的作用。此外，春天昼渐长，夜渐短，人们的睡眠时间相对减少，所以易感到困倦、疲劳。那么该如何适应自然与人体的生理变化，消除"春困"呢？

第一，要按时睡觉，保证睡眠。早起可用冷水洗脸，刺激皮肤和大脑，以尽快适应冬春季节血液循环变化。安排一定的午睡时间，养气除疲。第二，春天不宜"开夜车"，以免诱发或加重"春困"。第三，注意室内通风，保持空气新鲜，因为氧气的减少、二氧化碳的增多会助长"春困"的发生。第四，重视锻炼。体育锻炼能大大加快大脑处理信息的速度，改善机体的新陈代谢过程，促进血液循环和呼吸功能，对中枢神经系统、内分泌系统，以及免疫系统有良好的刺激作用，故能有效防止"春困"。

薄荷是临床常用中药之一，《本草纲目》记载其"利咽喉、口齿诸病。治瘰疬，疮疥，风瘙瘾疹"。薄荷性辛凉，能够疏散风热，清利头目，利咽透疹，疏肝行气。内服主治流行性感冒、头疼、目赤、身热，以及咽喉、牙龈肿痛等症，外用可治神经痛、皮肤瘙痒、皮疹和湿疹等。日常以新鲜薄荷代茶饮之，能够清心明目。

现代药理学研究表明，薄荷中的主要有效成分为挥发性混合物、多酚类、萜类、黄酮类、酚酸等，这些成分具有抗炎、镇痛、抗菌、抗病毒、抗氧化、抗组胺、神经保护、调控血糖、抗辐射、抗肿瘤、保肝等作用。

食疗：薄荷粥

原料：鲜薄荷 30 克或干品 15 克，粳米 150 克，清水 1 升。

做法：薄荷加清水，用中火煎成约 0.5 升，冷却后捞出薄荷留汁。用粳米煮粥，待粥将成时，加入薄荷汤及少许冰糖，煮沸即可。

功效：清心怡神，疏散风热，增进食欲，促进消化。

适宜人群：风热感冒而见发热恶风、头目不清、咽痛口渴者，咽痛目赤、痘疹初期、隐隐不透者等。

使用禁忌：本品不宜久煎，以免有效成分挥发。本品芳香辛散，发汗耗气，体虚多汗者不宜选用。

惊蛰时节经络调摄原则是顺应肝阳的升发态势，宜疏利肝胆。取肝经的期门穴和胆经的日月穴按揉。

按揉期门穴

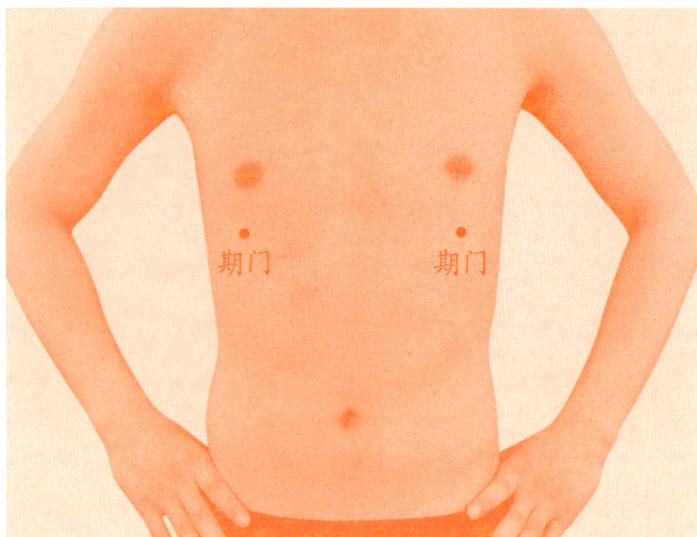

【取穴】在胸部，乳头直下，第6肋间隙，前正中线旁开4寸。

【方法】坐位或仰卧位。左手掌心按压在左侧期门穴，右手掌心按压在右侧期门穴。左手掌根顺时针旋转按揉，右手掌根逆时针旋转按揉。按揉5分钟，频率为一呼一吸按揉4~5次。

【功效】期门穴为肝经募穴。募穴是脏腑气血募集之处。期门穴，是肝气血募集之处。按摩此穴有疏肝利胆的作用，有利于肝阳升发。

按揉日月穴

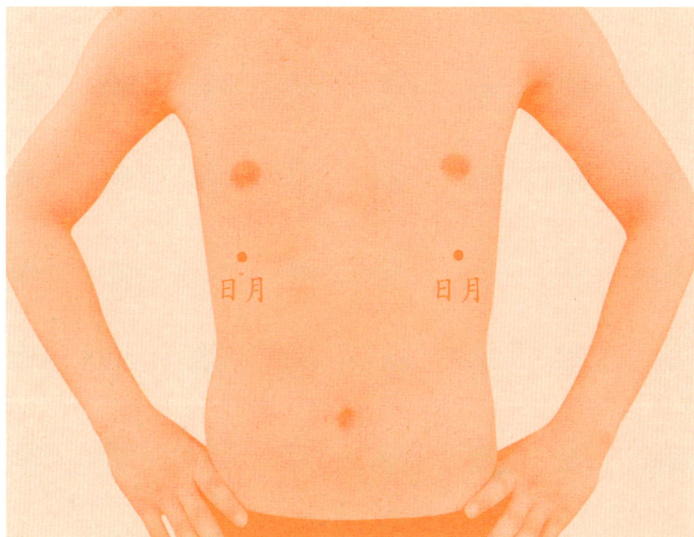

【取穴】在胸部,乳头直下,第7肋间隙,前正中线旁开4寸。

【方法】坐位或仰卧位。左手掌心按压在左侧日月穴,右手掌心按压在右侧日月穴。左手掌根顺时针旋转按揉,右手掌根逆时针旋转按揉。共按揉5分钟,频率为一呼一吸按揉4~5次。

【功效】日月穴为胆经募穴,募穴是脏腑气血募集之处。按摩此穴有疏肝利胆的作用,有利于肝阳升发。

小结

春天季节主升发,惊蛰转暖雨当家,五脏之中肝对应,传染疾病易高发,预防春瘟是关键,药食同源薄荷佳。

春分昼夜分
养生防肝郁

春分

春分雨脚落声微，柳岸斜风带客归。
时令北方偏向晚，可知早有绿腰肥。

七绝·苏醒

【宋】徐铉

　　此诗以春分时节为切入点，巧妙地将春分时节的自然景象串联起来，勾勒出一幅动静相宜、充满生机与希望的春日画卷，从春雨到春风，从江南到北方，展现出春天的温柔与生命的坚韧。这不仅是季节的更替，更是一种希望与力量的传递，无论身处何方，都能在春日里感受到生命的蓬勃与美好。

　　"春分"是春季的第四个节气，是春季 90 天的中分点。《月令七十二候集解》曰："春分，二月中。分者，半也。此当九十日之半，故谓之分。""分"的含义就是平分，春分、秋分并称为"二分"，表示昼夜长短相等。每年公历 3 月 20 日前后，太阳运行到黄经 0°（春分点）时，即为春分。这一天，太阳几乎直射地球赤道，全球各地昼夜几乎等长（不考虑大气对太阳光的折射与晨昏蒙影）。春分过后，太阳直射点会持续从赤道向北半球移动，南半球的白昼会逐渐比黑夜短；而北半球则相反，白昼开始比黑夜长，所以春分也被称作升分。需要特别留意的是，在北半球，从冬至开始，白昼就逐渐变长，但直到春分，白昼才真正长于黑夜；从夏至开始，白昼会越来越短，但直到秋分，白昼才会短于黑夜。

　　我国古代把春分分成三候："一候玄鸟至；二候雷乃发声；三候始电。"春分后，玄鸟回迁。关于玄鸟，众说纷纭，多数人认为它就是燕子。春分的时候，燕子从南方飞回，降雨时天空会有雷声和闪电。春分之后，天地阴阳、昼夜相对平衡。气温持续攀升，强对流天气愈发频繁。因此，需要防范雷电与强对流天气灾害。北方天气乍寒乍暖，一周之内温差可达6~10℃，也体现了"春分"的气候特性。

祭日

我们都知道，北京有座天坛，是用来祭天的。其实，在北京的朝阳门外，至今仍坐落着一座日坛，是用来祭日的。日坛是明清两朝帝王于春分时节祭祀大明神（即太阳）的场所。据史料记载，春分"祭日"的习俗早在周朝就已经有了。清代潘荣陛的《帝京岁时纪胜》记载："春分祭日，秋分祭月，乃国之大典，士民不得擅祀。"祭日仪式的规模虽不及祭天和祭地的典礼宏大，但也是隆重无比。据明清史料记载，整场祭祀典仪分为卤簿仪仗、祭礼及乐舞展示、皇帝回銮三部分。明朝时，皇帝祭日流程包括奠玉帛、礼三献、乐七奏、舞八佾，行三跪九拜大礼。到了清朝，祭日礼仪更为繁杂，涵盖迎神、奠玉帛、初献、亚献、终献、答福胙、车馔、送神、送燎九项议程，尽显隆重。

送春牛

春分时节，江南乡间有送春牛图的习俗。春牛图印在二开红纸或黄纸上，上面有农历节气和农夫耕田图案。送图的人都是能言擅唱的民间艺人，他们到各家送上不违农时、饱含吉祥寓意的话语，见景生情，出口成章，句句押韵，直到主人听了满心欢喜，送上赏钱才作罢。这种即兴说唱在民间被称为"说春"，艺人则被称作"春官"。

吃春菜

春分正是品尝春菜的最佳时节。春菜，顾名思义，是春天的时令蔬菜，但并非仅限春天。这种被称为"春碧蒿"的野苋菜，多为嫩绿色，叶片约巴掌大小。每逢春分，乡里田间的人纷纷采摘春菜。采摘回来的春菜通常和鱼片一同煮成"春汤"，汤清润可口，具有清热降火、生津润燥的功效，做法简单，适合全家老小食用。民间有顺口溜："春汤灌脏，洗涤肝肠。阖家老少，平安健康。"吃春菜也因此饱含祈求家庭和睦、身体健康的寓意。

竖蛋

"春分"时节，有一项妙趣横生的习俗，那便是竖蛋。很多人好奇，为什么在春分和秋分这两个特殊的日子里，鸡蛋更容易竖起来呢？科学家分析，这两天南北半球昼夜等长，地球地轴与公转轨道的平面之间，恰好处于一种力的相对平衡状态，所以有利于竖蛋。

五行理论中，春季属木，对应人体的肝脏。中医中肝的主要功能是"主疏泄"。肝主疏泄，泛指肝气具有疏通、条达、升发、畅泄等综合生理特性，与春令升发之阳气相应，主要表现在调节精神情志、促进消化吸收，以及维持气血、津液的运行三方面。因此，人主要的精神活动均与肝的疏泄功能有很大关系。

中医将人体主要的情绪变化称为五志，即喜、怒、思、悲、恐。五志是中医五行理论的组成部分，五脏的功能正常与否，则可直接关系到喜、怒、思、悲、恐的活动变化，而五志的变

春分节气
防肝郁

51

化也可影响相应的脏腑功能活动，如心有余则笑不休，肝有余则怒不止等。同样，过喜伤心，过怒伤肝，过思伤脾，过悲伤肺，过恐伤肾。肝的疏泄功能正常，人体就能较好地协调自身的精神活动，表现为精神愉快、心情舒畅、理智灵敏；疏泄不及，则表现为精神抑郁、多愁善虑、沉闷欲哭、胸胁胀闷等；疏泄太过，则表现为兴奋状态。春分时节，肝阳升发较之前进一步增强，人体容易出现一系列疏泄太过的症状，如烦躁易怒、头晕胀痛、失眠多梦等。

肝的疏泄功能也有助于脾胃的升降和胆汁的分泌，以保持正常的消化吸收功能。所以，爱发火的人，脾胃升降受影响，吃饭不香，日久则出现食欲缺乏、消化不良、打嗝泛酸或腹胀、腹泻等，中医称为"肝胃不和"或"肝脾不调"。

肝脏当令的春季，除了过极，还有一部分人表现为本应升发的阳气不得泄越，便出现了"肝气郁滞"的情况。我曾接诊一位徐姓女士，来诊时诉三年前开始出现失眠、健忘、精力不集中的问题，对什么都不感兴趣，而且越来越严重，每天靠镇静催眠药入睡。她也找了一些医生，进行中西医结合治疗，吃了许多药，都不奏效。在同事的建议下，她去看了精神科医生，诊断为抑郁症，也就是中医所说的"郁证"。

原来，徐女士小学时是连年三好学生，高中时是班里的尖子生，高考更是考上名牌大学，毕业后顺利地找到了理想的工作。她给人的印象是争强好胜不服输，因为从小凡事都是她说了算，所以养成了以自己为中心的习惯。然而毕业后，她平均两年就跳槽一次。这不是因为徐小姐工作能力差，而是她的个性太强，不能很快融入团队，使得自己的工作出现了阻力。即使家人事事顺着她、迁就她，也不能让她高兴。工作上的挫败感使她愈发郁郁寡欢，工作时容易紧张，遇事悲观，很少与人交往，像变了个人一样。

抑郁症在中医里属郁证范畴，是由情志所伤、情志不遂等原因导致肝的疏泄功能产生障碍，逐渐引起五脏气机不和所致。用疏肝理气的方法可以治疗抑郁症，同时也要配合心理治疗。

另一位30岁的患者蔡女士，3年前由于工作压力过大而出现阵发心慌、心悸，伴有濒死感，诊断为焦虑状态、甲状腺功能亢进症，服用西药过程中出现肝功能异常。因心悸、情绪波动等症状反复难愈，又担心继续用药会加重肝功能受损，蔡女士转而求助中医治疗。

此病当属中医"心悸病"范畴，中医认为本病是以心中悸动、惊惕不安为主要表现，甚则不能自主的一种病证，多与情绪抑郁、过度劳累有关，轻者为惊悸，重者为怔忡。本病病位首先在肝，其次在心，病性以邪实为主，当属气郁化火证，治宜疏肝清热，兼以活血化瘀、宁心安神。蔡女士接受治疗一年后痊愈。

某年春季，门诊来了一位26岁的周小姐，在一家外企做企划工作。周小姐两年前大学毕业后，以优异的成绩被这家公司录用，入职体检显示身体健康。就诊时她不禁感慨，工作后方知上学好。为什么呢？聪明的周小姐一直学习很好，不用太费力就可以取得优异的成绩，进入外企才知道，公司里不乏名牌大学毕业的博士、硕士，自己已经没有了学校中的优越地位。于是，争强好胜的她积极努力、加班加点地工作，唯恐被人落下，学生时代的爱好、日常娱乐也都无暇顾及，每天单位、住所两点一线，与其相伴的就是电脑。一年下来，周小姐身心俱疲，面色也失去了往日的光彩。两年后的身体检查也显示，她的健康状况大不如前，患上了中度乳腺增生伴乳腺结节。

乳腺增生症，既不是肿瘤，也不属于炎症，从组织学表现看，是乳腺组织的增生及退行性变，与内分泌功能紊乱密切相关。中医认为，乳腺增生是肝气郁结，气滞血瘀所致。肝经走乳腺，平素情志抑郁，气滞不舒，气血周流失度，蕴结于乳房经络，乳络经脉阻塞不通，不通则痛，甚则会引起乳房疼痛。肝郁影响了脾胃的功能，津液代谢失调，痰浊内生，气滞血瘀挟痰结聚为核，循经留聚乳中，故乳中结块。治宜疏肝理气，活血化瘀，软坚散结。

步入中年的女性，与年轻女性患病有相似，又有不同。最后来看一位52岁的女性，患乳腺增生、子宫肌瘤、甲状腺结节，前来就诊时神情忧郁、精神不振、面色㿠白，自诉平时还有胸胁胀满、食欲缺乏、失眠健忘的症状。问诊过程中，每次问话她的回答只一两个字，随着交流逐渐深入，她竟泪流满面，陪诊的女儿站在旁边，一脸诧异。原来患者性格内敛、隐忍，自年轻时有委屈也从来不愿向他人诉说，也从没有人关注过她的情绪变化，此次就诊才有机会将自己的病痛展示于人，于是才有了委屈流泪的一幕。

以上四例患者皆为女性，抑郁症、甲状腺疾病、乳腺增生、子宫肌瘤，这些疾病都与肝脏不无关系。

肝足厥阴之脉，起于足大趾爪甲后丛毛处，向上沿足背至内踝前1寸处（中封穴），向上沿胫骨内侧前缘，在内踝上8寸处交出足太阴脾经之后，上行过膝内侧，沿大腿内侧中线进入阴毛中，绕阴器，抵少腹，上行至章门穴后，经期门穴进入腹中，挟胃两旁，属肝，络胆，上过膈肌，布于胁肋，沿喉咙后边，上入鼻咽部，上行连接目系，出于额，上行于头顶部（百会穴）交会于督脉。

由此可见，肝经走行依次经过足背、下肢内侧、外生殖器、小腹、侧腹、胁肋、喉咙、鼻咽、双目，达巅顶与督脉交会，这也就不难解释甲状腺疾病、乳腺疾病及妇科疾病与肝经有关了。这类疾病的发生以春天为多或在春天加重，是因为春天对应人体的肝，肝脏在春季功能比较活跃。如果不注意情志调摄，劳累、精神紧张、发怒、吵架、郁闷等都可造成肝主疏泄功能异常，出现肝阳上亢、肝郁气滞，长此以往，即可产生疾病。一些女性性格隐忍，虽然生气但很少发泄，日久导致肝气郁滞，所以易患胃病、乳腺增生、子宫肌瘤等。中老年女性随着年龄增长，脏腑功能逐渐衰退，肝脏疏泄无力，郁久化火、灼伤肝阴，因此往往伴有肝肾阴虚等症状，如月经紊乱、潮热汗出、心烦失眠等。

　　春分天气处于阴阳、昼夜相对平分状态。春分过后，阴阳平衡逐渐转化成阳气上升、阴气下降的过程。因此，春分的养生也应注意保持人体的阴阳平衡状态，关键体现在精神、饮食、起居的调摄和对药物的使用上。

　　《素问·至真要大论》曰："谨察阴阳所在而调之，以平为期。"是指人体应该根据不同时期的阴阳状况进行调养，使"内在运动"，即脏腑、气血、精津的生理运动，与"外在运动"，即脑力、体力活动和体育运动和谐一致，保持平衡。避免不适当的运动破坏人体内外环境的平衡，加速人体某些器官的损伤和生理功能的失调，进而引起疾病的发生，影响生活质量，缩短人的生命。

春分养肝重在"疏"

　　肝的疏泄功能直接影响着气机的调畅。中医认为，气是血液运行的动力，气行则血行，气滞则血瘀。养肝就是要疏肝，养肝就是养心情，调情绪。我们要正确地认识自己，适应环境，学会交流，善于沟通，这是精神养生的重要内容。有人调查过80岁以上老人的长寿秘诀，结果发现其中96％的寿星都性格开朗。还有人做过试验，逗一个高血压患者笑，结果其血压下降了20毫米汞柱，脉搏每分钟可减少8次。入春后，人体肌肤腠理舒展，五脏六腑因内外清气而润濡，此时需要适应阳气升发的特点，宜多到户外运动，如晨练、登山、踏青、郊游等，也可达到疏肝的目的。

饮食调理要健脾

因为从立春到清明节气前后是草木生长萌芽期，人体血液也处于旺盛时期，激素水平也处于相对高峰期，此时易发生非感染性疾病，如高血压或血压波动大、月经失调和情志方面的疾病，所以此季节的饮食调养非常关键。要根据每个人的实际情况选择饮食，总的原则是禁忌偏热、偏寒的饮食，保持寒热均衡，如吃寒性的海产品，如鱼、虾时，佐以温热散寒的葱、姜、酒等就是这个道理；而食用韭菜、大蒜等助阳之物时，配以蛋类等滋阴之品，以达阴阳平衡之目的。

此节气还要起居有规律，保持心情愉快。坚持适当锻炼，定时睡眠，定量用餐，以达阴阳互补的目的。适当多吃能温补阳气、抑肝养脾的食物。唐代药王孙思邈说："春日宜省酸，增甘，以养脾气。"中医认为脾胃是后天之本，春天应肝，肝气旺可伤脾，故春季节可多食甜，少食酸以养脾。肝气郁结的患者宜多吃一些南瓜、山药、莲子、扁豆、薏苡仁等健脾益气的食物；油菜、菠菜、芹菜、荠菜、莴笋、丝瓜、冬瓜等降火利湿的食物；茼蒿、萝卜、柚子、番茄等疏肝理气的食物。春季忌吃油腻、生冷、黏硬食物，以免伤及肝脾；忌吃辛辣食物，如辣椒、胡椒、花椒等，这些食物不但具有很大的刺激作用，而且还具有"发散"作用，过多食用容易"耗气"，可能导致肝气疏泄太过，正气不足而易受外邪侵扰。

早在两千多年前，我国就已经开始使用玫瑰来养生疗疾了。清代慈禧所用的胭脂也是御制的，其主要成分就是玫瑰。每年农历四月中旬，京西妙峰山都会进贡上等的玫瑰，供内务府制作胭脂。他们"首先要选花，只要一色朱砂红的，一瓣一瓣从几百斤玫瑰花中，挑出来一二十斤花瓣来。然后用石杵捣成原浆，再用细纱布过滤成清净的花汁注在胭脂缸中，加适量明矾固色。最后把剪好的蚕丝棉放在胭脂缸里浸泡十多天就可以了"。小小胭脂的制作工序却是如此繁复，既不怕废料亦不嫌费工，对于西太后极其讲究的美容物品，宫人只有精益求精。

清代宫中平肝散瘀的玫瑰露中，也有玫瑰的身影。清初来华官至工部侍郎的比利时传教士南怀仁在《西方要纪》中记述："'西国市肆中，所鬻药物，大半是诸露水'，'凡为香，以其花草作之，如蔷薇、木樨、茉莉、梅、莲之属；凡为味，以其花草作之，如薄荷茶、茴香、紫苏之属；诸香与味，同其水，皆胜其物'，其名玫瑰者最贵，取炼为露，可当香，亦可当药。"

《红楼梦》第三十四回谈到，贾宝玉因行为不端，又经贾环诬告，触怒了贾政，被打了半死，躺在炕上不能动弹。王夫人得知，让花袭人带回来两瓶香露给宝玉吃。只见两个玻璃小瓶，仅有三寸大小，鹅黄笺上一个写着"木樨清露"，一个写着"玫瑰清露"。"木樨"即通称的桂花，木樨清露即桂花香露，为桂花蒸馏所得香液。《本草纲目拾遗》称："凡物之有质者，皆可取露。"桂花蒸露，气香味微苦，有疏肝明目、止口臭的功效；玫瑰取露，气香而味淡，有和血、平肝、宽胸、散郁、养胃之功。宝玉挨打后，容易肝火旺、血瘀，难怪王夫人要宝玉服用两种清露。

明代《食物本草》记载，玫瑰具有"主利肺脾，益肝胆，辟邪恶之气，食之芳香甘美，令人神爽"的功效。清代《都门竹枝词》中亦有夏季用玫瑰香露浸酸梅祛暑的记载。

玫瑰艳丽典雅，不仅是爱情的象征，也是一种上乘的药食两用花卉。玫瑰味甘微苦、性温，最明显的功效就是理气解郁、活血散瘀和调经止痛。其药性非常温和，能够温养人的心肝血脉，舒发体内郁气，起到镇静、安抚、抗抑郁的功效。在工作和生活压力越来越大的今天，可以多喝点玫瑰花茶，安抚、稳定情绪。

食疗：玫瑰花茶

做法：取干净玫瑰花 3~5 朵，80~95℃清水冲泡 10 分钟后饮用。

功效：疏肝理气，和血散瘀。

食用禁忌：阴虚火旺者、孕妇慎服。

春分经络调摄　　春分时节经络调摄原则是平调阴阳，调和肝脾。可以取脾经的三阴交穴和肝经的曲泉穴进行按揉。

按揉三阴交穴

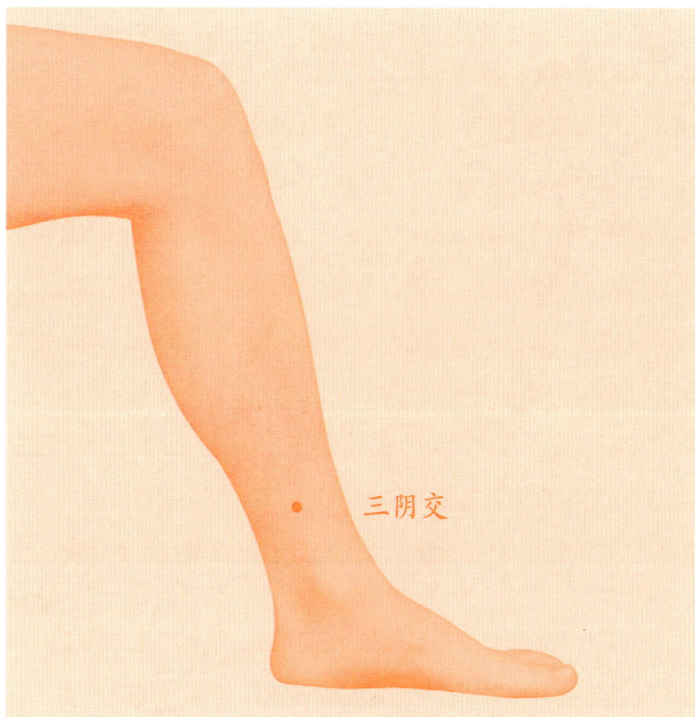

三阴交

【取穴】当内踝尖点上3寸，胫骨内侧缘是穴。

【方法】取盘腿坐位。先屈左膝关节，将左踝置于小腹前。以右手拇指行顺时针按揉左侧三阴交穴5分钟。按压力度以局部有明显酸胀痛为度，按压频率为一呼一吸按揉4~5下，按压时长为5分钟。再以左手拇指行逆时针按揉右侧三阴交穴。

【功效】三阴交，是肝、脾、肾三阴经的交会穴。按揉三阴交穴可以起到调和肝脾的作用。

【小贴士】下肢取穴"3寸"是如何确定的？

此处3寸，也叫"一夫"，指以患者四指并拢，第一指间关节的宽度。

按揉曲泉穴

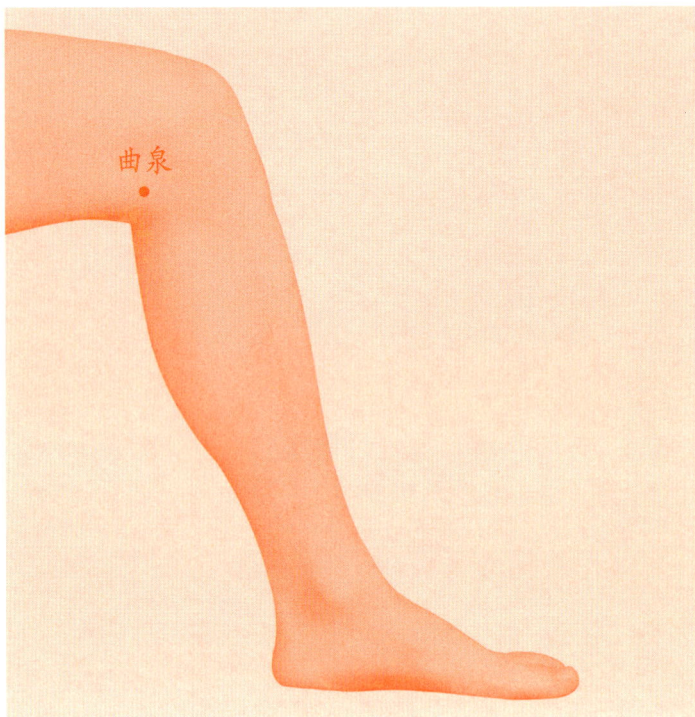

【取穴】在膝内侧，屈膝，当膝关节内侧面横纹内侧端，股骨内侧髁的后缘，半腱肌半膜肌止端的前缘凹陷处。

【方法】屈膝坐位。双手掌心置于膝关节上，双手拇指置于曲泉穴上。双手拇指向下用力按揉，以局部有明显酸胀痛为度。左手拇指行顺时针按揉，右手拇指行逆时针按揉。按摩频率为一呼一吸 4~5 次，按摩时长为 5 分钟。

【功效】曲泉穴，是肝经的合穴。合穴是五输穴之一，在阴经里合穴五行属水。按揉此穴可以起到滋补肝阴、养肝柔肝，并防肝木乘土的作用。

【小贴士】什么是五输穴？

五输穴是经穴的分类名，即井、荥（yíng）、输、经、合穴的总称。每条正经经脉都有自己的五输穴。十二条正经合计 60 个穴位，在临床治疗中应用广泛。

《灵枢·九针十二原》："所出为井，所溜为荥，所注为俞，所行为经，所入为合，二十七气所行，皆在五腧也。"古人把经气运行过程用自然界的水流由小到大，由浅入深的变化来形容，把五输穴按井、荥、输、经、合的顺序，从四肢末端向肘、膝方向依次排列。

"井"穴多位于手足之端，喻作水的源头，是经气所出的部位，即"所出为井"。"荥"穴多位于掌指或跖趾关节之前，喻作水流尚微，萦迂未成大流，是经气流行的部位，即"所溜为荥"。"输"穴多位于掌指或跖趾关节之后，喻作水流由小而大，由浅注深，是经气渐盛，由此注彼的部位，即"所注为输"。"经"穴多位于腕踝关节以上，喻作水流变大，畅通无阻，是经气正盛运行经过的部位，即"所行为经"。"合"穴位于肘膝关节附近，喻作江河水流汇入湖海，是经气由此深入，进而会合于脏腑的部位，即"所入为合"。

春分昼夜分界线，发病皆因肝相连，养生防病要疏肝，阴阳平衡是关键，药食同源玫瑰花，生活起居顺自然。

小结

Pure Brightness

清明雨纷纷
养生防过敏

清明

清明时节雨纷纷，路上行人欲断魂。
借问酒家何处有，牧童遥指杏花村。

清明

【唐】杜牧

　　诗人并未直接描写祭祀场景，却通过对清明时节的天气、行人状态以及寻酒过程描绘，将人们清明时的哀伤、迷茫与对慰藉的渴望表达得淋漓尽致。同时又巧妙地融入了生机与希望，让整首诗在哀愁中不失温暖，展现出诗人高超的艺术表现力，也让这首诗成为千古传唱的经典之作。

　　"清明"是春季的第五个节气，又称踏青节。《月令七十二候集解》曰："三月节……物至此时，皆以洁齐而清明矣。"因此，"清明"象征着冰雪消融，草木、天空明净，大地生机勃勃。此时，全国各地气温普遍回升，南方雾气渐散，北方风沙渐消，空气清新，景色明晰，故此得名"清明"。清明时节，春光灿烂，桃花初放，杨柳吐绿，莺鸟飞舞，草木茂盛，油菜花飘香，人们纷纷外出郊游，称为踏青。因此，清明节又叫"踏青节"。

　　民间流传着许多关于清明的谚语，如"春分后，清明前，满山杏花开不完""清明前后，种瓜点豆"等。此时，从南到北，直至长城内外，全国上下都沉浸在繁忙的春耕之中。在二十四节气中，唯有清明既是节日又是节气。作为节气，清明标志着物候的变迁和时序的更迭；而作为节日，清明承载着丰富的民俗活动和深厚的纪念意义，清明节不仅是我国传统的祭祀节日，更是缅怀先祖、扫墓祭奠的重要时节。清明节气是春耕春种的黄金时期，清明节则是人们寄托情感、慰藉心灵的传统日子。古时候，清明是一个充满欢乐的节日。在这天，家家户户携幼扶老，带着冷食到郊外踏青、放风筝、荡秋千。用现代的话来说，就是野餐。文人雅客还会携带酒具，寻一风景秀丽之地，三五成群，临水而坐，曲水流觞，吟诗作对，尽享自然与文化的交融。

我国古代将清明分三候："一候桐始华；二候田鼠化为鹌；三候虹始见。"随着清明到来，阳气愈发旺盛，洁白的桐花率先盛放，点缀枝头。往昔爱到处乱窜的田鼠，受不了逐渐升高的气温，悄悄躲回地下洞穴避暑，而喜爱阳光的鹌鸟，开始在田间地头自在踱步。雨后放晴时，天空中还会惊现彩虹，那绚丽的色彩横跨天际，美得令人沉醉。

清明出现的花信风候为"一候桐花，二候麦花，三候柳花"。在古代的清明诗作里中，桐花频繁出现。如白居易《桐花》诗说"春令有常候，清明桐始发"，《寒食江畔》又有"忽见紫桐花怅望，下邽明日是清明"，意为看到紫桐花，便知清明将至。清明的第二候代表的花信风是麦花，它"轻化细细""万顷雪光"，花期短暂。柳花盛开时，人们的思亲之情更浓，民间有清明插柳，食柳芽的习俗，文人墨客也常借柳树、柳花抒情，或折柳赠别。花信风不单单是花开与时令对应的自然现象，更多与农事活动意义重大，人们能借此把握农时、安排农事。而中医认为，自然界气候的正常与否与疾病是否发生密切相关。《黄帝内经·素问·六微旨大论》云："岐伯曰：'至而至者和；至而不至，来气不及也；未至而至，来气有余也。'帝曰：'至而不至，未至而至如何？'岐伯曰：'应则顺，否则逆，逆则变生，变则病。'"其所描述的正是反常气候对人体的影响。如果仔细观察，我们就会发现，冬季该下雪不下，呼吸系统疾病高发，春天迟迟不到，传染病可能就有流行的趋势。

古代，清明节前后还有寒食节和上巳节。由于这三个节日日期相近，有时甚至重叠，到了宋代，礼法渐严，因此三节逐渐融合，形成如今的清明节。由此，清明节的内容就变得极其丰富。人们既会在有清明时祭扫陵墓，又会保留着寒食节戒火、冷食的饮食习俗，还传承了上巳节踏青的娱乐活动，农事上，清明更是关键节气。在二十四节气中，清明节之所以特殊且被世人看重，就是因为它融合了多种元素，沉淀了从古至今的多样民俗，是个多元复合型节日。

清明节扫墓

清明节作为传统祭祖节日，主要活动是扫墓。这一习俗源远流长，据史料记载，秦汉时，墓祭就已经成为不可或缺的礼俗活动。《汉书·严延年传》记载，严氏即使离京千里也要在清明"还归东海扫墓地"，朝廷的重视与倡导，更是让这一活动在民间盛行。

至于清明扫墓的缘由，古人有着独特的考量，冬去春来，草木生长。古人担心先人的坟茔会有狐兔穿穴打洞，或是因雨季来临而塌陷，所以要亲自察看。扫墓时，人们会清除杂草，添加新土，摆好祭品，燃香祭酒，焚烧纸钱或在树枝上挂纸条，举行简约的祭祀仪式，以此缅怀逝者。关于祭扫日期，各地习俗不同，有的在清明节前、后十天，有的在清明节前、后三天，俗称"前三后三"，有的在清明节前后逢"单"日举行，还有些地方扫墓活动会持续一个月。

寒食节

寒食节在清明节前一天。当天，古人会禁止烟火，不生火做饭，只食用冷食，故而叫寒食。在众多关于寒食起源的传说中，流传最广的是为了纪念介子推。他曾追随晋文公流亡，在主公饥饿时，他割下自己的大腿肉烤熟奉上，晋文公复国后，介子推却谢绝封赏，携母归隐山林。如今，寒食节已经和清明节融合，就如同已经消失在历史长河的上巳节一样。在后世发展过程中，这一天增添了祭扫、踏青、荡秋千、蹴鞠、牵勾、斗卵等丰富的风俗活动。寒食节历经两千多年，一度被称作民间第一大祭日，引得不少文人墨客为之挥毫，留下许多相关诗文。

中医如何看待"寒食节"呢？从健康的角度讲，中医认为，这种做法还是存在一定的健康隐患，可能还会起到相反的效果。春季对应五脏中的肝脏，清明前后，肝气旺盛，易克伐脾胃，导致脾胃功能相对要较弱，此时若大量食用寒凉食物，会对脾胃造成不良影响，阻碍食物的正常消化与吸收。饮食应根据个人、地区、气候不同辨证施膳。

放风筝

放风筝作为清明时节的传统习俗，历史悠久。自元宵节后，放风筝的活动便逐渐展开，直至清明节达到高潮，因此古时清明节也称"风筝节"。在古代，放风筝带有一定的"巫术"意味，人们相信，通过放风筝可以将身上的"晦气"带走。当风筝飞至高空后，人们会故意剪断引线，任其随风飘远，寓意着烦恼、忧愁、病痛等不祥之物也随之消散。有些人会将自己的烦心事写在纸上，系在风筝上，让风筝带着它们消失得无影无踪。随着时代变迁，放风筝的"巫术"色彩早已淡化，如今它更多地成为了一种表达美好愿望的方式。放风筝已经成为一项广受欢迎的户外活动，不仅能让人们在自然中放松身心，还能缓解日常生活和工作中的压力与紧张。正如白居易在《春游》中所写："逢春不游乐，但恐是痴人。"趁着大好春光，尽情享受放风筝的乐趣，不失为一种惬意的生活方式。

荡秋千

我国古代，清明节有荡秋千的传统。秋千最早叫作"千秋"，后来因避讳才改为"秋千"。秋千，意思是揪着皮绳移动，最早的秋千是以树枝为架，再系上彩带制成。后来演变成在木架上挂两根绳子，下面拴踏板的样式。南北朝时，荡秋千就已流行；到了唐代，更是成为非常普遍的游戏，被纳入清明节重要活动；发展至元、明、清三代，清明节被定为秋千节，就连皇宫内也设置了秋千，供嫔妃、宫女们嬉戏娱乐。荡秋千既能锻炼体魄，又能培养勇气，至今仍备受欢迎。从现代养生角度看，它是将精神调节与身体锻炼完美结合的养生方式，值得推广。

蹴鞠

鞠是一种特制皮球，以皮革为外皮，内部填充兽毛。蹴鞠，便是用脚踢球的活动。作为古代清明节备受青睐的游戏，相传蹴鞠起源于黄帝时期，起初是为了训练武士所用。如今看来，蹴鞠和足球颇为相似，同样是锻炼身体的有效方式。

春天多风，百花齐放，是过敏性疾病高发的季节。春暖花开之时，增加室外活动固然很好，但是对于患季节性过敏疾病

清明节气
防过敏

的人群来说，却是痛苦的开始，打喷嚏、流涕、瘙痒、鼻塞，痛苦不堪。中医认为过敏性鼻炎、皮炎等疾病是风邪致病的典型表现，体现在以下几个方面：第一，风邪与过敏原都具有致病广泛的特征，并且都以春季为主要发病季节；第二，两者从肌表、口鼻而入，或具有相同的致病途径，都属于中医外感病邪的范畴；第三，风邪与过敏原都具有起病急、发病快、传变迅速、病变反复发作、易为外因所诱发的共同特征；第四，从辨病角度找出过敏原，运用祛风中药，从"风"论治过敏性疾病可取得明显效果。

何谓过敏呢？过敏反应又称"变态反应""超敏反应"。正常的情况下，外来物质进入人体后大都面临两种命运：如果被机体识别为有用或无害物质，则这些物质将与人体和谐相处，最终被吸收、利用或被自然排出；如果被识别为有害物质，机体的免疫系统则立即做出反应，将其驱除或消灭，这就是免疫应答发挥的保护作用。免疫应答是人体防卫体系重要的功能之一，但是如果这种应答超出了正常范围，即免疫系统对无害物质进行攻击，就称为变态反应或过敏反应。过敏性疾病是过敏原作用于过敏体质者引起的一类疾病，亦称为"变态反应性疾病"，多为全身性，也可局限于某一组织器官。常见的过敏性疾病有过敏性哮喘、过敏性鼻炎、变应性皮炎等。

中医认为，"风邪"属阳邪，主要易侵犯头面部、肌表腠理，比如皮肤过敏、瘙痒症，皆为风邪冲击腠理所致。"邪之所凑，其气必虚"，只有当人体的正气不足、抵御能力下降时，这些外来的邪气才能透过我们的腠理，侵袭身体。

一年春天，一位 35 岁的女士为治疗荨麻疹来到我的门诊。其周身散在起疹，时轻时重，没有规律，痒得很厉害，开方用药 2 周后复诊，荨麻疹稍微减轻，但是依旧不是很理想。这是什么原因呢？不得而知。这样反复治疗了一月有余，某一次复诊，她无意中说到前往南方出差后荨麻疹没再发作，这是为什么呢？从中医角度分析，荨麻疹的发生与外感风邪有关，可能与南方气候湿润少风，而北方气候干燥多风有关。

荨麻疹俗称风疹块，是由于皮肤、黏膜小血管反应性扩张及渗透性增加而出现的一种局限性水肿反应，通常在 2~24 小时内消退，具有复发性。中国古代并没有"荨麻疹"这个病名，而将之称为"瘾疹"。《黄帝内经·素问·四时刺逆从论》言"少阴有余，病皮痹隐疹"，这是"瘾疹"作为病名出现最早的记载，描述的是以皮肤症状为主要特征的痹证。

春季多风，风的流动带走了空气中的水汽，因此往往气候干燥，所以正是荨麻疹的高发期。皮肤瘙痒、忽发忽止是风邪的典型表现。《黄帝内经》曰："故风者，百病之长也，至其变化，乃为他病也，无常方，然致有风气也""风者，百病之始也。"

春季的风邪除了引发过敏性皮肤病，也会导致过敏性哮喘的高发。我曾接诊一位 7 岁男童，患过敏性哮喘两年，病情反复发作，每年春暖花开时期发作尤为频繁，发作严重时不能平卧睡觉，过敏原检测提示对螨虫、油漆、花粉过敏，就诊时已开始使用激素类的气雾剂治疗，每天吸 2~3 次。中医望诊可见患儿面色㿠白、精神不振、口唇略显紫暗，经过详细的问诊获知，病情发作时打喷嚏、流鼻涕、轻咳少痰、胸闷气短、呼吸气促，中医辨证属于肺气闭塞、气阴两虚证。

中医认为，哮喘病的发生，为宿痰内伏于肺，每因外感、饮食、情志、劳倦等诱因而引触，以致肺失肃降，肺气上逆，痰阻气道，痰气搏击而发出痰鸣气喘声。哮和喘是两个不同的概念，哮必兼喘，但喘未必兼哮，哮指声响言，指喉中哮鸣有声，喘指气息言，为呼吸气促困难。两者如果同时出现，就称之为哮喘。

过敏性哮喘具有起病急、发病快、传变迅速、易反复、与过敏原接触即发的特点，与中医理论中风为阳邪、风性主动、风善行数变性质与特点相似。因此，过敏性哮喘与春季的风邪，以及花粉等过敏原增多密切相关。

还有一类特殊的人群，他们似乎不是对某种特殊的物质如花粉、尘螨等过敏。我曾接诊一名年轻的学生，一到春秋过敏性鼻炎便会复发，主要表现为对冷空气过敏，每天早晨要打近50个喷嚏，伴随流涕和严重的鼻塞，每天总要随身携带许多卫生纸，痛苦不堪。而近些年，此类患者人数正在逐年增加。

中医称过敏性鼻炎为"鼻鼽"。"正气存内，邪不可干"，中医对于该病病因病机的认识以"本虚标实论"为主流，内因多为脏腑功能失调，其中以肺、脾、肾三脏虚损为主，外因多为感受风寒或异气之邪侵袭，亦有人认为火热是该病的病因。扶正固本是治疗过敏性鼻炎的方法，通过温肾健脾、补益肺气、提高免疫功能，达到消除过敏反应的目的。

上述几个病例的共同特点包括患者的过敏体质、疾病春季高发、存在明确的过敏原。近年来，随着过敏性疾病患者的不断增多，过敏性疾病除了有明显的个体差异，与环境也有很大的关系：南方潮湿，痒症状轻；北方干燥，痒症状重。需要注意的是，过敏性疾病严重者可危及生命，因此当出现呼吸困难，甚至口唇发绀、血压下降等时，一定要及时就医。

过敏性鼻炎发作期，可以用一味春花——辛夷为原料制成代茶饮缓解：取辛夷花3克，以开水冲、闷、浸5分钟左右，频频饮之。辛夷是木兰科植物望春花、玉兰或武当玉兰的干燥花蕾，有发散风寒，通鼻窍的功效。《神农本草经》记载其"主五脏，身体寒风，头脑痛，面䵟"，主治风寒感冒、鼻塞、鼻渊。注意辛夷具有促进子宫收缩的作用，孕妇禁服。

此处的"清"有两层含义，一是清除冬三月人们进补、过补，没有及时清除掉的代谢产物；二是冬季人们大多时间在室内活动、休息，与大自然接触的时间过少，造成体内浊气不得及时排出，因此到了春天，囤积的热量、体内的浊气都需要及时清理。

清血管：血管遍布人体，对生命的维持至关重要。而人体的血管就像水管，时间长了容易积聚垃圾，需要时不时清理一下。进食一些"血管清道夫"，如苹果、燕麦、葡萄、豆类、绿茶、坚果等，能帮我们快速有效地"清除"血管垃圾。苹果、燕麦富含水溶性膳食纤维，能够结合胆固醇，使其从肠道排出。葡萄中的白藜芦醇能够降低低密度脂蛋白，而且具有抗氧化、抗炎的作用。豆类则富含植物甾醇，能够在体内竞争性抑制胆固醇的吸收，降低胆固醇的合成，促进其排出体外。绿茶富含抗氧化剂，降低血液中低密度脂蛋白的同时，还可以防止微血管壁破裂出血。核桃、杏仁、开心果、瓜子、亚麻籽等坚果是单不饱和脂肪酸和多不饱和脂肪酸的重要来源，能够有效降低总胆固醇和低密度脂蛋白水平。

清肠胃：中医理论中，胃与大肠、小肠皆属于"六腑"。《素问·五脏别论》曰："六腑者，传化物而不藏，故实而不能满也。"指六腑以通降为顺，不能过满，否则便是病态。现代医学发现，肠道是人体最大的消化器官，80% 的毒素和代谢废物经肠道排出，肠道淋巴组织集结了人体 70%~80% 的免疫细胞，肠道更有人体的"第二大脑"之称。因此，要长寿，先"肠寿"。肠胃容易堆积毒素，如果不清肠胃，给身体排排毒，很容易影响身体健康。除养成良好的排便习惯之外，一些食物也是肠道清洁"高手"，如西蓝花、洋葱、大蒜、豆类、海带、黑木耳和全谷物，可以帮助保持肠道健康。

清肝气：中医一直强调"春季养肝"，但清明时节切不可对肝脏进补，反而要清肝气。这是因为，清明是人之阳气生发的时段，中医认为肝气在清明之际达到最旺。肝气过旺将影响脾胃功能，还可造成情绪失调、气血不畅等问题，从而引发各种疾病。此时，可选择具有疏散风热、清肝明目功效的菊花茶饮用，不但可以养肝利胆、疏通经脉，还可借此将一个冬季积存在体内的邪气散发。

清肺气：清明节气依旧是流行性感冒等传染性疾病高发时期，要注意养肺、清肺气。清明前后是踏青的好时机，不妨多到公园、河边走走，适当运动，呼吸新鲜空气。面对松树、柏树做深呼吸，可以给自己的肺脏换换气，有益身体健康。

**清明养生
放风筝**

在春光无限好的日子里去郊外踏青，为什么要带风筝呢？放风筝是一种历史悠久的民俗，它不但简便易行，而且是一种老少皆宜的娱乐方式。这是因为放风筝不仅是一个非常好的运动项目，同时又是一个很好的养生方法。放风筝的益处，归纳有三。

其一，精神放松，健脑益智。在大都市生活的人们，平时工作紧张，压力难以释放，然而超负荷的工作往往使效率低、心情差，还易造成脏腑气血功能紊乱，出现"亚健康"状态，甚至导致疾病的发生。而放风筝使人忘记烦恼与压力，用一条线牵住远飞的风筝，有一种"一线握在手，天高任鸟飞"的愉悦心情，使气血调和、心旷神怡。放风筝需要技巧，所以也是一项很好的健脑运动。在放飞时，要根据风向、风速而放，这真需要动一番脑筋。但其性质与工作动脑大不相同，工作是紧张、被动的，而放风筝的脑力活动却是放松、主动的。所以，放风筝是精神养生的良好实践。

其二，强身健体，舒筋活血。经过了漫长的冬季，人们久居室内，气血郁积，内热增加，筋骨缺乏运动，也变得僵硬不舒。而在大自然中放风筝，可远离城市大气的污染。呼吸着自然界的新鲜空气，随风筝的升空去追逐、去散步，使四肢活动自如、气血通畅、筋脉舒缓，最终促进机体的代谢功能，改善血液循环，消除体内积热，以达强身健体的目的。同时，在阳光作用下，人体可以增加维生素 D 的合成，有利于钙的吸收和利用。

其三，防病治病，提高正气。中医认为，增强体质、预防疾病的发生非常重要，所以有"不治已病治未病"的预防学理念。春天是阳气升发的季节，人体的气血因此产生往外透发的趋势。人们在郊外放风筝，会有疏泄内热，增强体质之益。而现代医学认为，在放风筝的同时观鸟赏鸟，在寻觅、追逐飞鸟、风筝的过程中，迅速调节视野、变换焦距，对消除眼疲劳大有好处。同时，大自然中不但空气新鲜，还有绿草、鲜花，尤其自然界中的绿色对眼睛非常有好处，对视力的恢复大有裨益，对学生和整日坐在电脑前工作的人们更为适宜。再者，放风筝时眼睛凝视，这种向上看远处某一定点的特性，可促使睫状肌放松休息，从而预防、治疗近视眼，以达养生防病的目的。

由此可见，清明时节外出放风筝是益处良多的娱乐、运动方式，当然，中医认为任何运动都要根据年龄、时间、地区的差异辩证看待，也就是因人、因时、因地而异，结合自身身体条件和所在地的气候环境等合理选择，避免运动过量、变生他病。

药食同源说桑叶

中国采桑养蚕的历史悠久，远在商周时期已有记载。桑叶富含 17 种人体所需的氨基酸，是国家卫生健康委确认的"药食同源"植物，有"人参热补，桑叶清补"之美誉。日本人称桑叶茶为长寿茶。现代临床医学研究表明，桑叶中含有丰富的氨基酸、纤维素、维生素、矿物质，以及多种生物活性物质，具有降血糖、降血压、降血脂、延缓衰老等多种功效，对糖尿病、高血压、高脂血症患者都有辅助治疗作用。

《本草纲目》中记载桑叶："治劳热咳嗽，明目，长发。"桑叶有疏散风热，清肺润燥，清肝明目的功效。主要用于治疗风热感冒、肺热燥咳、头晕头痛、目赤昏花。除此之外，临床观察发现，桑叶还有良好的皮肤美容作用，特别是对脸部的痤疮、黄褐斑有较好的治疗作用。

食疗：桑叶薄荷茶

制法：桑叶、薄荷各取 3~5 克，开水冲泡，每日 1~2 次。

功效：桑叶味苦、甘，性寒，具有疏散风热，清肺润燥，平肝明目,凉血止血的作用；薄荷味辛,性凉,同样具有疏散风热，清利头目，利咽透疹，疏肝行气的作用，二者合用具有协同作用。

主治：外感风热引起的发热汗出、咽喉肿痛，或者春季感受风邪所致的头昏头胀、皮肤瘙痒等症。

禁忌：体虚多汗、脾胃虚寒者慎服或在医师指导下服用，孕产妇禁服。

清明时节的经络调摄原则是疏肝，防肝郁。当取肝经的行间穴和膀胱经的肝俞穴进行按压和按揉。

按压行间穴

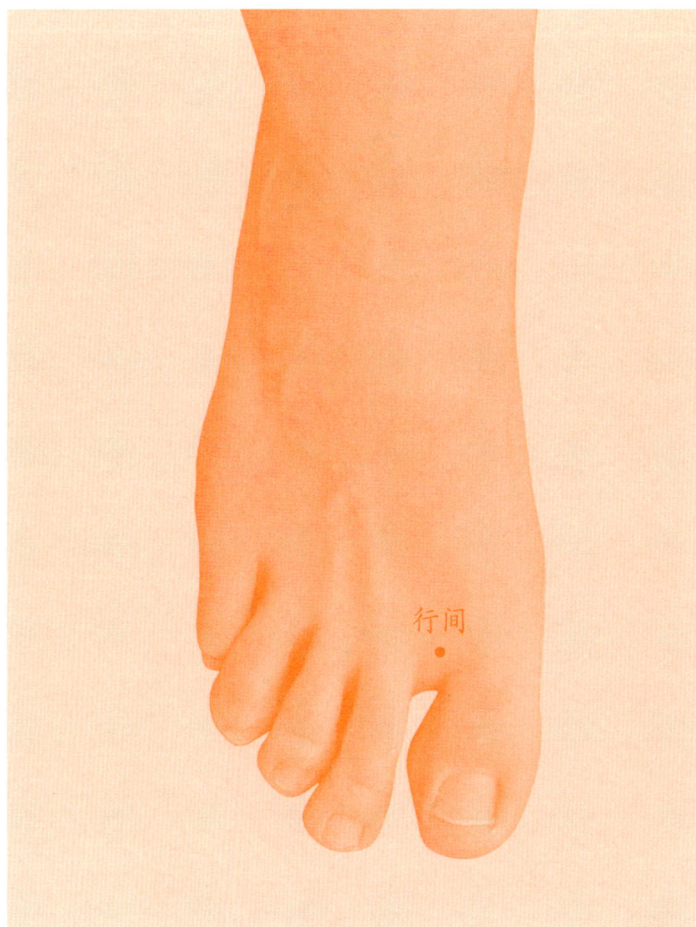

【取穴】在足背侧，在第 1、2 足趾间，当趾蹼缘的后方赤白肉际处。

【方法】取抱膝坐位。先以右手固定右足，左手拇指向下按压右侧的行间穴。再以左手固定左足，右手拇指向下按压左侧的行间穴。以局部有明显酸胀痛为度。按摩频率为一呼一吸 4~5 次，按摩时长为 5 分钟。

【功效】行间穴为肝经的荥穴。荥穴为五输穴之一，阴经里荥穴五行属火，具有清热的作用。按揉此穴可以起到疏肝解郁、清解郁热的作用。

按揉肝俞穴

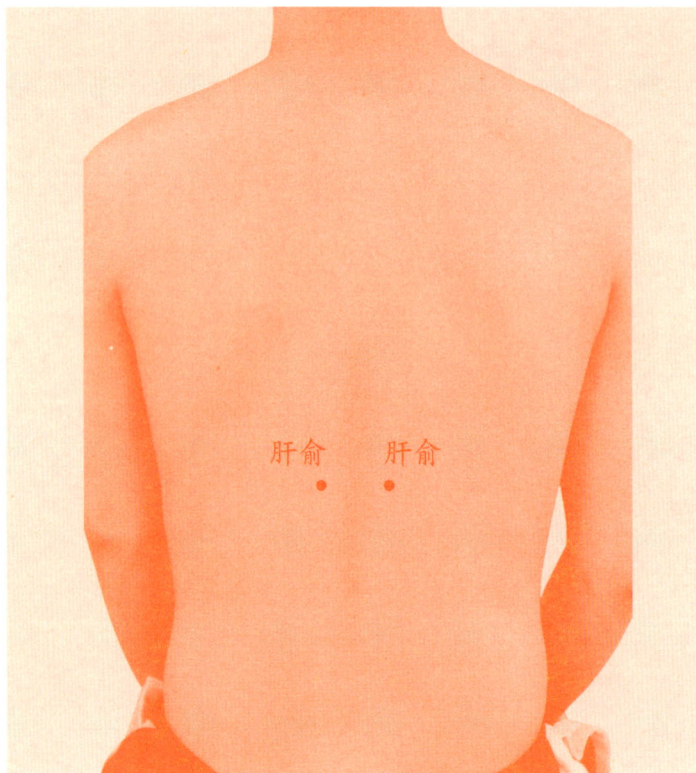

【取穴】在背部，当第9胸椎棘突下，旁开1.5寸。

【方法】取俯卧位。在助手的帮助下进行按摩。准确取穴后，以双手拇指同时点按双侧肝俞穴。左手拇指行逆时针点按，右手拇指行顺时针点按。按压力度以腧穴局部有明显酸胀痛为度。一呼一吸，按揉4~5次，按摩时长为5分钟。亦可以在肝俞穴附近进行刮痧、拔罐、拍打等操作。

【功效】肝俞穴是肝的背俞穴，在后背膀胱经上。背俞穴是指五脏六腑之气输注于背部的腧穴。因此，按揉肝俞穴可以起到养肝疏肝的功效。

小结

清明时节雨纷纷，春季过敏是病因，中医认为皆因风，调整体质抗过敏，养生防病在于清，桑叶清补且疏风。

Grain Rain

谷雨节气到

养肝健脾胃

谷雨

不风不雨正晴和，翠竹亭亭好节柯。
最爱晚凉佳客至，一壶新茗泡松萝。
几枝新叶萧萧竹，数笔横皴淡淡山。
正好清明连谷雨，一杯香茗坐其间。

七言诗

【清】郑板桥

诗中景物描写细腻生动，以诗画结合的艺术方式展现了谷雨时节的独特韵味与文人生活的雅趣。最后一句乃点睛之笔，诗人在这充满生机与希望的时节里，享受着自然与生活带来的美好，给人以美的享受和心灵的慰藉。

"谷雨"节气是春季的第六个节气，这个节气是紧扣农事而来的。此时，在广袤的田野上，开始了忙碌而有序的春播春种。《月令七十二候集解》曰："自雨水后，土膏脉动，今又雨其谷于水也。雨读作去声，如雨我公田之雨。盖谷以此时播种，自上而下也。"谷雨是"雨生百谷"的意思，地里的冬小麦和刚刚春播的农作物特别需要雨水的滋润，只有天上下雨，地上的百谷才能生长，所以说"春雨贵如油"。关于谷雨的谚语也多是农耕谚语："谷雨时节种谷天，南坡北洼忙种棉""谷雨前后栽地瓜，最好不要过立夏"。

我国古代将谷雨分为三候："一候萍始生，二候鸣鸠拂其羽，三候为戴胜降于桑。"谷雨后降雨量增多，水面上开始长出浮萍，随后布谷鸟振动双翅，边飞边啼，好似在催促人们赶紧播种，紧接着，戴胜鸟落在桑树上，预示着蚕宝宝即将破卵而出了。

谷雨的花信风候为"一候牡丹，二候酴醾，三候楝花"。南朝宗懔《荆楚岁时记》记载："始梅花，终楝花，凡二十四番花信风。"每一番花信风，都对应着特定花卉的开放时段，谷雨前后，繁花似锦，五彩斑斓，花香四溢，处处洋溢着春日的蓬勃生机。楝花在花信风候中排在末尾，它的盛开意味着春季花事接近尾声，随着二十四番花信风依次吹过，以立夏为起始点的夏天，便悄然登场了。中医认为，阴阳交替，谷雨就是春温、春生的结束，夏热、夏长的开始。夏季来临，农作物将要到生长的旺盛期，阳气也将开启一年中的高峰期。因此，人们要在季节交替中做好夏季来临的准备。

节气民俗　　**谷雨茶**

　　谷雨时节，正是春新茶采收的黄金期。谷雨茶，指的是谷雨前后采制的春茶，也称二春茶。明代许次纾在《茶疏》中提到："清明太早，立夏太迟，谷雨前后，其时适中。"春季气温适宜，雨水充足，茶树的芽叶饱满肥厚，颜色翠绿，质地柔嫩，富含多种氨基酸与维生素，茶叶鲜活清香，令人陶醉。有经验的茶农认为，正宗的谷雨茶需要在谷雨这天上午采摘鲜叶并制成干茶。谷雨茶分为一芽一嫩叶和一芽两嫩叶两种形态，一芽一嫩叶的茶叶泡入水中，形态犹如展开旌旗的枪，因此称为旗枪；一芽两嫩叶则状如雀鸟的舌头，故得名雀舌。得益于雨露的滋润，谷雨茶营养丰富，茶香浓郁，与谷雨前采制的雨前茶一样，都是一年之中不可多得的优质茶叶。

吃香椿

民间有"三月八，吃椿芽儿"的俗语。谷雨时节吃香椿，又叫"吃春"，有迎接新春的美好寓意。谷雨前后，香椿大量上市，此时的香椿芽鲜嫩无比，所以才有"雨前香椿嫩如丝"的说法。而且，民间还有一种普遍看法，那就是过了谷雨，香椿芽的口感就会大打折扣，因为谷雨后气温持续升高，香椿芽会迅速木质化，口感变差。因此，喜爱香椿的朋友们可得抓紧尝鲜了。

椿芽营养丰富，并具有食疗作用。《陆川本草》云："健胃，止血，消炎，杀虫。治子宫炎、肠炎、痢疾、尿道炎。"香椿能够清热化湿、解毒，主治外感风寒、风湿痹痛、胃痛、痢疾等。现代研究发现其具有提高机体免疫力、健胃、理气、止泻、润肤、抗菌、消炎、杀虫等功效。

赏牡丹

俗话说"谷雨过三天，园里看牡丹。"谷雨前后，正是牡丹盛放之时，所以牡丹也被称为"谷雨花"。"谷雨三朝看牡丹"，谷雨时节观赏牡丹这一习俗已传承千年。只要有牡丹开花，就有人前去观赏，人们还会在夜间垂下帷幕，高悬灯火，边宴饮边赏牡丹，这一活动被称为"花会"。直至现在，山东菏泽、河南洛阳、四川彭州等地依然在谷雨时节举办牡丹花会，为人们提供游玩相聚的好去处。

谷雨节气时降雨多少，不但与影响农作物生长有关，还与养生密切相关。一是降雨量过多，湿气重，对脾胃是一次考验，湿重困脾，会影响脾胃运化功能；二是降雨量少，则容易发生春燥。当然，我国地域辽阔，地区差异很大。比如，南方降雨量多，发生春燥的可能性就小，南方人普遍皮肤较好；北方春天多风少雨、气候干燥，皮肤保湿就非常重要。因此，根据南北方的差异，各地区养生的方法、内容也要有所不同。

节气与疾病　　谷雨节气到来，标志春天将要过去，夏天将要到来，天空雨量开始增多，农作物茁壮成长。从五行来说，春天对应人体的肝，肝属木，脾属土，木克土，肝克脾。肝主生发，肝气旺或肝气不舒就会横逆犯胃、犯脾，出现肝胃不和、肝脾不和。因此，谷雨既是春夏相交之日，又是脾胃病高发之时。

　　一位慢性乙肝女性患者，在我门诊治疗了一年，肝功能得到恢复，症状也基本消失。但是到了第二年春季，开始出现肝区不适、腹胀、急躁易怒等情况。一天上班与同事因为一点小事吵了一架后，出现头晕症状，甚至不能正常工作，还出现了胸腹胀满、头痛、胃胀、胃痛、打嗝等，食欲下降，大便也不通，不得不来复诊。通过望闻问切四诊合参，中医辨证为肝郁脾虚、肝胃不和。生气、吵架等情绪波动导致肝气失于疏泄条达，横犯脾胃，而致肝胃不和或肝脾不和，气血阻滞而致腹胀、胃痛。

　　《金匮要略》云："夫治未病者，见肝之病，知肝传脾，当先实脾。"从五行生克制化的角度来看，肝木克脾土，脾气主生、胃气主降，肝的疏泄功能出现问题，造成胃气不降，脾气也不升，所以出现上述症状，这与春天生发有一定关系。春季主升发，肝气不舒多见。谷雨降雨量增多，空气湿度增加，中医认为这是"外湿"，外湿困阻脾胃，导致脾功能下降，所以这个时期除了肝阳上亢、肝火上炎等表现，还会有脾胃不和的表现。

　　"六淫"邪气中，具有重浊、黏滞、趋下特性的外邪，称为湿邪。根据湿邪的来源，有内湿、外湿之分。因气候潮湿、涉水淋雨、居住环境潮湿等外在的湿气侵袭人体的，称为外湿；由于脾胃虚弱，脾失健运而导致的水湿停聚，称为内湿。

一位三十多岁的男士，患脂肪性肝病三年多，体重近200斤，一动就出汗，平时爱吃肉，从来不运动。近来周身起湿疹、乏力、大便黏滞不爽。赶上那一年的谷雨节气下雨偏多，湿疹日益加重，遂来院就诊。谷雨节气之后，随着降雨有所增多，湿邪最易困着脾脏。脾被湿困，运化失职，水湿内停，造成湿疹加重。同时，湿邪留恋，难以去除，故谷雨前后应当着重养护脾脏。

一年春季，父亲的门诊来了一位肝硬化腹水患者，男性，52岁，腹胀膨隆，喘息不得平卧，咳嗽气短，心慌心悸，下肢浮肿，小便短赤。仔细查体发现有明显腹水及胸腔积液。中医辨证属于脾肺两虚，水气上犯，升降失职，治疗以宣降肺气、健脾利水，处方以麻黄、升麻、桑白皮、防己、云苓、木香、桂枝、冬瓜皮、木瓜、生黄芪、腹皮子、党参、杏仁等药物。

处方中麻黄、杏仁、桑白皮等药物是"提壶揭盖法"的体现。"提壶揭盖"是一种生活中常见的物理现象。如果仔细观察，我们会发现日常中使用的茶壶盖子上往往有一个小孔，如果用手堵住壶盖上的孔，壶中的水便倒不出来，如同壶嘴被堵住一样，只有打开壶盖或者把堵住孔的手松开，水才能倒出来。中医历来善于用取类比象的方法解释晦涩深奥的医理。壶中水顺利流淌的根本在于盖子上的小孔平衡了内外气压，空气流动带动了液体的释放，"提壶揭盖"奏效正是气正常运行的结果。"提壶揭盖法"指通过开宣肺气的方法通利小便，其理论根源在于肺"通调水道，下输膀胱"（《素问·经脉别论》）。金元四大家之一的朱丹溪用涌吐法祛除郁痹于肺脏的痰浊，使小便通利，将此法描述为"肺为上焦，而膀胱为下焦，上焦闭则下焦塞，辟如滴水之器，必上窍通而后下窍之水出焉"，开创了"提壶揭盖法"。

肝硬化后期，腹水急骤增多者常伴有胸腔积液的出现，中医认为这是由于肝病日久，脾阳不足或脾肾阳虚不能蒸水化气，加以肺气虚弱，水湿上泛，气不得降，气机中阻所致。"提壶揭盖法"恢复了体内气机的正常运行，气行则水行，胸腔积液和腹水得以逐渐消退。

除肝、胃疾病外，谷雨节气头面部疾病高发。

光绪三十年的春天，慈禧头目之疾发作，主要表现为头晕微疼、目不清爽及面风频发。慈禧平素即有肝血不足，肝火亢盛之象。足厥阴肝经上连目系，出额部，与督脉交于巅顶，时值三月，阳气升发，有余之肝火与阳气并举于上，扰乱清空，煎灼津液，痰火互结于经络，故见头晕微疼、目不清爽、面风等。治疗应以养肝血以阴敛阳，清肝火泻有余之火热，通络化痰以祛阻滞之邪。

御医庄守和、姚守生为其创制了一味"清热养肝活络膏"以治疗。用生地、杭芍、当归、羚羊角、明天麻、川贝母、僵蚕、川秦艽、橘红、枳壳、炒建曲、生甘草，共以水煎透，去渣，再熬，浓汁，炼蜜为膏。

这些药物如何发挥作用呢？细生地，甘苦大寒，清热滋阴，补肾水真阴不足而凉肝经之热；生杭芍，味酸微甘，养血滋阴，调养肝脾；当归，和血补血，养肝血而明目。肝藏血、心主血，肝阳、心神均以肝血、心血为用，营血充沛则双目能视，心神有依，营血不足，则肝阳无根，双目昏花，心无所守。生地、杭芍、当归三者合用，滋阴润燥，清热养血，正能补养营血，养心明目，安神敛阳。羚羊角，清心明目，平肝息风；明天麻，治诸风掉眩，头眩眼黑。两者合用，清肝经上焦之热，而有明目治眩之功。川贝母，消痰润肺，涤热清心；僵蚕，通经祛痰，主治皮肤风动如虫行；川秦艽，主治寒热邪气，风痹，肢节痛。三者合用，通筋活络，祛风消痰。橘红、枳壳、炒建曲，健胃理气，消滞运脾，培补中宫。生甘草清热解毒，缓急止痛，又能调和诸药。数味合用，养血滋阴、清心开窍以治本，通经祛痰、清热明目以治标，标本兼顾，足见医家之匠心。

膏方又名膏剂、膏滋药、煎膏等，属于中医丸、散、膏、丹、酒、露、汤、锭八种剂型之一。膏方具有平衡阴阳、调和气血、扶正祛邪、培补五脏的功能，故在治疗疾病、补虚固本、养生延年等方面有较大的优势，所以很受大众欢迎。慈禧作为晚清中国最有权势的女人，她的健康一直备受关注，在其成为太后以后，每日均有太医随侍诊脉，调理用药。从慈禧晚年用药的情况看，膏方在治疗疾病和养生保健方面发挥了非常积极的作用。

为什么谷雨节气好发头目之疾呢？这是因为谷雨是春天最后一个节气，夏天就要来临，从阴阳理论来说，一年中阳气旺盛的日子来到了。春天为生发、多风之季，阳气旺盛，三者皆可使头目疾病高发。

我们常认为一些情绪容易激动的人是因为"肝火大"。春天主生，多肝火，因此春天发生的消化系统疾病多与肝有关。

控制自己的情绪，保持良好心理状态。我曾在门诊部负责医院的管理工作，在多年的工作中，我观察到，每逢春季，医患纠纷就比其他时节多。这是为什么呢？春季肝脏之气活跃，易生肝火，使人发怒。当你怒从心头起，要和人吵架的时候，

春养肝
健脾胃

尽快提醒自己吵架伤人又伤己，没有任何好处；还应及时把积聚在心中的不良情绪通过适当的方式宣达、发泄出去，以尽快恢复心理平衡。

生活规律，不要熬夜，保证充足的睡眠。特别是有肝病的人，更要注意多休息。休息能够让肝藏血的功能很好地发挥，以养肝。生活没规律，工作超负荷，大脑思虑过度的人容易发生春困。人体由冬寒进入春温，由"冬藏"进入"春生"，气血运行偏于外，可能导致心脑相对缺血，使人发困。春困虽不是病态，但因为影响到学习和工作效率，应设法消除。肝主藏血，养好肝就可以耐受疲劳，春天就不易发困。如果有条件，尽量培养午休的习惯；条件不具备，也要想办法平卧 15 分钟，以使气血充分地回流到肝脏，然后再分配给大脑。

曾有一位三十多岁的男士来中医院看病。他说他近一段时间上班就想与人吵架，也不知道为什么。我问他平时的工作生活情况，他说因工作紧张，每天都要加班到晚上 11 点以后，单位离家又远，所以每天睡眠时间不到 5 小时，这样已经半年多了。肝主藏血，人在睡眠时血可养肝，而长期加班，肝失所养，导致肝气不舒、肝郁气滞，所以就有了想与人吵架的念头。这说明生活规律、不熬夜、保证充足的睡眠，对养肝来说也是必不可少的。

多吃绿色蔬菜。中医认为，青色入肝。多吃蔬菜和野菜，既能补充多种维生素、无机盐及微量元素，又可清热润燥，有利于体内积热的散发。菠菜、芹菜、油菜、荠菜、莴笋等绿色蔬菜富含叶绿素、胡萝卜素、维生素 C、镁、锌、铁等，能够促进肝细胞再生，保持消化道畅通。

肝气不疏会影响脾胃的升降，造成脾气不升，胃气不降。中医认为，人体的消化吸收是由脾胃来完成的，"胃主受纳，脾主运化"。也就是说，胃是接受食物的，脾是消化食物的。如果人不想吃饭，是胃出了问题，当人吃了东西不消化，那就是脾有问题了。人体五脏六腑各有分工，人的体力主要是以脾胃对饮食物的消化吸收为营养基础的，因此能够补脾、健脾、养胃的食物皆可增加体力。吃饭要定时定量，咀嚼要慢，不要挑食、偏食，少吃寒凉食物，以免损伤脾阳。

　　平时多吃健脾养胃的食物，如山药、莲子、红薯、粳米、扁豆、豇豆、香菇、薏苡仁、大枣、蜂蜜、板栗，以及牛肉、鸡肉、兔肉、猪肚、牛百叶等，对提高体力、应对压力非常好。补益脾胃的中草药有人参、茯苓、黄芪、白术、甘草等，与食物配制成药膳则效果更佳。

　　谷雨吃山药也体现中医的"防"，一防肝病影响脾，二防春天因营养不足免疫力下降而患病。

药食同源
说山药

　　山药是再普通不过的一种蔬菜了，平常的超市、早市都有山药的身影。山药作为保健食品，在我国至少已有两千多年的历史，成书于东汉时期的《神农本草经》将山药列为上品，不过当时的山药是野生的，还未进入人工栽培阶段，到了唐代才有对山药栽培较为详细的记载。近年来，人们对山药的认识越来越充分，它不但是很好的食品，有较高的营养价值，还是常用的中药材，更重要的是它的保健功能为人们所接受。在人们生活水平不断提高的今天，大家已经把山药作为生活中不可缺少的食品了。

《本草纲目》记载，山药性味平、甘、温，无毒，"主头面游风，头风眼眩，下气，止腰痛，治虚劳羸瘦，充五脏，除烦热"。山药具有健脾、厚肠胃、补肺、益肾的作用，对脾虚泄泻、久痢、虚劳咳嗽、遗精带下、小便频数、消渴、子宫脱垂等有很好的疗效。

食疗：山药粥

用料：鲜山药 100~200 克，粳米 100 克。

制法：将山药洗净去皮切块，与粳米同煮即可。

功效：健脾和胃止泻，益肾补肺。

谷雨经络调摄

谷雨时节经络调摄原则是疏肝利胆，健脾助运。取胆经的阳陵泉穴，脾经的阴陵泉穴进行按压。

按压阳陵泉穴

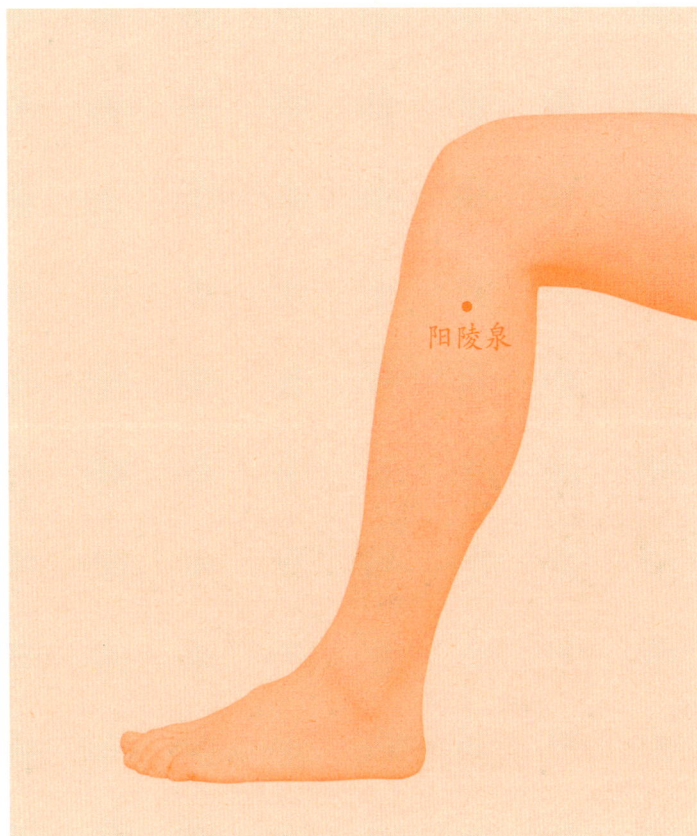

阳陵泉

【取穴】在小腿外侧，当腓骨小头前下方凹陷中。

【方法】取抱膝坐位。先以左手固定右膝，右手拇指向上按压右侧的阳陵泉穴。再以右手固定左膝，左手拇指向上按压左侧的阳陵泉穴。以腧穴局部有明显酸胀痛为度。按压频率为一呼一吸，按压穴位 4~5 下，按压时长为 5 分钟。

【功效】阳陵泉穴为胆经合穴。合穴为五输穴之一。阳经的合穴五行属土。按压阳陵泉穴可以起到疏利肝胆的作用。

按揉阴陵泉穴

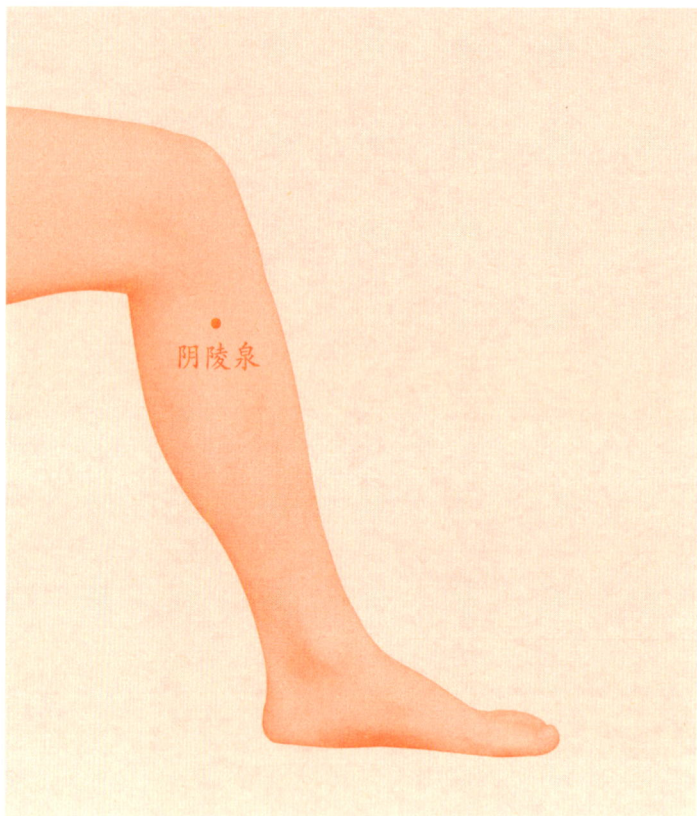

【取穴】位于小腿内侧，胫骨内侧髁后下方凹陷中，在胫骨后缘与腓肠肌之间。

【方法】取屈膝坐位。右手拇指向下按压右侧的阴陵泉穴，同时左手拇指向下按压左侧的阴陵泉穴。以腧穴局部有明显酸胀痛为度。按摩频率为一呼一吸4~5次，按摩时长为5分钟。

【功效】阴陵泉为脾经合穴。合穴为五输穴之一。阴经的合穴五行属水。按揉阴陵泉穴可以起到健脾祛湿的作用。

谷雨节气春夏交，肝脾不和早知道，饮食起居是关键，疏肝健脾要做好，春季养生将结束，药食同源是山药。

Beginning of Summer

立夏夏天到
养心要做好

立夏

泉眼无声惜细流，树阴照水爱晴柔。
小荷才露尖尖角，早有蜻蜓立上头。

小池
【宋】杨万里

　　此诗以独特的视角，绘就了一幅清新小巧的初夏池塘图，尽显自然的灵动与美好，恬淡的意境中藏着对生活的热爱和生命的礼赞，展现了诗人敏锐的观察力和独特的审美情趣，让我们透过一方小池，窥见自然的奇妙。

　　"立夏"到了，这是二十四节气的第七个节气，从这个节气开始，我们告别春天，迎来了夏季。《月令七十二候集解》曰："立夏，四月节。立字解见春。夏，假也，物至此时皆假大也。"《尔雅》曰："夏，大也"。每年此时，春天播种的植物都已长大，所以称为"立夏"。立夏过后，便进入早稻大面积栽插的关键阶段，这段时间，雨水降临的时间和降雨量对后续的收成有极大影响。就像农谚里说的："立夏不下，犁耙高挂""立夏无雨，碓头无米"。由此可见，农业生产与自然条件密不可分。中医认为气候正常与否也与疾病关系密切，这就是"天人相应"。

　　我国古代将立夏分为三候："一候蝼蝈鸣；二候蚯蚓出；三候王瓜生。"在此节气之初，田间可听到蝼蝈鸣唱；随后，土壤中的蚯蚓开始活跃，翻动泥土；紧接着，王瓜的藤蔓迅速伸展，攀缘生长。面朝黄土背朝天的农家人，抬头擦拭额头流下的汗水时，便可注意到这自然又美好的瞬间，一片农忙的景象。

　　蚯蚓还是一味中药，叫地龙，是重要的中药材之一。最早的中药学专著《神农本草经》中收载的 67 种动物药中就有蚯蚓。其在《神农本草经》中被列为下品，具有清热定惊、通络、平喘、利尿的功效，炒制后用于高热、神昏、惊痫抽搐、关节痹痛、肺热喘咳、尿少水肿、高血压等症。治疗儿童高热惊厥时，经常用地龙清热定惊；而治疗带状疱疹后期的神经痛，则用地龙通络止痛；对于咳嗽久治不愈的患者，也可以用地龙配合治疗。因此，地龙在临床上的用处非常广泛。

芍药花

立夏有一种花非常好看，那就是芍药。芍药是常见的花卉，古人又称其"绰约花"。其实，它还是一味常见的中药。《本草纲目》云："芍药，犹绰约也，美好貌。此草花容绰约，故以为名。"

芍药二字本来源于"绰约"，即形容女子容颜美好的意思，后来的人也称之为"娇客"，如果说木本的牡丹好似女王，那么草本的芍药，就更像体柔腰娇的软妹子。芍药花期略晚于牡丹，有道是"谷雨牡丹，立夏芍药"，前后所差不过半月时间，却是五月交春入夏的关键时期。

芍药的角色，其实略微带点委屈。论理，她的美丽并不逊于牡丹，却终究因为花期晚了那么一点点，以及木本与草本的"贵贱"之分，不得不被淹没在"花王"的重重光环下。古人说它是"花相"——花中的宰相，大有为牡丹鞍前马后陪衬的味道。要知道，牡丹刚刚进入人们视野的时候，叫的还是木芍药的名字。

中药芍药，是毛茛科植物芍药的干燥根，有赤、白之分。白芍具有养血调经、敛阴止汗、柔肝止痛、平抑肝阳之功效，常用于血虚萎黄、月经不调、自汗、盗汗、胁痛、腹痛、四肢挛痛、头痛眩晕。而赤芍清热凉血，散瘀止痛，用于温毒发斑、吐血衄血、目赤肿痛、肝郁胁痛、经闭痛经、癥瘕腹痛、跌扑损伤、痈肿疮疡。两者皆常用于各类"痛症"，白芍长于缓急止痛，又能滋肝阴；赤芍长于散瘀止痛，长于清血热。在各类慢性肝病的治疗中常赤、白芍共用，滋肝阴、清肝热、缓肝急、散瘀血。

迎夏

立夏当日，依照古制，帝王会携文武百官前往京城南郊，举行庄重的迎夏仪式。仪式上，君臣皆身着朱色礼服，佩戴朱色玉佩，就连出行的马匹、车旗都是朱红色，意在表达对丰收的祈求和美好的愿望。

立夏启冰

立夏之日，皇宫中还有着独特的赐冰传统，"立夏日启冰，赐文武大臣"。这些冰是前一年冬季储藏的，由皇帝赐予百官。大热天的，文武大臣们陪着皇帝在太阳底下晒了半天，早已浑身是汗了，这时候抱块冰，大家都会感觉：真爽啊！

我国北方夏日酷热，冬日严寒，因此冬季储藏冰块供夏季使用的习俗由来已久。早在周朝，就有专门的官职"凌人"，负责采冰、储冰和用冰事宜。当时的冰室称为"凌阴"，《诗·豳风·七月》谓："二之日凿冰冲冲，三之日内纳于凌阴。""凌阴"相当于后来的冰窖，建筑构造已相当科学，能够将冰保存至夏季。

自周朝开始直至近代，夏日用冰基本都取自冰窖，冰窖也就成了历代皇宫中必不可少的基础设施。据清代《大清会典》记载："紫禁城内窖五，藏冰二万五千块。"紫禁城内有五个冰窖，可以储存二万五千块冰。朝廷特设满、汉冰窖监督各1人，掌管藏冰、颁冰等一系列事务。藏冰主要用于皇宫各处的消暑降温、食物保鲜以及冷藏祭祀大典的祭品。供冰时间有明确规定，从农历五月初一开始，至七月三十结束。

宫廷冰窖中储藏的冰块，都是冬季从河、湖中开采的天然冰。每年立冬后，需要先进行"涮河"，捞去水草杂物，打开上游闸门放水冲刷，再关下游闸门蓄水。冬至后半个月，便开始在紫禁城筒子河、北海及中南海、御河等地采冰，开采前，工部会派官员祭祀河神。每次开采时，选取明净坚厚的冰块，切割成一尺五寸见方，每块约重80千克。采冰后的水面再次封冻后，还可以继续开采，一个冬季可以重复采冰3~4次。采得的冰块先由短工运至冰窖，再由技术熟练的差役从里向外、从下到上码放至窖顶，最后封闭窖门，直到次年夏天开启取用。

立夏要防心脏病

中医认为，人们在春夏之交要顺应天气的变化，重点关注心脏。心位于胸腔，横膈之上。心为阳脏，主阳气，心脏的阳气能推动血液循环，维持人的生命活动。心脏的阳热之气不仅维持其本身的生理功能，而且对全身有温养作用，人体的水液代谢、汗液调节等都与心阳的推动、温煦作用分不开。夏季是一年中阳气最盛的季节，气候炎热而生机旺盛，此时也是人体新陈代谢最旺盛的时期，人体阳气外发，阴伏于内，气血运行亦相应地旺盛起来，并且活跃于机体表面。为适应炎热的气候，皮肤毛孔打开，使汗液排出，从而达到调节体温的目的。"夏防暑热，又防因暑取凉，长夏防湿"指明了夏季养生的基本原则。同时，因出汗较多，要注意保护人体阳气，防止因避暑而过分贪凉，伤害了人体的阳气。夏季要保持神清气和、快乐欢畅，心胸宽阔，精神饱满，防过怒、过喜。

中医认为，心为神之主，脉之宗，起着主宰生命活动的作用。心的生理功能主要有两方面：一是主血脉，二是主神志，并与舌、面有联系。

心主血脉：心主血脉包括主血和主脉两个方面。全身的血液都在脉中运行，依赖于心脏的搏动而输送到全身，发挥其濡养的作用。心脏的正常搏动主要依赖于心气。心气旺盛，才能维持血液在脉内正常地运行，周流不息，营养全身。心气不足，可引起心血管系统的诸多病变，如心律失常、心绞痛、心肌梗死等。

心主神志：在中医学理论中，神有广义和狭义之分。广义的神，指整个人体生命活动的外在表现。狭义的神，指心所主的神志，即人的精神、意识、思维活动。现代科学认为，大脑主宰人的思想。但中医认为，人的精神、意识、思维活动不仅归属于五脏，而且主要归属于心的生理功能。

一位四十多岁的女士，每天服用少量的催眠药物才能睡2小时左右，这样的生活状态已经半年有余，连其丈夫也被折磨得快抑郁了。来就诊时，望之精神疲惫、目光忧郁、面无光泽；闻之语声低微、气短懒言、口中异味；问之回答缓慢、犹豫不决，时而激动；切脉脉象沉细、肝脉略弦、心脉稍弱。四诊合参辨证为肝郁脾虚、心气不足，治以疏肝解郁、健脾养心，处方以生石膏、太子参、麦冬、五味子、远志、石菖蒲、醋柴胡、郁金、枳壳、炒白术、炒酸枣仁、龙胆草、香橼。药开7付，嘱其禁食辛辣少思虑。

当天晚上，患者又打来电话问了诸多问题，包括她是不是焦虑症，什么原因造成的，中医怎么考虑，等等。最主要的是问此13味中药哪个治疗失眠的。因为她上网查了半天，发现这些草药中没有治疗失眠的，甚至个别中药对肝还有损伤。

可见，患者的焦虑情绪如此严重，也正是治疗的最大天敌。中医认为，失眠与五脏中的肝、心有关。肝主疏泄，情志疏泄就在其中，疏泄出了问题则易肝郁气滞；心主神明，中医理论中的"心"参与了人的意识思维活动，想得过多则伤心。而此患者两者兼而有之。何以见得呢？患者口中异味、情绪激动是肝郁的表现，而气短懒言、精神疲惫是心气不足的问题。中药治疗并非用"安神助眠"药物堆叠，而是通过不同功效的药物相互配伍，纠正人体偏颇的脏腑功能或紊乱的气血运行，从而达到治疗的目的。

中医认为思虑过度会损耗心气，不利于失眠患者病情的改善，而建立信任亦是治疗的前提。我耐心帮她分析了病情后，患者方才放下疑问，表示愿意积极配合治疗，并且树立了治疗的信心。我认为，面对精神方面的疾病，与患者沟通交流至关重要，尤其是第一次问诊。果然，7付药后，患者虽然还是只能睡1~2小时，但不用吃镇静催眠药了，这是她信心的基础，情绪也因此稳定了一些。

其实，上方用药更多的是补气、清热、疏肝、养心的中药，用于助眠的药物并不多。这是为什么呢？因为一个人情绪波动很大时，势必影响睡眠。当情绪正常时，睡眠也会有所改善。患者的心结打开后，其信任度与依从性就会提高。这时，再加上镇静安神、养心安神的药，如珍珠母、生石决明等，继续服药14剂，半个月后复诊，她高兴地说已经能睡4~5小时了。继续治疗半年，这位女士的失眠痊愈了。这名患者治疗成功的原因主要有两点：一是医患交流至关重要，这是患者树立治疗信心的保障；二是辨证用药像打仗，是围魏救赵还是直攻要害，先解决什么后治疗什么，要运筹帷幄、精准用药。因此，优秀的中医既是出色的心理医生，又是善用药物的战略专家。

五志中，心主喜，过喜会伤心。《儒林外史》第三回《周学道校士拔真才，胡屠户行凶闹捷报》中写到，书呆子范进寒窗苦读，一直没考取功名，直到54岁，侥幸中举，高兴得发了疯。中医认为，范进发疯乃"过喜伤心，痰湿上涌，痰迷心窍，而成疯狂所致"。范进中举发疯以后，他的老丈人胡屠户狠狠地打了他一巴掌，只打得范进昏倒在地，吓了一大跳。范进平时就惧怕胡屠户，这一打清醒了，有利于除痰开窍，病也就好了。这个故事也体现了中医心理治疗五行生克制化关系"恐胜喜"的灵活应用——用"恐惧"扭转"过喜"。

以上病例体现的多是中医理论中的"心"病，而现代医学中的各类心脏疾病也严重危害着百姓的生命健康。2013年5月13日下午，立夏一周余，北京某公关公司一名年仅24岁的男性员工在办公室突发心脏病，抢救无效死亡，该员工生前为该公司客户主任。早在2008年，这家公司一位广告总监也因心脏病突发死亡。此次年轻员工猝死事件再次引发了外界对公关行业高强度工作的广泛关注。据目击者描述，事发时，死者正在位于9楼的办公室上班，突发心脏病后脸色蜡黄、瞳孔发散，医护人员赶到后对其采取心肺复苏等急救措施，最终抢救无效宣告死亡。

事业诚可贵，生命价更高。当我们每天拖着透支的身体在为工作事业忙碌时，难道就不曾想到，自己的身体也会有吃不消的一天？就不曾想到，在拼命工作的同时也应该关注自己的身体？如果你是个工作狂，如果你喜欢熬夜，如果你饮食不规律，那么，你很有可能成为下一个猝死者。

从以上三个例子不难看出，中医的"心"与现代医学的"心脏"有区别，也有共性：一是中医认为"心者君主之官，神明出焉""五脏六腑之大主也，精神之所舍也""心者，生之本，神之变"，现代医学认识的心脏是循环系统的动力器官，都很重要；二是中医与现代医学都认为心脏健康与精神压力有关；三是心脏患病往往是突发的，失于治疗后果严重。

"立夏"标志着夏天的开始，天气逐渐转热，植物生长茂盛，中医理论认为人和自然是一个统一的整体，自然界的四季消长变化和人体的五脏功能活动相互关联对应，心对应"夏"，也就是说在夏季，心阳最为旺盛，疾病预防与养生保健均应重视"心"。中医言："心为一身之主，脏腑百骸皆听令于心，故为君主。"心主神，为神明之用，也就是说，心在人的各脏器中起主导作用，而且人的精神思维活动与心有关。《黄帝内经》中说："夏三月，此谓蕃秀。天地气交，万物华实，夜卧早起，无厌于日，使志无怒，使华英成秀，使气得泄，若所爱在外，此夏气之应，养长之道也。"这提醒人们在春夏之交要顺应天气的变化，重点关注保养心脏。

立夏养生
围绕"静"字

精神要安静

中医认为"心主神明"，也就是说人的精神活动由心来主管。夏日气温升高后，人们极易烦躁不安，好发脾气。有些人平时温文尔雅、不急不怒，可到了夏天，却变得性情急躁，常为小事大发雷霆。这是因为气温过高加剧了人们的情绪紧张，心火过旺所致。

现代医学研究发现，人的心理、情绪与躯体通过神经—内分泌—免疫调节网络互相联系、互相影响。所以，情绪波动起伏对机体的免疫功能有一定影响，起居、饮食稍有不妥，就会发生各种疾病。特别是老年人，因发火生气引起心肌缺血、心律失常、血压升高的情况并不少见，有的甚至因此而发生猝死。所以，在"立夏"之季要做好精神养生，做到精神安静、笑口常开、自我调摄、制怒平和。

"立夏"精神养生要多做安静的事情，如绘画、书法、听音乐、下棋、种花、钓鱼等，都可以调节精神、保持心情舒畅。

生活要规律

"立夏"之后，昼长夜短，根据节气变化，可以适当推迟入睡时间、提早起床时间，以顺应自然界阳盛阴虚的变化。但是，由于"立夏"时天亮得早，人们起得早，而晚上相对睡得晚，易造成睡眠不足。老百姓常说"春困、秋乏、夏打盹"，为了防止睡眠不足导致的"夏打盹"，就要增加午休。尤其是老年人，有睡眠不实的特点，因此更需要午休。再者，"立夏"之后，下午 13:00—15:00 是一天中气温最高的时候，容易出汗，稍加活动就会因出汗多消耗体力，而极易疲劳。这是由于出汗时血液大量集中于体表，大脑血液供应相对减少，尤其是午饭后，消化道的血供增多，大脑的血供就更少，所以，夏日午间人们总是精神不振、昏昏欲睡。加之晚睡所致的睡眠不足，因此增加午休时间，让大脑和全身各系统得到休息，以消除疲劳，保持精力充沛。对中午不能"午休"的中、青年来说，可以听听音乐或闭目养神，最好不要加班工作，以防"夏打盹"。午睡时间因人而异，一般以半小时至 1 小时为宜。睡觉时避免在风口处，以防着凉受风，发生疾病。夏天要睡子午觉，就是夜晚在子时（23:00—1:00）以前上床睡觉，中午在午时（11:00—13:00）小憩片刻。子午觉的原则就是子时大睡，午时小憩。

睡好子午觉，对人体健康特别重要。按照中医的观念，睡眠与醒寤是阴阳交替的结果。阴气盛则入眠，阳气旺则醒来，所以《黄帝内经》说："阳气尽则卧，阴气尽则寐。"从中医的角度来说，子时阴气最盛，阳气衰弱；午时阳气最盛，阴气衰弱。子时和午时都是阴阳交替之时，也是人体经气"合阴"及"合阳"的时候，有利于养阴及养阳，在这两个时间段熟睡对人身体非常有好处。

饮食低脂宜清淡

"立夏"之后，天气逐渐转热，饮食宜清淡，应以易消化、富含维生素的食物为主，大鱼大肉、油腻辛辣的食物要少吃。这是因为中医认为"立夏"后阳气上升，天气逐渐升温，多食油腻易上火的食物可致内、外皆热，而出现痤疮、口腔溃疡、便秘等病症。"立夏"以后饮食原则是"春夏养阳"，养阳重在"养心"。多吃牛奶、豆制品、瘦肉等，既能补充营养，又可达到强心的作用；多吃蔬菜、水果及粗粮，可增加纤维素、维生素 C 和维生素 B 族的供给，起到预防动脉硬化的作用。具体来说，可以多吃鱼、海参、芝麻、豆类、小米、玉米、红薯、核桃、山楂、洋葱、土豆、冬瓜、苦瓜、芹菜、芦笋、南瓜、香蕉、苹果等；少吃动物内脏、鸡蛋黄、肥肉、鱼子、虾等；少吃过咸的食物，如咸鱼、咸菜等。此外，清晨可吃洋葱少许，晚饭后饮少量红酒，以保持气血通畅。饮食、药膳可选益气养心的芪精大枣汤（做法见"立春"），清热解毒、养心安神、益气养血的桂圆粥，以及鱼腥草拌莴笋等。

中医认为一年四季交替之时，身体都要有一个适应过程，春夏之交就是春生到夏长、养肝到养心的过程。每到这时，古人往往根据人的个体差异服用膏方调理，亦即"治未病"。如清朝帝后都会在季节交替时注意身体调理，服用一些保健品。因此，即使他们没患病或只是略有不适，也会把御医叫来给诊诊脉，这就是请"平安脉"。请过之后，御医也会开出一些药方，这些药方不是用于治疗，而是用于进补的保健方子。

清宫中御医们常开的保健品种类很多，包括饮料和丸、膏、丹等。饮料中以代茶饮最为常用。代茶饮是由各种滋补调理药物组成的保健饮料，有安神代茶饮、生津代茶饮、滋胃和中代茶饮、清热理气代茶饮等，御医会根据个人的情况来制定服用的品种。

还有一些保健酒类，也很受欢迎。清宫的药酒制作非常多，雍正经常服用龟龄酒，康熙则有补益醒脾的御用果酒，是用佛手、香橼、荔枝、桂圆、百合、青稞、木瓜、桂花露、玫瑰露、蔷薇露、水仙、泉酒配制的。慈禧的泡酒是用石菖蒲、鲜木瓜、桑寄生、小茴香、九月菊和烧酒炮制的，用于补肾清心、疏肝健脾；还有给慈禧治疗中风痉挛的夜合枝酒，用夜合枝、柏枝、槐枝、桑枝、石榴枝、糯米、黑豆、防风、羌活、细鞠等制作。注意，药酒的炮制与服用须在专业医生指导下进行，酒精过敏、慢性肝病、心脑血管疾病等患者禁服。

桂圆，即龙眼、龙眼肉，原产于我国南方，其栽培历史可追溯到两千多年前的汉代。《中华人民共和国药典》（2020年版）描述其性温味甘，龙眼肉"补益心脾、养血安神。用于气血不足，心悸怔忡、健忘失眠、血虚萎黄。"药理研究证实，桂圆含葡萄糖、蔗糖和维生素A、维生素B族等多种营养素，且含有较多的蛋白质、脂肪和多种矿物质。这些营养素都是人体必需的，特别是对易耗伤心脾气血的脑力劳动者，更为有益。

食疗：桂圆枸杞鸡汤

原料：鸡肉400克，桂圆100克，枸杞子25克，盐4克。

做法：鸡肉洗净，切块；桂圆去壳；枸杞洗净浸泡片刻。鸡肉块放入滚水中焯烫后捞出，冲净后放入锅中备用。将桂圆、枸杞一起放入锅中，加适量水，用大火煮沸，再改小火慢炖30分钟，加盐调味即可。

功效：气血双补。

主治：各类术后、产后或大病瘥后气血亏虚证。

禁忌：发热、各类炎症性疾病慎服。

立夏时节的经络调摄原则是养护心阳。取心经的少海穴、膀胱经的心俞穴拍和按揉。

拍少海穴

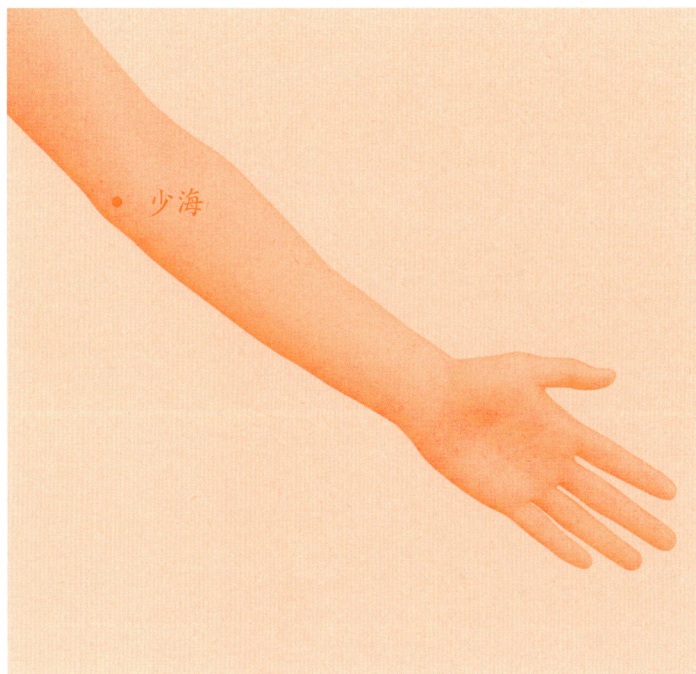

少海

【取穴】屈肘，当肘横纹内端与肱骨内上髁连线之中点。

【方法】屈左肘，以右手掌心部拍打左侧少海穴5分钟；再屈右肘，以左手掌心部拍打左侧少海穴5分钟。拍打频率为一呼一吸4~5下，拍打力度以局部肌肉轻微震动，局部皮肤轻微疼痛为度。

【功效】少海穴为心经合穴。合穴为五输穴之一，阴经合穴五行属水。拍打此穴可以滋补心阴，心阴可以为心阳提供必需的物质基础，从而达到以补心阴而养护心阳的目的。

按揉心俞穴

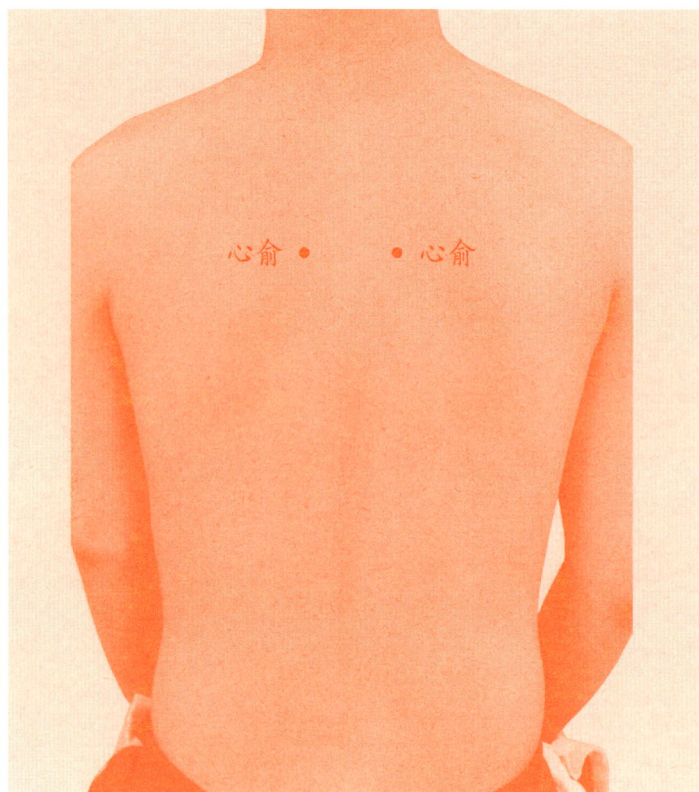

【取穴】在背部，当第5胸椎棘突下，旁开1.5寸。

【方法】取俯卧位。在助手的帮助下进行按摩。准确取穴后，以双手拇指同时点按双侧心俞穴。左手拇指行逆时针按揉，右手拇指行顺时针按揉。按揉力度以腧穴局部有明显酸胀痛为度。一呼一吸，按揉4~5次，时长为5分钟。

【功效】心俞穴为背俞穴，背俞穴是五脏六腑之气输注于背部的腧穴，因此按揉心俞穴可以激发心经阳气。

夏长季节阳气盛,五脏之中心对应,立夏转暖消耗大,天热预防心脏病,药食同源是桂圆,养生关键是要静。

Grain Full

小满阳气长
要防热伤风

小满

夜莺啼绿柳，皓月醒长空。
最爱垄头麦，迎风笑落红。

小满

【宋】欧阳修

该诗生动地勾勒出小满时节的田园风光和农事活动，以小见大，用拟人化的手法展现出夜晚空灵、澄澈的氛围和麦子生机蓬勃的状态，体现了诗人对田园生活的热爱和对丰收的期待。

"小满"节气是夏季的第二个节气。《月令七十二候集解》曰："小满，四月中。小满者，物至于此小得盈满。"这意味着此时全国大部分地区的麦类等夏熟作物籽粒已逐渐饱满，但尚未完全成熟，大致处于乳熟后期，因此称为"小满"。这个名字还有另一个寓意，就是代表农家人小小的满足。

我国古代将小满分为三候："一候苦菜秀，二候靡草死，三候麦秋至。"意思是说，在小满节气，苦菜终于迎来了自己的旺季，开始枝叶繁茂。随后，一些喜阴的细软草类，即所谓的靡草，因强烈的阳光而逐渐枯死。到了小满的尾声，进入成熟期的麦子们则个个挺直了腰板，等着被收割呢。

在南方地区，小满还预示着雨水的丰沛程度。农谚云"小满不满，干断田坎""小满不满，芒种不管"，即以"满"来描述雨水的多寡，意思是如果小满时田间蓄水量不足，就很可能导致田坎干裂，甚至影响芒种时节的水稻栽插。

石榴花　　　　史书记载，石榴是张骞从西域的安石国带回中原后被人们广泛种植的。石榴因花香馨远、绚丽多彩，果香沁人、饱满多汁、酸甜可口，备受世人喜爱。在中华传统文化中，石榴寄托着阖家团圆、富贵吉祥、生活美满之意，尤其是在庭院种上一棵石榴树，代表着生活红红火火、吉祥如意。农历五月正是石榴花开的时节，石榴花盛开时花瓣层叠有致，颜色艳丽，犹如女子的裙裾。"芙蓉为带石榴裙"描写的就是南北朝时期女子的衣着。久而久之，"石榴裙"就成为年轻女子的代名词。而成熟的石榴满肚子晶莹剔透的石榴籽，古人常常用来比喻多子多福。给新娘子的衣服、被褥都会用上红艳艳的石榴图案，这样的期待，也算自然崇拜的一种吧。

中医认为石榴性温，味甘酸涩，入肺、肾、大肠经，可生津止渴、收敛固涩、止泻止血；现代医学认为其有助消化、软化血管、抗胃溃疡、降血脂和血糖、降低胆固醇等功效。因此，血脂、血糖高的人食用石榴有很好的保健作用。红石榴中含量最丰富的多酚和花青素被誉为抗氧化界的"两大天王"，其抗氧化功效是绿茶的 3 倍；红石榴的维生素 C 含量更是绿茶的 20 倍，维生素 E 是其 50 倍，能将导致肌肤暗沉、蔫黄、疲惫的自由基一扫而尽，恢复肌肤纯净。常吃石榴能够护心脏，抗衰老。

节气民俗　　　**抢水**

过去，用水车车水排灌乃农村要务，谚云"小满动三车"，意指小满时水车开始运转。在此之前，农户会以村落为单位，举办"抢水"仪式，此习俗盛行于海宁一带，颇具演习之意。通常由村中有威望的长者召集各户，商定日期，周密筹备。仪式当天的黎明时分，众人燃起火把，在水车旁吃麦糕、麦饼、麦团，随着长者以鼓锣为令，大家用器具回应，踏上预先安置在河岸的水车，数十辆水车同时踏动，将河水引入田间，直到河浜水尽方休。

食苦菜

小满前后，正是吃苦菜的好时候，苦菜是我国先民最早食用的野菜之一，历史久远。《周书》记载："小满之日苦菜秀。"《诗经》也有"采苦采苦，首阳之下"的描述，苦菜遍布全国，医学上叫它"败酱草"，宁夏人称其为"苦苦菜"，陕西人叫"苦麻菜"，李时珍则称其为"天香草"。苦菜有抗菌、解热、消炎、明目等作用，对急性黄疸性肝炎、咽喉炎、细菌性痢疾、感冒发热，以及慢性气管炎、扁桃体炎等均有一定的疗效。然而野菜虽好，却非人人适宜，脾胃虚寒之人则不宜食用。

小满虽象征着丰收的临近，但此时正值青黄不接之际，旧时许多百姓不得不以苦菜果腹，因而吃苦菜逐渐演变为小满时节的独特食俗。苦菜的烹饪方式多样，既可清炒、凉拌，也可与肉类同炒，或是腌制、煮汤、做馅等，多样的使用方法也是此民俗形成的重要原因之一。近些年中医养生深入人心，许多药食同源的植物被搬上餐桌，如鱼腥草、薄荷、紫苏叶、板蓝根等。但是，在此还是强调要辨证施膳，因人而异，考虑地区、季节、个体差异等。

自小满起，天气发生变化，干热的风频繁吹起，对农作物而言，这是个危险阶段。这种温度高、湿度低的风，不仅会危害农作物的生长，影响后期收成，对人体健康也有不良影响，容易伤阴损津，导致人体热量积聚，引发热证。此时，遍布山野的苦菜便成为应对热证的理想食材。苦菜具有清热、凉血和解毒的功能，小满时常出现的干热风往往容易让人们出现燥热症状，所以此时吃苦菜对身体有好处。

"小满"是一个表示物候变化的节气。所谓物候，指自然界中的花草树木、飞禽走兽，按一定的季节时令活动，这些活动都是与气候变化息息相关的，他们的生命活动便自然成了季节的标志，如树木的发芽、长叶、开花、结果等。小满也是一个以农事活动为主的节气，这时天气温暖，但还未到夏季最炎热的时候，此时养生防病要注意做好入夏的准备。

节气与疾病

小满时节，气温明显攀升，我国多数地区已经步入夏季。伴随着气温的升高，降雨也日渐充沛。正如民谚所说："小满小满，江满河满。"然而，雨后气温往往会骤降，因此需要适时增减衣物，以防感冒。中医将对人体健康有负面影响的高温和高湿称为"热邪"和"湿邪"，将人体阴阳气血、脏腑的正常功能活动称为"正气"。当"邪气"盛于"正气"时，人就会患病。那么小满节气要防什么病呢？热伤风。

据《清宫医案精选》记载，光绪二十一年闰五月二十一日，皇上脉息左寸关浮弦，右关见滑，蓄有湿饮，感受风凉，无汗头闷，憎寒腿软。御医予疏风清热代茶饮调治，药物组成：紫苏叶二钱，防风三钱，荆芥一钱五分，陈皮二钱，香白芷三钱，川芎一钱五分，建曲二钱，香薷一钱。以上药物组合颇具特点：紫苏叶、防风、荆芥、白芷等辛温解表药以疏风散寒，陈皮、建曲、香薷理气化湿和中，川芎辛温味烈活血调营，营卫和，卫气易于宣通，则外邪易去。

从这个病例来看，发病正处在夏季，暑湿当令。春天阳气升发，夏天艳阳似火，而春夏之交，气候在风雨中由温暖逐渐转为炎热，风、湿、暑三大病邪同时到来。《黄帝内经·素问·生气通天论》："阳气者，若天与日，失其所则折寿而不彰。""因于暑，汗……"——感受了暑邪，会使腠理打开，容易使人出汗。"因于湿，首如裹"——阳气不足，感受了湿邪，由于湿气困阻阳气，清阳之气不能上达头部，因此头部犹如包裹着一层厚厚的、湿哒哒的毛巾一样，出现昏沉的症状。如果湿邪不去，郁而化热，就出现湿热。因此，夏季是多种外邪侵袭人体的季节，养生防病尤为重要。

2015 年夏季的一天，门诊来了一位男士，自述恶心、肢体酸痛、头昏、咳嗽、流浊涕、心烦、胸闷等，说话时还带有鼻音，已经一周了。他以为就是感冒，扛一下就过去了，没想到越来越重，所以前来就诊。中医认为，除了常见的风寒、风热感冒，还有暑湿感冒，即人们常说的"热伤风"。外感六淫邪气中的暑湿之邪对应夏季，因此夏天的感冒多为暑湿感冒，治疗可以用藿香正气散加减治疗，两周后痊愈。为什么要这么久呢？暑湿致病的特点是"缠绵难愈"，因此病程往往较一般感冒要长。

治疗暑湿感冒最常用的"藿香正气散"为传统处方，过去常制成散、丸，而现在常用"藿香正气软胶囊"，便于服用。"藿香正气散"收载于《太平惠民和剂局方》，该书成书于宋神宗元丰年间（1078—1085 年），由当时的太医局——太平惠民和剂局编写，是全世界第一部由官方主持编撰的成药标准。有人称藿香正气散为"千古第一方"，而恐怕鲜有人知，藿香正气散从宋代流传下来，距今已经有一千多年的历史。《太平惠民和剂局方》中关于"藿香正气散"的论述不过短短一百三十余字，却把主治、组方、制法、服法等记载得十分翔实。书中对"藿香正气散"疗效的描述，均已在历代临床实践中得到了验证，而且也得到了现代药理和临床研究的反复验证。

宋代设立国家机构"太平惠民和剂局"体现了宋代高度重视中医的特点。在宋代，药品不准私人经营，全部经由国家机构销售，那里的工作人员也均为国家的官吏。宋代认为，医药行当是由国家垄断的，它关系到百姓的健康，理应规范、严谨，以最大限度规避各种风险。而这一时代也孕育出了很多"品牌药"，藿香正气散正是当时"国家医药公司"的品牌药品。

1960 年湖南长沙的盛夏，酷暑天气持续，湘雅医学院的急症室来了一位腹胀、急剧腹痛的农民。他已经疼了两天，疼得全身无力，不停地颤抖，家属焦急万分。受限于当时的技术水平，病因始终查不出来，唯一的办法就是"剖腹探查"。大夫们把这位农民推进了手术室，决定马上实施手术，却遭到家属的坚决反对。面对这进退两难的局面，大夫们只好请来湘雅医学院的中医顾问彭崇让教授，想看看中医有没有什么好方法。彭崇让走到手术台边，诊查过患者后，开了藿香正气散，患者吃下去后，出了一身汗，腹痛腹胀竟奇迹般地消失了。下了手术台，所有在场的人都感到很惊讶。如此简单的中药方剂，为什么能有这样强大的疗效呢？

藿香正气散的主要成分为藿香、茯苓、大腹皮、紫苏、白芷、陈皮、桔梗、白术、厚朴（姜汁炙）、半夏曲、甘草等。功效为解暑祛湿，多用于外感暑湿引起的发热、胸闷、腹胀、吐泻等症，亦可芳香化浊、和胃止呕，用于脾湿胃浊引起的食欲缺乏、舌苔厚腻、腹泻等症。看似平和无奇的组方，实乃诸药合用共同完成解表祛湿、化湿和中的功效，疗效确切。这使得藿香正气散流传千年，成为千古名方。

暑湿感冒多发生在夏季。因天气炎热，人们往往怕热贪凉，如在露天通风处睡觉或者在空调下工作，饮食太过寒凉，如生吃瓜果，稍有不慎便会感受暑湿之邪而导致感冒。暑湿感冒特点是发热不高，易有恶心、肢体酸痛、头昏、咳嗽、流浊涕、心烦、胸闷等表现，病情较普通感冒稍长，不易痊愈。

"小满"是二十四节气中的第八个节气。此时，各地陆续进入夏季，南方地区平均气温一般在22℃以上，北方白天温度也可达20℃，同时雨水增多。在这一时期，下雨后气温会急剧下降，所以要注意适时增减衣服，避免感冒。精神上要保持乐观、安静，不要因潮湿闷热的天气而影响心情。小满节气养生要点可以总结为"祛"字。 养生要点为"祛"字

气温升高要"祛"热

由于"小满"后气温不断升高，当人们起居无规律、经常熬夜加班、饮食不定时或过食辛辣油腻时，就会产生内热。这样，自然界的外热与内生火热相遇，就会出现一系列"热象疾病"，如精神紧张、熬夜加班导致心火过旺造成的失眠、口舌生疮；饮食不当、过食辛辣导致胃肠积热造成的便秘、口腔溃疡等。由此看来，"小满"节气要预防各类内热疾病。预防有三：一是多饮水，以温开水为好，可促进新陈代谢、排出内热。最好不要用饮料代替，特别是橙汁，因为橙汁多喝可生热生痰、加重内热；二是多吃蔬菜水果，如冬瓜，苦瓜、丝瓜、芦笋、水芹、黑木耳、莲藕、萝卜、番茄、西瓜、梨、香蕉等应季蔬果，以上品类均有清热泻火的作用，还可补充人体所需的维生素、

蛋白质等，忌食肥甘厚味、辛辣助热之品，如动物脂肪、生葱、生蒜、辣椒、韭菜、海虾、牛羊肉等；三是生活规律多运动，生活规律指的是尽量避免加班加点，劳逸有度，运动以早、晚天气较凉快时为好，老年人应避免剧烈的运动，以散步、做操、打太极拳最为适宜。做到以上三点，既可以缓解精神压力，又可以促进食物的消化吸收，防止内热的产生。

雨量增多要"祛"湿

由于雨量增加，"小满"期间是皮肤病的高发期，如足癣、湿疹、下肢溃疡等。中医认为，这些皮肤病与天气闷热、气候潮湿有关，尤以湿重为主。预防同样有三：一是应该特别注意饮食调养，日常以清爽、清淡的素食为主，常吃清热健脾利湿的食物，如赤小豆、薏苡仁、绿豆、冬瓜、丝瓜、莲藕、胡萝卜、番茄、西瓜、莲子、山药等。忌食海鲜、羊肉、冷饮等，因为这些饮食易生湿、伤脾。中医认为脾脏是食物消化吸收及人体水液代谢的关键脏器，脾胃功能受损易引起水液代谢异常，从而加重皮肤病，因此应重视脾胃调护，小满节气适当进食绿豆粥、荷叶粥、赤小豆粥等，有助于保护脾胃功能免受冷食侵害，利于体内湿热的排出；二是生活中尽量避开潮湿的环境，避免淋雨，这样可避免足癣、湿疹、下肢溃疡等病症的发生；三是穿衣应以透气性好、棉质、浅色衣服为好，这样既可防止吸热过多，又可透气，防湿气不散。

总之，"小满"节气的到来，预示着夏天闷热、潮湿的天气即将来临。所以，在小满节气的养生中，我们特别提出"未病先防"的养生观点，即提前做好各项预防工作，以防止疾病的发生。

藿香多用种子繁殖，当年播种，当年收获为新藿香，叶子多，叶片质量好。《本草纲目》载藿香："升降诸气""脾胃吐逆为要药"。《中华人民共和国药典》（2020年版）载藿香："芳香化浊，和中止呕，发表解暑。用于湿浊中阻，脘痞呕吐，暑湿表证，湿温初起，发热倦怠，胸闷不舒，寒湿闭暑，腹痛吐泻，鼻渊头痛。"

藿香的食用部位一般为嫩茎叶，其嫩茎叶为野味之佳品，可凉拌、炒食、炸食，也可做粥。藿香具有杀菌功能，口含一叶可除口臭、预防传染病，并能用作防腐剂。夏季用藿香煮粥或泡茶饮服，对暑湿侵袭、脾胃湿阻、脘腹胀满、肢体重困、恶心呕吐等有效。藿香亦可作为烹饪佐料，因其具有健脾益气的功效，因此既是食品又是药品，故某些比较生僻的菜肴和民间小吃中利用其丰富口味，增加营养价值。

食疗：凉拌藿香

制法：藿香洗净，沥干水分，根据口味适量添加食盐、香醋、辣椒油、芝麻油，搅拌均匀即可。

功效：芳香化湿，和中解暑。

主治：夏季食欲缺乏、头昏沉重、咽喉肿痛等症。

禁忌：脾胃虚寒，易胃胀胃痛、腹胀腹泻者慎服。

小满时节的经络调摄原则是养护心阳，兼清心除烦，预防心火。取心经的神门按压及耳穴神门、耳尖压豆。

按压神门穴

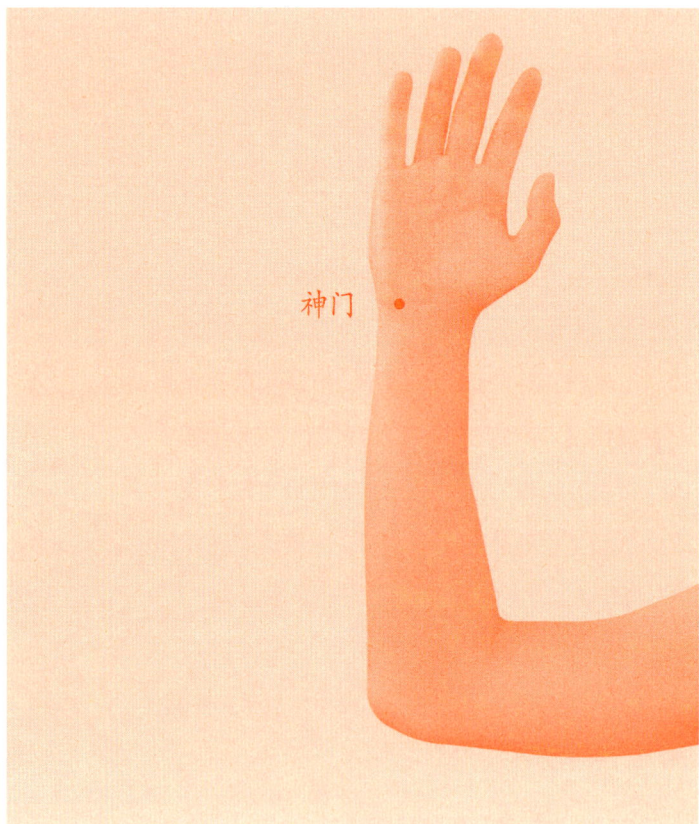

【取穴】位于腕部,腕掌侧横纹尺侧端,尺侧腕屈肌腱的桡侧凹陷处。

【方法】以左手握住右手腕部,左手拇指指腹按压在右手神门穴上,力度以局部酸胀痛为度。频率为一呼一吸按压 4~5 次,按压 5 分钟。然后左右手位置互换,再以同样的方法按压左手神门穴 5 分钟。

【功效】养护心阳。

神门压豆

【取穴】位于耳郭三角窝外下角。

【方法】双耳耳穴神门埋耳豆贴压，双手拇指食指指腹捏住神门处耳豆，并按压刺激该穴。力度以胀痛为度，频率为一呼一吸按压 4~5 次，按压 5 分钟，注意不要揉压，以免耳部皮肤破损。

【功效】安神定志，清心除烦，预防心火。

耳尖压豆

【取穴】位于外耳郭最上端，将耳郭向前折起时，耳郭上端最高点。

【方法】双耳耳穴耳尖埋耳豆贴压，双手拇指食指指腹捏住耳尖处耳豆，并按压刺激该穴。力度以胀痛为度，频率为一呼一吸按压 4~5 次，按压 5 分钟，注意不要揉压，以免耳部皮肤破损。

【功效】清热除烦，预防心火。

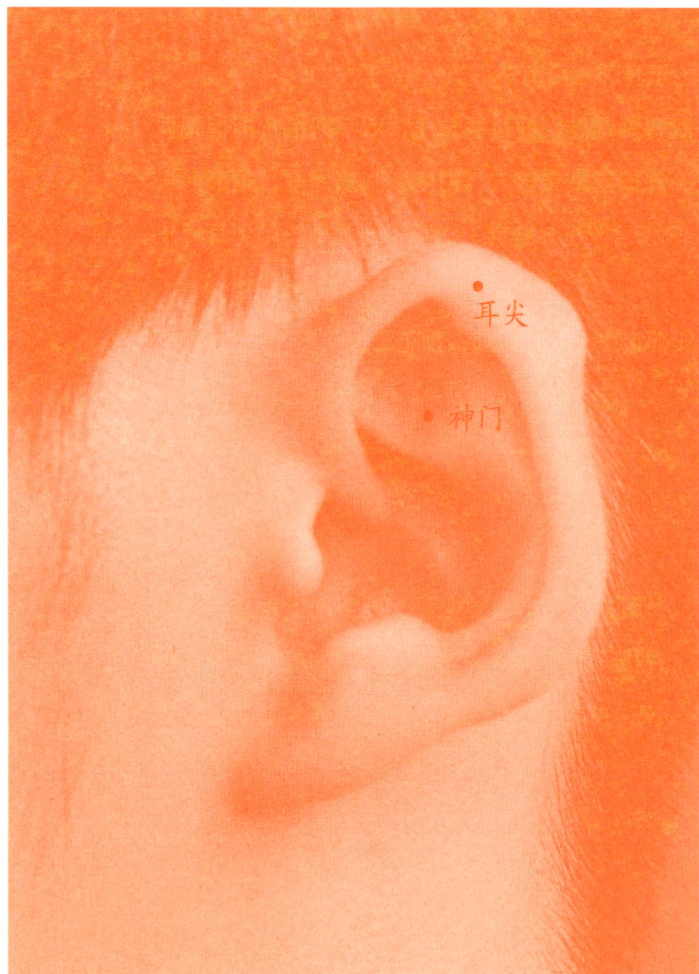

耳尖

神门

【小贴士】耳穴是什么？

耳与脏腑经络有着密切的关系。耳穴就是分布于耳郭上的腧穴，也叫反应点、刺激点。当人体内脏或躯体有病时，往往会在耳郭的一定部位出现局部反应，如压痛、结节、变色等。这一现象可以作为诊断疾病的参考，也可以通过刺激这些反应点（耳穴）来防治疾病。

小满节气天渐热，阳气旺盛雨增多，疾病要防热伤风，春夏养阳是原则，药食同源为藿香，祛暑利湿好处多。

小结

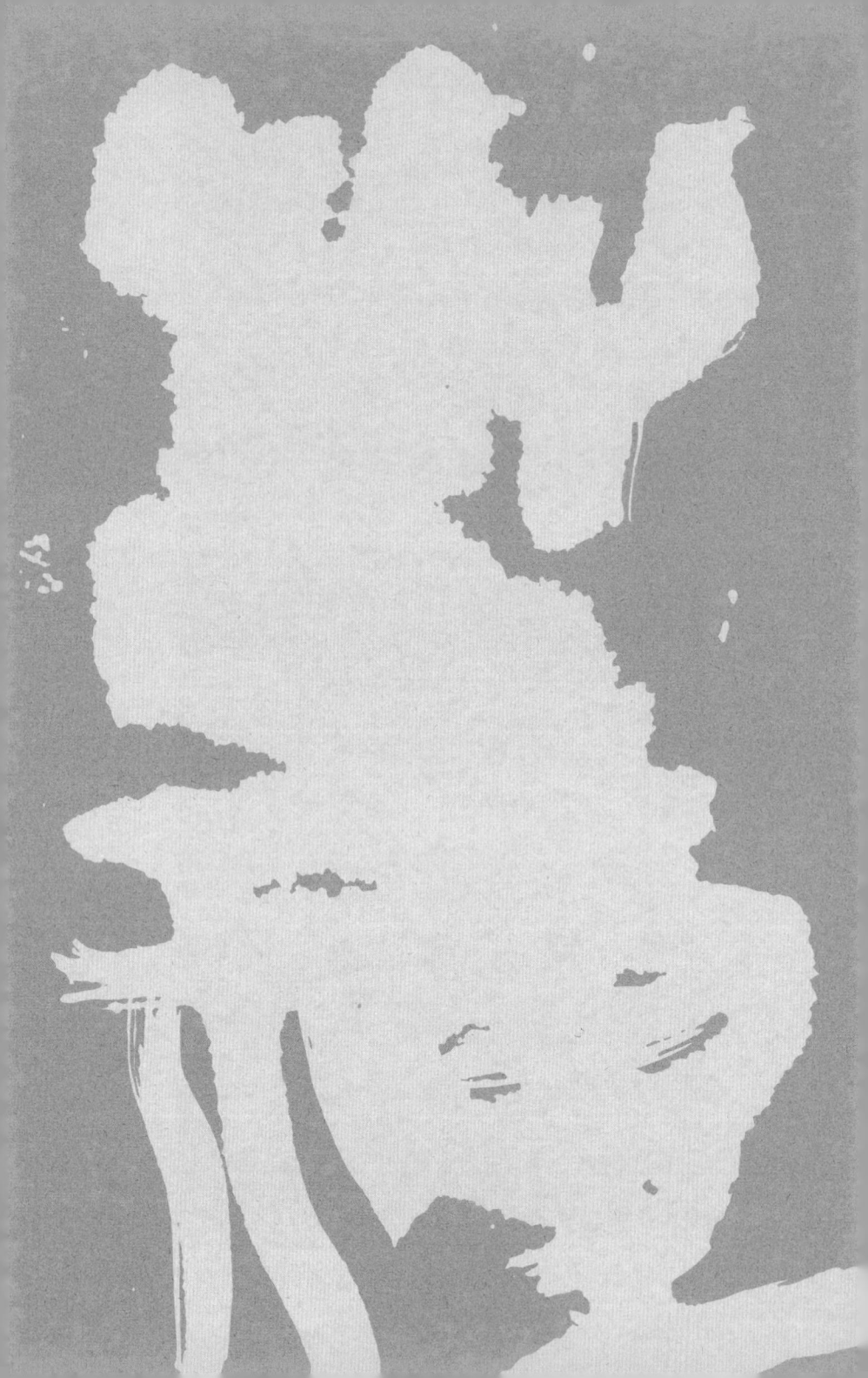

Grain in Ear

芒种阳气盛
养生防上火

芒种

黄梅时节家家雨，青草池塘处处蛙。
有约不来过夜半，闲敲棋子落灯花。

约客

【宋】赵师秀

文人墨客用美好的诗句赞美夏天，中医怎么理解"黄梅时节家家雨"呢？说到雨，就不能不说到湿。中医所说的湿有内生与外来，比如梅雨季节下雨多就产生外湿，皮肤就可能会出现湿疹等，内湿则多由脾虚造成。说到湿，又不能不说到热。湿与热往往同时存在，此时的湿是外来的，而热则是外来与内生同时存在的。

"芒种"是一个反映农业物候现象的节气。《月令七十二候集解》曰："芒种，五月节。谓有芒之种谷可稼种矣。"意指大麦、小麦等有芒作物种子已经成熟，抢收十分急迫。晚谷、黍、稷等夏播作物也正是播种最忙的季节，故又称"芒种"。芒种这个节气对于农事来说极其重要，"春争日，夏争时"的民谚一直流传至今。这里的夏，指的就是芒种这个既要收获又要播种的节气，其忙碌的程度要以"时"来计算，远超过春季以"日"来计算。过去还有一句谚语"芒种芒种，忙收忙种"，描述的就是这个节气的忙碌。

我国古代将芒种分为三候："一候螳螂生；二候鵙始鸣；三候反舌无声。"在这一节气中，螳螂上一年秋天产的卵中的幼虫破壳而出，然后快速成长，成为一个举着两把锯齿形"大刀"的"杀手"。接着，喜阴的伯劳鸟开始出现，并且在枝头上婉转鸣叫。而反舌鸟，这个从早春二月开始婉转啼鸣的鸟儿，进入芒种节气后因感应到阴气的出现，反而渐渐低调起来，变得不声不响。芒种虽然是一个物候节气，但从中医角度来看，芒种是阳气盛、暑热来的开始。三候也体现出喜阴、喜阳动植物的不同。

栀子花

在芒种季节，有一种花非常好看，叫栀子花。栀子最早进入人们的视野，倒不是因为花，而是因为它橙红色的果实可提炼藏红花素。古人所谓的"栀黄"便是指由栀子果提炼的浓黄色调，其含藏红花素，可作黄色染料。栀子是一种比较常见的观赏植物，当然它还有更大的价值，就是作为中药入药使用。栀子的果实是传统中药，具有泻火除烦、凉血解毒、清利湿热的作用，因此在治疗各种肝病时经常用到；栀子还可以促进胰腺分泌、利胆退黄、解热，以及治疗伤寒等疾病；在治疗小孩流鼻血时，也会用到栀子。但是，一些人用后会出现腹泻、腹痛，因此要辨证使用。

节气民俗

端午节

差不多每隔两年，农历五月初五的端午节，就会赶在芒种节气。我国民间四大节日之一、世界非物质文化遗产的端午节，又称"端阳节""五月节"等，全国各地都以丰富多彩的形式迎接这一天。

吃粽子

端午节始于中国的春秋战国时期，至今已有两千多年历史。

端午为什么要吃粽子呢？端午节是中国人民纪念屈原的传统节日，相传百姓为了屈原的躯体不被鱼吃，便往汨罗江投粽子。实际上，为了纪念春秋时晋国的介子推而形成的民间节俗"寒食节"食粽，起源比端午食粽要早。晋代，粽子被正式定为端午节食品。这时，粽叶包裹的除了糯米，还有一味中药"益智仁"，煮熟的粽子称"益智粽"。到了南北朝时期，出现了杂粽，即米中掺杂禽兽肉、板栗、红枣、赤豆等。如今，粽子品种繁多，也被用作走亲访友的礼品。需要注意的是，老人和儿童、心血管病患者、糖尿病患者、胃肠道疾病患者等要根据粽子的不同成分不吃或少吃。

布撒雄黄

雄黄（As_4S_4 四硫化四砷，有毒）作为一种中药药材，古人认为其可以作为解毒药、杀虫药，克制蛇、蝎等百虫，"善能杀百毒、辟百邪、制蛊毒，人佩之，入山林而虎狼伏，入川水而百毒避"。"误饮雄黄酒，白蛇现原形"是人们再熟悉不过的神话桥段。古时，人们在端午这一天把雄黄倒入酒中饮用，把雄黄粉末撒在蚊虫容易滋生的地方驱虫，并把雄黄涂在小孩儿的耳、鼻、额头、手、足等处，希望孩子不受蛇虫的伤害。现代科学研究表明，雄黄酒外用尚可，饮则有害，必须慎用。

芒种节气要防"心火"。《素问·灵兰秘典论》曰："心者，君主之官也，神明出焉。"中医中的神明指神智，也就是感知、分析、判断、思维等能力。中医理论中，心主掌思维，所以孟子曰"心之官则思"。夏季对应中医的心，因此夏天养心要防心火，包括心火上炎、心火下移、心神不宁等。

我国幅员辽阔，不同地域气候特征也有差异。芒种节气，南方进入阴雨连绵的季节，空气十分潮湿；而北方这一时节进入夏季，已相当炎热了。因此，南方防湿，北方防热。这个季节，人们常觉"懒散"，这是由于夏季气温升高，空气湿度增加，人体内汗液无法畅快地发散出来，即热蒸湿动。湿热弥漫空气中，人们就会感到胸闷、心悸、精神不振、全身乏力等。

一年夏天，到了芒种的季节，门诊来了一个17岁的高中生，反复舌尖溃疡，平时脾气暴躁，心烦意乱，脸上的青春痘也多了许多，来到诊室时显得坐立不安，腿不停地抖动，精神也不集中。通过问诊才知道，他今年高考，正在复习阶段，天气已逐渐转热，但父亲怕他感冒不让开空调，母亲每天又会做许多好吃的来补身体，内外皆热，加上心里着急，所以口腔溃疡半个月不好。该患者之热有三个原因：气温高、食不好、心着急。中医认为，"热之极，便是火"，而火不能及时清除会逐渐导致疾病发生。《素问·阴阳应象大论》曰："心主脉……在窍为舌。"因此，舌尖长溃疡一般认为是心火亢盛的表现。

另有一位三十多岁的女士，失眠一年多，每天服用催眠药物才睡2小时左右，同时伴有心烦意乱、口渴、便秘、尿黄、尿痛、尿频。望诊：精神疲惫、面无光泽、舌红舌质紫；闻诊：语声低微、气短懒言；问诊：回答犹豫、时而激动，月经量少、色深且有血块；切脉：脉象沉细、心脉稍弱。辨证：心火下移、心神不宁。治则：清热泻火、养心安神。予处方太子参、麦冬、五味子、远志、石菖蒲、淡竹叶、生地、莲子心、郁金、萹蓄、瞿麦、炒酸枣仁、炒栀子。药开7付，嘱其禁食辛辣，少思虑。此类患者思维有两个特点：一是任何事情往往只想不好的方面；二是纠结，事情反复咀嚼，多次重复。老百姓有一句话"着急上火"，指的大多是心火。7付药后，患者虽然还是每天只能睡3小时，但不用吃催眠药了，而且泌尿系统症状消失，情绪也稳定了一些。

父亲曾经治疗一位本院员工的亲属：患者忽觉舌不知味，酸甜苦辣咸均无感觉，用刺激性很强的试剂检验其舌，均不知其味。几经检查，难以确诊。患者痛苦而又求治无方，遂延中医，以求一试。父亲对此症亦未见过，且其脉其舌均无明显征候可寻，颇感棘手。因之思及《灵枢·脉度》有云："心气通于舌，心和则能知五味矣。"心主血脉，心之气血通过经脉上荣于舌，使之发挥鉴别五味之作用。因此，舌虽非孔窍，因其与感觉有关，故与其他四窍归四脏一样，归为心之官窍。遂辨其病在心经。舌不知味则食欲不佳，食欲不佳，必伤脾胃，故宜心、脾同治，予以开心窍兼顾脾胃之法。服药数十剂，舌之味觉恢复正常，此乃辨证之功也。

2015年5月的一天，一位52岁的女教师因反复口腔溃疡来就诊。外院诊断"眼－口－生殖器综合征"，这是一种全身性慢性血管炎性疾病，累及人体多个器官，包括口腔、皮肤、关节、眼睛、血管、心脏、肺和神经系统等。主要表现为复发性口腔溃疡、生殖器溃疡、皮疹、下肢结节性红斑、葡萄膜炎、食管溃疡、小肠或结肠溃疡，以及关节肿痛等。现代医学需要规范的药物治疗，如应用各类免疫调节药，否则预后不良，严重者危及生命。在中医经典《金匮要略》中，有一篇《辨百合狐惑阴阳毒病脉证并治》谈到狐惑病，后世一致认为就是眼－口－生殖器综合征，属温毒热性病。此患者口腔溃疡以舌之两侧与舌尖为主，疼痛难忍，小便黄，大便干结，故辨证：心火上炎，毒热伤阴。治法：清热泻火，益气养阴。治疗三个月后，症状得到了缓解。

从以上四个病例不难看出，中医认为，心主神明、开窍于舌，因此精神压力大、饮食不节，则心火上炎；思虑过多、心神不宁，心火下移；舌为心之外候，心经有热、经络不通则舌不知味；说话过多伤气、心气不足，导致气阴两伤，心火上炎。而心火表现是口舌生疮，因此口腔溃疡患者往往具备三个特点：脾气急、说话多、爱吃辛辣。夏天对应心，气候炎热，所以夏天口腔溃疡加重。芒种天热，如果降雨少则更加干热，思虑过度、饮食辛辣是内热，加上工作、学习压力大，容易产生心火。由此看来，芒种要防"心火"，养生要从"清"开始。

养生防病围绕"清"

日常生活中，人们常出现"上火"的情况，何谓"上火"呢？中医所言"上火"，特指内生的火热证，是阴阳偏盛偏衰的表现。其中，阳盛者属实火，可见于心、肝、肺、胃等火热的病变；阴虚者属虚火，常见于肺、肾、心、肝的病变。而常见的主要是心、肝、肺、胃的实火。其中，心火的主要表现为：心烦急躁、口舌糜烂、生疮、舌尖红等；发生在儿童可表现为多动、烦、急、不安等。心脏在中医五行中属火，掌管血脉运行，心火上炎可表现口舌糜烂、生疮。芒种节气阳气盛，所以养生防病需要围绕"清"来进行。

精神安静即清火

在中医理论中，心脏不仅负责血液循环，还被视为主宰精神活动的重要器官，即"心主神明"。在夏季，高温天气可能影响心脏的功能。正常情况下，成年人静息时的心率大约是每分钟 75 次，但在高温环境下，为加快人体散热，心率可能上升至每分钟 100 次以上，这对心脏来说是一个沉重的负担，特别是对心脏功能不健全的人来说，可能会诱发心力衰竭。此外，夏天人体出汗增多，能量消耗加大，食欲下降，导致营养摄入不足。加之夏季白昼时间长，人们往往晚睡早起，这进一步加剧了睡眠不足和身体疲劳，使得身体的整体损耗增加。因此，夏季养生应当注重清心、养心，通过保持心情愉悦、减少烦恼，来帮助心脏保持健康状态。

"恬淡虚无，真气从之，精神内守，病安从来"，意指保持内心的平静和清净，维持气血的和谐流动，可以预防疾病的发生。这是中医情志调养的核心指导思想，强调了心态对身体健康的重要性。因此，夏季养生除了要注意补充营养和保证充足的休息，还要注重情绪调节，保持乐观的心态。

忙而不乱防上火

芒种节后，气温升高，气候炎热，人们在工作安排上若不合理，容易引发心火旺盛。为了预防和缓解这一情况，可以采取以下措施：①保证充足的睡眠，这是维持身体健康的基础；②适当减少工作和学习量，对于自己能够控制的事务，应尽量以宽松的方式安排日常活动；③晚上尽量减少社交应酬，避免因时间过长造成身体过度损耗。

饮食养神来消火

多食绿叶菜及瓜类含水量多的蔬菜水果，如苦瓜、丝瓜、南瓜、黄瓜、西瓜等。同时，饮食不宜过咸、过甜，少食辛辣油腻之品，如羊肉、牛肉、猪肉、辣椒、葱、姜等，以免发生内热而诱发其他疾病。另外，在早、晚餐时喝点粥或汤是大有好处的，既能生津止渴、清凉解暑，又能补养身体，符合"春夏养阳"的原则。

中医认为，苦瓜具有清热消暑、养血益气、补肾健脾、滋肝明目之功效，对治疗痢疾、疮肿、热病烦渴、中暑发热、痱子过多、眼结膜炎、小便短赤等有一定的作用。苦瓜性凉，爽口不腻，而且可以清"心火"，夏季食用有清心开胃的效果。苦瓜虽苦，但通常不会将其苦味传递给其他食材，如用苦瓜烧鱼、焖鱼，鱼块不染苦味，所以苦瓜又有"君子菜"的别称。将苦瓜泡制成凉茶在夏日饮用，可使人暑清神逸，烦渴皆消。苦瓜的食法不多，主要有炒、凉拌和做汤几种，如苦瓜炒肉丝、干煸苦瓜、酿苦瓜和凉拌苦瓜等。做菜时，将其先切丝，放到开水中稍烫一下，再投入凉水中备用，这样可减少苦味。苦瓜虽有诸多好处，但因其性寒，所以脾胃虚寒者不宜多食。

药食同源说莲子

莲子具有较高的营养价值，被认为是滋补元气的珍品。汉朝的《神农本草经》将其奉为上品，认为其味甘、涩，性平，具有镇静安神、补中益气、养心益肾、健脾养胃、清腑润脏、聪耳明目、涩肠止泻的功效，适用于心悸、失眠、遗精、白带过多、慢性腹泻等症。《中华人民共和国药典》（2020年版）记载：莲子甘、涩，平。归脾、肾、心经。补脾止泻，止带，益肾涩精，养心安神。用于脾虚泄泻，带下，遗精，心悸失眠。

莲子心为莲子中的青嫩胚芽，性味苦寒，具有清心除热、交通心肾的作用，临床常用来治疗心烦口渴、失眠遗精等病症。

食疗：莲子冰糖炖银耳

原料：发制好的莲子、冰糖水、银耳、枸杞子、新鲜柠檬。

制作过程：将冰糖水、发制好的莲子、银耳、枸杞子加适量水，放在一起蒸40分钟左右。加入适量的新鲜柠檬可以让口感更好，且有清香的气味。一般一小盅的莲子冰糖炖银耳，只需要加入指甲盖大小的柠檬即可。

此菜肴具有清肺、润喉的功效。这道菜还有一种改良的吃法，就是将原料放入挖去核的梨中，还可以加少许川贝，一起蒸熟食用。

食疗：莲子心茶

原料：莲子心 6 克。

制作过程：开水冲泡 10 分钟后饮用。每日一次，连服五天。

芒种时节的经络调摄原则是补心气以养心阳，祛暑湿。取心包经刮痧，拍心包经的内关穴。

心包经刮痧

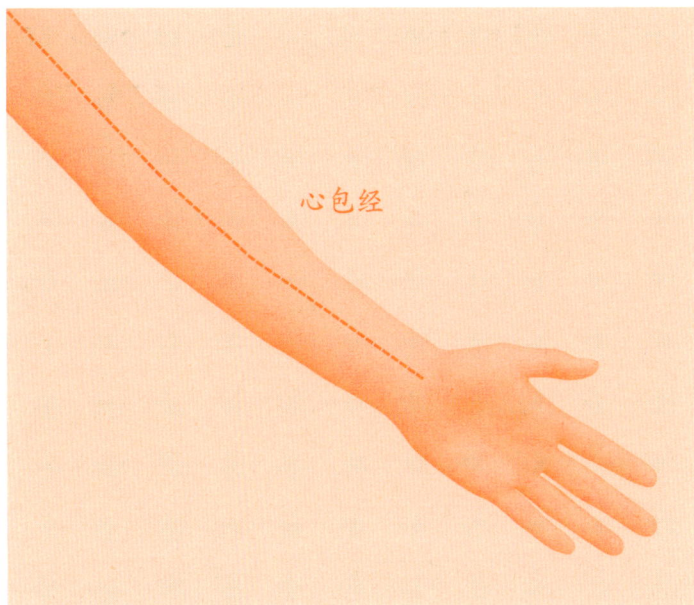

心包经

【取经】手厥阴心包经脉，起于胸中，出属于心包络，向下穿过膈肌，依次联络上、中、下三焦。它的支脉循行胸中，横出胁下，当腋缝下 3 寸处上行至腋窝，再沿上臂内侧，行于手太阴肺经和手少阴心经的中间，入肘中，下循臂，行于掌后两筋之间，入掌中，沿中指直达指尖。又一支脉，从掌中别出，沿无名指直达指尖，与手少阳三焦经相接。

【方法】刮痧，用泻法。沿前臂内侧中间两筋之间，从手腕部向肘部刮拭。反复多次，以局部出痧或潮红为度。

【功效】心包为心之外卫，泻心包经，可以起到清心除烦，去除暑湿，预防心火的作用。

【小贴士】什么是刮痧？如何刮痧？

刮痧以中医经络腧穴理论为指导，通过特制的刮痧器具和相应的手法，蘸取一定的介质，在体表进行反复刮动、摩擦，使皮肤局部出现红色粟粒状或暗红色出血点等"出痧"变化，从而起到活血透痧的作用。

操作要点：

1. 充分暴露刮拭部位，在皮肤上均匀涂上刮痧油（橄榄油亦可）。

2. 手握刮痧板，先以轻、慢手法为主，待患者适应后，手法逐渐加重、加快，以患者能耐受为度。应单向、循经络走行方向刮痧。遇痛点、穴位时，重点刮拭，以出痧为度。

3. 刮痧后可适当饮用温开水，以助机体排毒祛邪。

拍内关穴

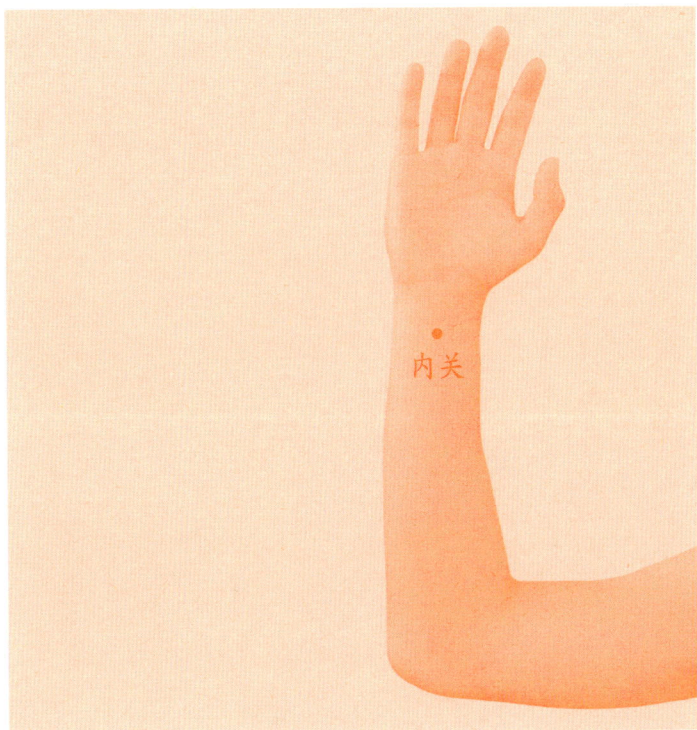

内关

【取穴】位于前臂内侧正中，两筋之间，当腕横纹上2寸。

【方法】将左前臂掌心向上抬起与地面保持水平，以右手掌心部拍打左侧内关穴5分钟，再将右前臂掌心向上抬起与地面保持水平，以左手掌心部拍打右侧内关穴5分钟。拍打频率为一呼一吸4~5下，拍打力度以局部肌肉轻微震动，局部皮肤微痛为度。

【功效】内关穴为心包经穴，拍打此穴可以养护心阳。

小结

芒种季节天气热，夏收夏种农事多，养生防病皆因热，心烦意乱上心火，药食同源是莲子，镇静安神防上火。

Summer Solstice

夏至莫贪凉
要防胃肠病

夏至

夏日南亭怀
辛大

【唐】孟浩然

山光忽西落，池月渐东上。
散发乘夕凉，开轩卧闲敞。
荷风送香气，竹露滴清响。
欲取鸣琴弹，恨无知音赏。
感此怀故人，中宵劳梦想。

此诗描绘了夏夜乘凉的悠闲自得，抒发了诗人对老友的怀念。这首诗所体现的古人的养生之道有两点：一是精神安逸少上火；二是生活悠闲情自得。夏至已然开始数九，预示着夏天最热的时候即将到来，中医外感六淫邪气"风寒暑湿燥火"中的暑湿是夏天的主气，也预示着与暑湿有关的腹泻高发期将要到来。

"夏至"是夏季的第四个节气。相传在四千多年前的唐尧之世，先民就根据天象的变化，用土圭测出正午日影最短的一天，这天就是夏至。因为夏至日白昼最长，所以古时叫"日永"。《月令七十二候集解》："夏至，五月中。"《韵会》曰："夏，假也，至，极也，万物于此皆假大而至极也。"夏至是一年中阳盛到极点的时刻，阳盛到极点时，阴气就开始从地底上升，正所谓"阳气之至，阴气始升"，所以夏至又称"一阴生"。中医认为四季阴阳的交替变化到达极致而变，物极必反，这与疾病的发生、发展规律是一样的。比如儿童外感初期发热39℃，这是阳盛邪实，三天之后就会造成阴液受伤，出现正虚邪实，再后来就发展为邪衰正虚。

我国古代将夏至分成三候："一候鹿角解，二候蜩始鸣，三候半夏生。"意思是说，属阳性的鹿，因为在夏至这一天感受到阴气，头上的角就开始脱落下来；后五日，地下的蝉感受到阴气，也匆忙爬到树的高处，开始一夏的嘶鸣；再五日，半夏开始破土而出。

自然界的许多事物都是相辅相成、相生相克的，能够以毒攻毒的半夏就有这样的特点。半夏是一种喜阴的药草，通常生长在仲夏的沼泽地或水田中，是一种有毒植物，误食后口腔及咽喉部黏膜会迅速出现烧灼感和麻木感。然而，若不慎骨鲠在喉，可用半夏进行治疗；若遭受蝎子螫伤，可取半夏根部捣碎后敷于伤口，利用其毒性对抗蝎毒，能迅速缓解疼痛。

半夏生于夏至日前后。此时，夏季过半，天地间不再是纯阳之气，故名半夏。半夏具有燥湿化痰、降逆止呕、消疖肿（生用）的作用。半夏经过不同方法炮制后所得中药饮片的功效各有侧重。生半夏多外用，消肿散结；清半夏长于燥湿化痰；姜半夏偏于降逆止呕；法半夏善和胃燥湿。

节气民俗　　祭祀

夏至时值麦收，自古以来有在此时庆丰祭神之俗，以祈求消灾年丰。因此，夏至作为节日，很早就被纳入了古代祭神礼典。《周礼·春官》载："以夏日至，致地方物魅。"周代夏至祭神，意在清除荒年、饥饿和死亡。《史记·封禅书》记载："夏至日，祭地。"明清时期的京城，每逢夏至，皇帝都要率领文武百官到地坛举行隆重的祭祀仪式，感恩天赐丰收，祈求获得"秋报"。如今，一些地区还有举办隆重的"过夏麦"活动的习俗。

消夏避伏

史书记载，宋朝过夏至最为隆重，夏至日始百官要放假三天，与家人团聚避暑。人们都知道冬季有数九歌，而对"夏九九"却知之不多。"夏九九"便是从夏至开始的。以夏至这一天为起点，每9天为一个九，九个九共81天。同"冬九九"中三九、四九最寒冷一样，"夏九九"的三九、四九是全年最炎热的时候。它与"冬九九"形成鲜明的对照，生动形象地反映了季节与物候的关系。

夏至面

自古以来，中国民间就有"冬至饺子夏至面"的谚语，夏至吃面是很多地区的重要习俗，民间有"吃过夏至面，一天短一线"的说法。南方的面条品种多，如阳春面、干汤面、肉丝面、三鲜面、过桥面及麻油凉拌面等，北方则主要是打卤面和炸酱面。

夏至吃面是有说法的，一方面，此时新麦方出，人们以面食敬神；另一方面，夏至虽不是夏天最热的时候，但炎热的夏天即将到来。人们从夏至开始调整餐桌上的饭食，以热量低、便于制作、清凉的食品为主，面条通常为一般家庭的首选，所以夏至面也叫作"入伏面"。

"夏至"是二十四节气的第十节气，进入夏至以后，我国大部分地区气温较高，白天气温一般都在30℃以上，最高气温有时达35℃，部分地区甚至达38℃。但此时还不是最热的时候，因为"夏至"太阳直射点虽然逐渐南移，但地表吸收的太阳辐射仍比地面放出热量多，气温还会继续升高。天气炎热，现代人消暑

节气与
疾病

降温的办法很多，如吹空调、喝冷饮等，但若消暑不当，也会引发疾病，如腹泻就是夏天的常见病。其病因多为暑热外蒸，贪凉饮冷太过，若此时人体肠胃薄弱或饮食不洁，容易引发急性胃肠炎、细菌性痢疾、消化不良等以腹泻为主要表现的疾病。

而这些疾病中，以"霍乱"最为严重。1821 年，是清宣宗道光皇帝改元的第一年，这一年入夏后，传入中国不久的霍乱第一次开始在全国范围内大面积地肆虐，并很快波及京师。7 月后，京中大疫，日死者以千百数。这一严重的状况很快引起了道光的关注，7 月 6 日，他就此发出上谕："朕闻京城内外，时疫传染，贫民不能自备药剂，多有仓猝病毙者，其或无力买棺殓埋，情殊可悯。着步军统领衙门、顺天府、五城，俱选良方，修和药饵，分局施散，广为救治……俟疫气全消之日停止，分别报销。"对这一严重的疫情，这位新皇帝颇为重视，不仅数次作出指示，而且不吝花费。当时著名中医王清任记载，"国家发帑施棺，月余之间，费数十万金"，可见救治力度不小，但这也仅限京城。

根据《中华人民共和国传染病防治法》，霍乱属于甲类传染病，也称为强制管理传染病。该病是因摄入的食物或水受到霍乱弧菌污染而引起的一种急性腹泻性传染病，临床上以剧烈无痛性泻吐、米泔样大便、严重脱水、肌肉痛性痉挛及周围循环衰竭等为特征。在自然情况下，人类是霍乱弧菌的唯一易感者。霍乱通过摄入有症状或无症状感染者粪便污染的水、贝类或其他食物传播。为控制霍乱，必须贯彻预防为主的方针，做好对外交往及入口的检疫工作，严防霍乱弧菌传入，此外还必须妥善处理人的排泄物，净化供水，在疫区，饮水必须煮沸或氯化处理，蔬菜和贝类应彻底煮熟。对患者要严格隔离，必要时实行疫区封锁，以免疾病扩散蔓延。

霍乱首次传入中国的时间，多遵从伍连德在《霍乱概论》中的论述，认为是清嘉庆二十五年，即1820年。其实，早在《黄帝内经》中，霍乱这一病名就曾被多次使用。如《灵枢·五乱》："乱于肠胃，则为霍乱。"《伤寒论》对霍乱的症状和治疗有比较系统的阐述，如"呕吐而利，此名霍乱"。这些都说明，霍乱在汉代已是众所熟知的病名了。现代的霍乱虽然与《伤寒论》中所述的霍乱病源和轻重不同，但运用《伤寒论》的辨证和方药，如用理中汤、四逆汤等，却也能收到很好的疗效。

1949年后，我国非常重视传染病的预防，霍乱也得到了有效的控制。但是一般肠道传染病在夏天还是经常发生的，所以夏天各级医院均开设肠道门诊。

20世纪80年代初的一个夏天，一位部队的运输队领导找到我，说起他所在部队的战士都是司机，由于工作性质不能按时吃饭，而且走到哪里吃在哪里，个人卫生也不太好，每到夏天患痢疾的人特别多，眼看夏天又要来临，询问能否从中医角度找到一种既不影响工作又能预防肠道传染病的办法。经过一番思索，我告诉他可以到驻地附近的农田里找一种叫"马齿苋"的野菜，每天煮一锅汤，每个战士开饭前喝一碗马齿苋水再吃饭，连喝七天。结果，当年全连一百多名官兵仅有一人患病。

马齿苋是一种普通的野菜，《中国药用植物图鉴》称之为"长寿菜"，此外还有"安乐菜""五行草"等别名。它的可食用期在野菜里是最长的，从5月下旬一直持续到9月下旬。马齿苋根白、茎红、叶绿、花黄、籽黑，可补五脏，被老祖宗誉为"五行草"。现代药理研究发现，马齿苋的茎叶中含有大量的蛋白质、脂肪酸、糖类、纤维素，还含有大量的去甲肾上腺素、钾盐，以及丰富的柠檬酸、苹果酸和生物碱等成分。中医认为马齿苋有清热解毒、凉血止痢、除湿通淋的功效，用于湿热热毒下痢、疮疡肿毒、湿疹皮炎、蛇虫伤、崩漏、产后出血、妇女赤白带下、痔疮出血、乳疮、百日咳等症。

马齿苋是很好的食物和药材，一般人都可食用，临床治疗以湿热痢疾为主，寒性腹泻尽量不用。如若使用不当，也会导致一些不良后果。如平素常觉腹泻、吃饭食欲差、胃部或腹部有寒冷感、便溏、腹胀等症状的人要慎用。此外，孕妇亦禁服。由于马齿苋性味偏寒凉，亦不可久服。

夏季因寒造成的疾病不止腹泻，还有"空调病"。一天，一个29岁的男士来到门诊，诉近一段时间流涕、鼻塞、眼睛干涩、口干、头昏、打喷嚏，像是感冒，治疗了一段时间，症状有所缓解，又出现耳鸣、乏力、皮肤干燥、四肢肌肉酸痛、胃肠道不适、偶尔腹泻的情况，但实验室检查均未发现问题。通过了解得知，这名男士特别怕热，从事IT行业，长期在空调房里工作，晚上回家第一件事就是开空调，天热睡觉也必开空调，所以造成了现代都市病——空调病。"空调病"是夏季环境因素所致的疾病，随着空调在工作场所和居室的普遍使用，其在夏季发病率逐年增高。

空调病危害有四：一是呼吸系统疾病；二是关节受伤；三是消化道症状；四是严重者出现面瘫。人体呼吸系统是最脆弱的，冷气一旦攻破了呼吸道的"防线"，轻则出现咳嗽、打喷嚏、流涕等感冒症状，即上呼吸道疾病，重则可以引起较严重的下呼吸道疾病——肺炎。除此之外，长期吹空调对大脑也有损伤。有研究发现，空气里的阴离子能抑制人的中枢神经系统，缓解大脑疲劳。但是，空调过多地吸附了阴离子，让屋子里的阳离子越来越多，阴、阳离子失衡也让人们的神经系统紊乱、失调，造成记忆力减退。长时间吹空调还易引起的关节疼痛，夏天室外空气严热，人们普遍穿得单薄，但室内的空调冷气吹得厉害，这样的低温环境会刺激血管急剧收缩，血液流通不畅，导致关节受损、受冷、疼痛，如脖颈和后背僵硬、腰和四肢疼痛、手脚冰凉麻木等都是常见的反应。另外，室内太"冷"容易导致胃肠运动减弱，再加上夏天贪凉，经常吃冷饮，肠道内外都被"冷"控制着，很多人又拉又吐就不足为怪了。此外，长时间直吹空调，也是夏季发生面瘫的一个重要诱因。中医认为冷风属于风寒之邪，如果人直对着风口吹了较长时间，风寒之邪侵入经络，导致经络气血的阻滞，气血不能荣养肌肉，就会出现面部肌肉活动不利，从而导致面瘫。

以上三个病例均是寒造成的，第一个是霍乱，为烈性传染病；第二个是痢疾，一般肠道传染病；第三个是腹泻，受凉后造成的空调病。中医认为，腹泻又称泄泻，"泄"，指大便溏薄；"泻"，指大便急迫，粪水直下。多因感受外邪脏腑功能失调所致，以湿邪和脾胃功能失调多见。腹泻可见于许多疾病，如消化不良、慢性结肠炎、肠炎、痢疾、肝病等消化系统疾病，中医中以湿泄、寒泄、虚泄等最为常见。

夏季要防"寒"

中医理论认为"夏至"是阳气最旺的时节，养生要顺应夏季"阳盛于外"的特点，注意保护阳气。正因为天气热，贪凉为普遍现象，临床上"寒泄"最为常见。所以，夏至节气预防疾病要防"寒"，养生要围绕"温"字。

明代汪绮石在《理虚元鉴》里讲道："夏防暑热，又防因暑取凉，长夏防湿。"指出夏季养生的基本原则：在盛夏防暑邪，在长夏防湿邪，避暑纳凉的同时要注意保护人体阳气，不可过度贪凉。由于天气炎热，出汗较多，毛孔处于开放状态，这时机体最易受外邪侵袭，所以必须注意不能过于避热趋凉。如在露天乘冷过夜或饮冷无度，致使中气内虚，从而导致暑热、风寒等外邪乘虚而入。因此在乘凉时，要特别注意盖好腹部，不少地方的人爱穿"肚兜"，这是符合养生之道的。

正如前文所述，夏季长期待在冷气环境下而患空调病的人不在少数，轻者会出现面部神经痛、下肢酸痛、乏力、头痛、腰痛、易感冒或者出现不同程度的胃肠病等，重者还会诱发皮肤病和心血管疾病。因此设定空调温度时，室内外的温差不宜太大，以不超过5℃为好，室内温度不低于25℃。入睡时，最好关上空调。房间不要长期密闭，有条件时要常使室内空气与外界空气流通。当在室内感觉有凉意时，一定要站起来适当活动四肢和躯体，以加速血液循环。如果患有冠心病、高血压、动脉硬化等慢性病，尤其是老年患者，不要长期待在冷气环境里，患有关节痛的人亦应避免。

关键部位要保温

颈部不能露。颈部之所以不能露，是因为那里有三个最容易受风的要穴，都以"风"命名，分别是风池、风府、风门。向来有"避风如避箭"之说，因为最能伤人的是暗箭，一般都在你没提防的时候，击中你没保护的地方，后背、后颈部的受风受凉与此相仿，多是在衣服、被子没盖住，或者洗头没擦干，湿着就睡觉，或者出门的时候，很多人的头疼就是由此产生的。头疼的时候，用电吹风调到温度高一点的挡位，对着这三个穴位吹，如果马上觉得轻松了，很可能就是这三个穴位受了凉。

风池穴，又称热府穴，属足少阳胆经，其穴之义是胆经气血在此吸热后化为阳热风气。为足少阳阳维之会，位于人体的后颈部，枕骨下，两条大筋外缘陷窝中，与耳垂齐平。风池最早见于《灵枢·热病》："风为阳邪，其性轻扬，头顶之上，惟风可到，风池穴在颞颥后发际线者中，足少阳、阳维之会，主中风偏枯，少阳头痛，乃风邪蓄积之所，故名风池。"风府穴，位于后发际正中直上 1 寸，两斜方肌之间的凹陷中。本穴有清热散风、通关开窍的作用。风门穴则属足太阳膀胱经的经穴。《会元针灸学》云："风门者，风所出入之门也。"

腹部要保暖。在众多需要保暖的部位中，腹部是一个不可忽视的区域。在过去，即便在最炎热的天气里，儿童或许可以不穿衣物，但仍需佩戴"肚兜"以保护腹部。相较于背部，我们的腹部更为柔软且脆弱。根据中医理论，背部属阳，而腹部属阴，尤其是脐部，更是阴中之阴，即全身最为脆弱、最易受寒的部位。一个人不论体型如何，腹部总是全身温度最低的区域之一，触摸时往往感觉凉爽。这是因为人体需要通过脂肪层的隔离作用，减少腹腔的热量散失。消化系统要正常运作，消化食物并将营养物质吸收入血，就必须维持一定的温度。一旦温度降至 36℃以下，那些负责消化的酶就会失去活性。因此，保持腹部的温暖对于维持身体功能至关重要。

夏至饮食莫贪凉

饮食调养在夏季尤为重要，尤其是在夏至这一节气。由于夏季天气炎热，人们容易心火旺盛，因此适宜食用一些苦味食物以降心火。由于人体出汗较多，此时宜多食酸味以固表，避免过多阳气随汗液丢失。夏至伏阴在内，饮食不可过寒。夏至时人体内外温差较大，即外热内寒，更应避免过多食用寒凉食物，以免伤害脾胃，导致消化不良或腹泻。在饮食选择上，可以适当食用西瓜、绿豆汤、乌梅等解渴消暑。食疗方面，荷叶粥、茯苓粥、凉拌莴笋、奶油冬瓜等都是不错的选择，它们具有清热解暑、宁心安神、补虚损和益脾胃的功效。此外，多食用面食也是一个有益的选择，因为面条富含人体必需的维生素 B 族，如维生素 B_1、维生素 B_2、维生素 B_3 等，对脑细胞有积极作用，并有助于控制体重。在夏至期间，我们应避免食用过于热性或温性的食物，如肥肉、各种补品以及辛辣食品，以免加重身体的负担。

总之，夏至节气的到来，预示着闷热、潮湿的夏天即将来临。我们应该采取"未病先防"的养生策略，通过合理的饮食和生活习惯，提前做好预防措施，以减少疾病发生的风险。

药食同源说生姜

"冬吃萝卜夏吃姜，不用先生开药方。"这条谚语多数人理解为冬天宜多食萝卜，夏天则推荐吃姜。其实，谚语采用了一个古代常用的修辞手法——互文，冬夏泛指一年四季，正确理解应为四季常吃萝卜和姜，不用医生开药方。生姜辛热，萝卜甘寒，谚语重点提醒人们在炎热的夏季吃姜，寒冷的冬季吃萝卜。其实，这是与中医医理极为契合的养生经验。

《伤寒论》记载："五月之时，阳气在表，胃中虚冷，以阳气内微，不能胜冷，故欲著复衣。"在夏季，人体的阳气主要在体表运行，腠理开泄，阳气散发于外，所以人们常常感觉体表炎热，与此同时，体内脏腑则相对虚冷。因此在夏季，不宜贪凉过度，比如过度食用寒凉食物或长时间待在空调房间中，以免伤害脾胃阳气，导致腹泻等病症的发生。

《中华人民共和国药典》（2020 年版）记录：生姜为植物姜的新鲜根茎，具有解表散寒，温中止呕，化痰止咳，解鱼蟹毒的功效，用于风寒感冒，胃寒呕吐，寒痰咳嗽，鱼蟹中毒。生姜因其部位或炮制方法不同而作用有所不同：生姜皮性辛凉，行皮水，治皮肤浮肿；生姜汁辛温，辛散胃寒力量强，多用于呕吐；干姜为植物姜的干燥根茎，其性辛温，温中散寒，回阳通脉，温脾寒力量大；炮姜为干姜的炮制加工品，其味辛苦，走里不走表，温下焦之寒；炮姜炭性温，偏于温血分之寒；生姜辛而微温，益脾胃，除湿消痞，止咳祛痰，以降逆止呕为长。

食疗：生姜

生姜可直接食用，能开胃健脾，促进食欲。在炎热的夏天，人体唾液、胃液分泌减少，往往出现食欲不振的现象。饭前吃几片生姜可刺激唾液、胃液等消化液的分泌，促进胃肠蠕动，增进食欲，这就是人们常说的"冬吃萝卜夏吃姜""饭不香，吃生姜"的道理。此外，生姜还具有防暑降温、提神醒脑的作用，在炎热的天气吃一些生姜能起到兴奋、排汗、降温和提神的作用。当出现中暑症状，如头昏、心悸、胸闷、恶心等的时候，适当饮用姜汤是大有益处的。中国传统的防暑中成药——人丹就含有干姜成分，其作用就是开窍醒神，祛暑化浊，和中止呕。但是，阴虚火旺、目赤内热者，或患有痈肿疮疖、肺炎、肺脓肿、肺结核、胃溃疡、急性胆囊炎、肾盂肾炎、痔疮者，不宜长期食用生姜。

夏至时节的经络调摄原则是养心阴，护心气，祛暑湿。取阴郄穴按压，拍曲泽穴。

夏至经络调摄

按压阴郄穴

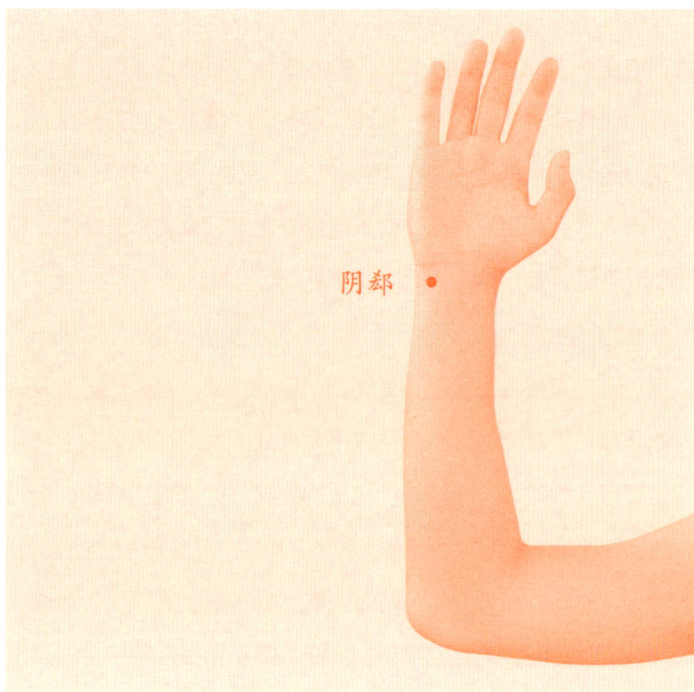

【取穴】位于手腕部，尺侧腕屈肌腱桡侧端，腕横纹上0.5寸。

【方法】以左手握住右手腕部，右手拇指指腹按压在右手阴郄穴上，力度以局部酸胀痛为度。频率为一呼一吸按压4~5次，按压5分钟后左右手位置互换，再以同样的方法按压左手阴郄穴5分钟。

【功效】阴郄穴为心经郄穴，按摩此穴可以起到益心气、止盗汗的作用，防止大汗损伤心气。

【小贴士】什么叫郄穴？它有什么作用？

郄，是孔隙的意思。郄穴是脏腑气血藏聚的地方，刺激可补益脏腑气血，临床有救急的作用。

拍曲泽穴

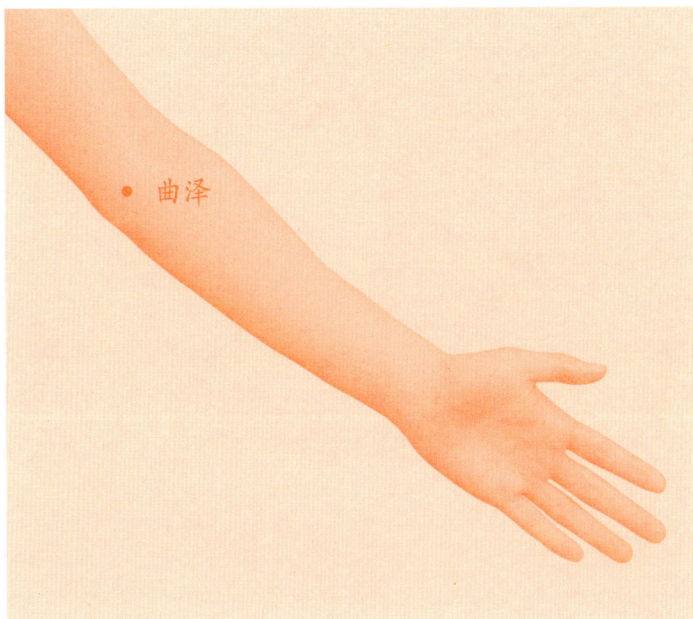

【取穴】位于肘横纹中，当肱二头肌腱尺侧缘。

【方法】屈左肘，以右手掌心部拍打左侧曲泽穴 5 分钟，再屈右肘，以左手掌心部拍打左侧曲泽穴 5 分钟。拍打频率为一呼一吸 4~5 下，拍打力度以局部肌肉轻微震动，局部皮肤轻微疼痛为度。

【功效】曲泽穴为心包经合穴，按揉此穴可以起到补益心阴、去除暑湿的功效。

小结

夏至节气阳气盛，天气炎热阴始生，养阳防寒是关键，疾病要防胃肠病，药食同源为生姜，温中散寒护生命。

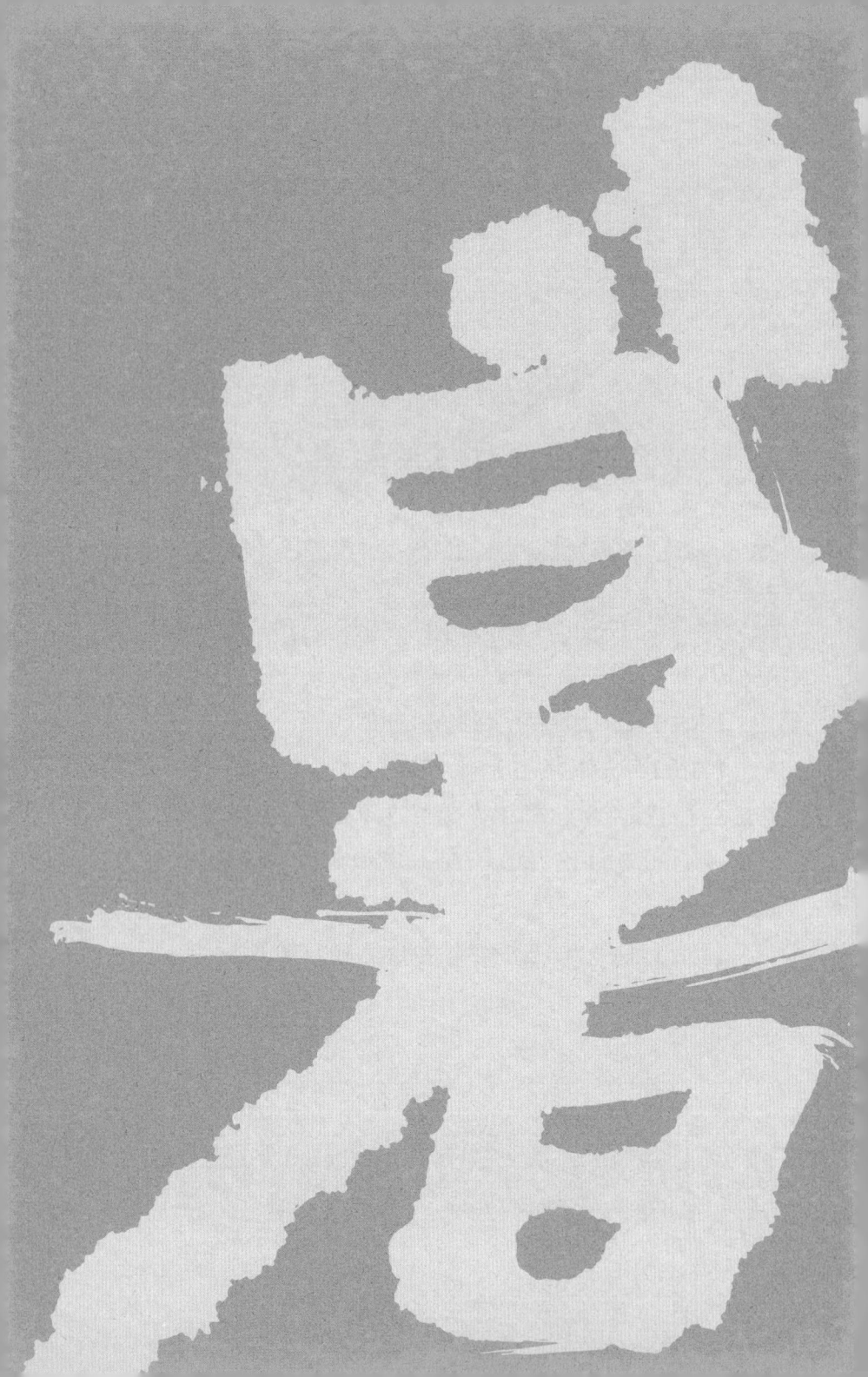

小暑进伏天
养生防中暑

小暑

销暑

何以销烦暑，端居一院中。
眼前无长物，窗下有清风。
热散由心静，凉生为室空。
此时身自得，难更与人同。

【唐】白居易

　　这首诗通过简洁的语言传达了深刻的养生哲学——虽身处暑热，但诗人仍保持着怡然自得的心境。白居易通过自己的体验告诉我们，真正的清凉来自内心的平和与宁静。即使外部环境暑热难耐，只要保持心情良好，内心平和淡然，依然可以安度苦夏，所谓"心静自然凉"就是这个意思。

　　"小暑"是夏季的第五个节气。《月令七十二候集解》曰："六月节……暑，热也，就热之中分为大小，月初为小，月中为大，今则热气犹小也。"暑，表示炎热，小暑为小热，意指天气开始炎热，但还没到最热的时候。但从小暑开始，人们就会感到凉风难觅，身边热浪习习，人也变得懒惰起来。谚语有云："大暑小暑，上蒸下煮"，这是指天气；对人来说，却有谚语："小暑大暑，有米也懒煮。"暑为外感六淫之一，六淫侵袭人体，尽管随季节气候变化的不同而各有其致病特点，但其共性为外感性、季节性、环境性、相兼性、转化性。而暑邪特点是：①暑为阳邪，其性炎热；②暑性升散，扰神伤津耗气，《黄帝内经·素问》曰："炅则腠理开，荣卫通，汗大泄，故气泄"；③暑多挟湿。

我国古代将小暑分三候："一候温风至；二候蟋蟀居宇；三候鹰始鸷。"小暑时节，大地上的风已不再带来凉爽，而是裹挟着热浪，这也标志着天气逐渐由温暖转为炎热。根据《诗经·七月》的记载，蟋蟀的活动范围随着季节的变化而变化，"七月在野，八月在宇，九月在户，十月蟋蟀入我床下"。文中所说的八月即农历的六月，也就是小暑节气的时候，由于炎热，蟋蟀离开了广阔的田野，到庭院的墙角下以避暑热。老鹰也因地面气温太高而在清凉的高空中活动。这些变化不仅反映了自然界生物对环境变化的适应，也体现了古人对自然规律的细致观察和深刻理解。

小暑期间有两个重要历注：出梅和入伏。历注就是指隶属日历上的附注，主要注明各种节气。小暑后（含小暑当天）第一个"未日"称"出梅"，出梅标志着江淮地区梅雨期的结束。夏至后第三个"庚日"为"初伏"，大约是夏至过后28天，是盛夏开始的标志。"干支纪日法"是用天干与地支相配合组成60组不同名称来记日子，每逢有庚字的日子就叫"庚日"。小暑时节很多地区的平均温度在30℃以上，有的地方最高温度甚至突破了40℃，所以有热浪袭人之感。此时降雨较多，局部可暴雨成灾，因此防洪防涝也是小暑应注意的事。

小暑是二十四节气中的第十一个节气，此时天气十分炎热，人体阳气最为旺盛，人易感到心烦不安、疲倦乏力，所以在工作劳动之时，要注意劳逸结合，保护人体的阳气。注意自我调护和科学锻炼，确保心脏阳气旺盛，以符合"春夏养阳"的养生原则。

节气民俗　　**食新**

"伏"表示阴气受阳气所迫藏伏在地下，每年有三个伏，三伏天是一年中最热的时候。俗话说"热在三伏",小暑过后就进入伏天。伏,即伏藏的意思,所以人们应当减少外出以避暑气。饮食上,人们会吃清凉消暑的食品,以度过炎热的伏天。

在过去,民间有小暑节气"食新"的习俗。北方的小麦和南方的稻子开始收割,人们会举行一系列祭祀仪式,感谢大自然的恩赐,并庆祝谷物的丰收。农民将新割的稻谷碾成米后,先做好饭供祀五谷大神和祖先,然后大家共同品尝新米,庆祝丰收。

民谚还有"头伏萝卜二伏菜,三伏还能种荞麦"的说法。说到萝卜,其具有下气、消食、利尿、润肺祛痰、解毒生津的作用。萝卜属凉性,口味有些辛辣,也有些甜,体质弱、脾胃虚寒、胃十二指肠溃疡、慢性胃炎、单纯性甲状腺肿、先兆流产、子宫脱垂者不宜多食。

入伏之时,刚好是我国小麦生产区麦收不足一个月的时候,家家麦满仓。而到了伏天,人们精神委顿,食欲不佳,饺子却是传统食品中开胃解馋的佳品。所以,人们用新磨的面粉包饺子,或者吃顿新白面做的面条,就有了"头伏饺子二伏面,三伏烙饼摊鸡蛋"的说法。

斗蟋蟀

小暑时节不仅是喜温农作物生长速度最快的时期,也是乡间田野蟋蟀最多的季节,我国部分地区有茶余饭后"斗蟋蟀"的风俗。斗蟋蟀也称斗蛐蛐、斗促织。斗蟋蟀在我国历史悠久,是具有浓厚东方色彩的文化生活,也是中国的艺术。这项活动自兴起,经历了宋、元、明、清四个朝代,又从民国发展至今,前后经历了近千年的漫长岁月,始终受到人们的广泛喜爱,长兴不衰。

小暑时节，中国南方大部分地区进入雷雨季节，大风、暴雨相伴出现，有时伴有冰雹，容易造成灾害。华南东部因常受副热带高压控制，多连晴高温天气，开始进入伏旱期。北方则进入潮湿闷热的夏季。总之，南方湿热，北方闷热，全国大地暑、湿、热，人们普遍汗流浃背是此时的特点。

一年夏天，正值小暑时节，在北京的一个施工现场，下午两点，一名年轻小伙子突然倒地，不一会儿醒了过来，满头大汗，头晕恶心，是中暑了。中暑夏天常见，往往使人大汗淋漓。原来，这名工人因中午天气闷热，苦夏，不想吃东西，因此没吃午饭，再加上劳动出汗过多，从而导致心神失养，邪热扰心，所以中暑了。《黄帝内经》曰："汗为心之液。"因此，过汗则损伤心液。平时不能不出汗，但也不能大汗，这是一种平衡。

"汗者，精气也。"汗来源于饮食水谷，是人体五液之一。五液是指汗、涕、泪、涎、唾五种体液。《素问·宣明五气》说："五脏化液，心为汗，肺为涕，肝为泪，脾为涎，肾为唾，是谓五液。"在临床上，若五液的分泌异常，则可反映所属脏腑的病变。

汗受心神的控制，"汗为心之液"的理论在临床上具有重要意义。其一，"心主血脉"，血与汗在生理上密切相关，也就决定了其在病理上必然相互影响。如大失血后或素体津亏血少之人，其汗源不充，治疗疾病时则不宜用汗法；而对于汗出过多的患者，因其血中津液亦亏，则不宜多用温燥耗血之品，故此《灵枢·营卫生会》强调"夺血者无汗，夺汗者无血"。其二，由于生理上心与汗液密切相关，在病理上，出汗或发汗过多则易损伤津液、耗散心气，而见心悸、气短、神疲、乏力等症，甚至出现肢冷亡阳。反之，心的气血失常，亦可导致各种汗症。如心气不足、表卫不固，则见睡中盗汗、醒后即止，临床上据此理论治疗心阴不足的无汗症，常获良效。

由于学生放暑假，夏季是全国旅游的高峰季节，而此时也是中暑的高发期。1995年夏天的一个周末，我与同学6人到北海公园游园。经过了一上午的爬山、游玩，大家觉得有些累了，于是到公园一处喝茶的地方落座休息。刚坐下，一位同学说他头晕、恶心想吐、肌肉酸痛、乏力汗出。因为同行者中只有我一个学医的，我上前询问情况。他说昨天晚上觉得着凉了，好像有点热伤风，而现在头晕、恶心、出汗。我判断是中暑了，当时气温高达35℃、湿度大，应该用藿香正气水治疗。可是谁也没带，周围也没有药店，怎么办呢？我突然眼睛一亮——百米河面上荷花盛开，中药荷叶有清热解暑、芳香化湿的作用。于是就地取材，这边让同学安顿好中暑之人，我和另外的同学下河采摘荷叶，迅速与茶馆老板商量用水煮洗干净的荷叶，5分钟后给中暑的同学喝下，半小时后症状缓解。中药来源于生活，出现急性病可就地取材施治，旅游也别忘记预防疾病的发生。

《清宫医案精选》记载，宣统八年七月初，皇帝头晕倦怠呕恶，腹满口干，属心肺有热，暑饮停蓄，兼受风凉，御医先以清暑疏解化饮，继以清热和中化滞法调理。药后皇上诸症悉愈，惟胃气尚欠调畅，故以清热和胃代茶饮调理以善其后。方中麦冬、石斛、玄参清热化饮，陈皮、竹茹理气和胃养阴，黄芩、瓜蒌皮清热燥湿。热邪伤人，必及阴液，邪却之际，善后必采用养阴清热之法，阴液复，则余热易去。若一味苦寒清热，阴液却伤，余热亦难解。

嘉庆是乾隆第十五子，在位25年，公元1820年去世，终年61岁。据《清宫医案精选》记载，从医案上看，他的死源于一次暑热风寒。嘉庆在去避暑山庄的路上偶感暑热，到了避暑山庄又受风寒，加上旅途劳顿，身体健康状况不佳，最终积劳成疾，不到一周就驾崩了。当时御医使用藿香正气丸、导赤代茶饮进行治疗，然而为时已晚，无济于病，最终抢救无效病逝。分析其中暑的原因，内在是由于夏季饮食不当导致营养不足，同时缺乏充分休息；而外在因素则是高温暑热和受凉的影响。

通过以上三个病例可以看出：首先，中暑多发于暑湿热季节，尤其是小暑时节；其次，辨证施治应侧重清热去暑、清热和中、芳香化湿；最后，疾病要以预防为先，可就地取材治疗急性病、常见病。

心态平和防过汗　中医认为人体的情志活动与脏腑有密切关系，不同的情志刺激可伤及不同的脏腑，产生不同的病理变化。《灵枢·百病始生》曰："喜怒不节则伤脏。"心主神明，又主汗，因此心态不好可产生心火，出汗异常。在情志方面，喜为心之志，这"喜"是在不"过"的情况下。中医养生主张"平"，即尽量做到在任何情况之下不可有过激之处，如喜过则伤心，心伤则心跳神荡，精神涣散，思想不能集中，甚则精神失常等。心为五脏六腑之大主，一切生命活动以心为主宰，故有"心动则五脏六腑皆摇"之说，然心神受损必涉及其他脏腑，因此，夏季养生重点突出"心静"二字，即舒缓紧张的情绪，使心情舒畅、气血和缓。

汗出异常分自汗、盗汗。心阳不足、心气虚，不能"守住"心液，则见自汗，此时应补气补阳。阳虚患者大多形寒畏冷，易感风寒，所以室内温度宜偏暖，且要温补调理。在门诊经常遇到三伏天还穿着毛衣秋裤前来就医的患者，他们怕冷、怕风、出冷汗，这属于阳虚，也与心阳不足有关。阳虚、气虚患者应注意休息，可以服用益气健脾汤（大枣 5 枚、黑豆 30 克、黄芪 30 克、煎汤 150 毫升，口服一日两次），同时注意起居有常。夜间出汗，醒后汗止为"盗汗"，心阴血不足者容易出现盗汗，盗汗患者体质多热而偏燥，故室温宜偏低且湿润。这类人饮食要以清补为主，忌食辛辣，如羊肉、辣椒、姜葱等，食疗可以选择当归老鸭汤。

夏季是消化道疾病多发的季节，在饮食调养上要改变饮食不节、不洁、偏嗜的不良习惯。

饮食平衡
多补水

饮食应以适量为宜，还应多补水。过饥，即摄食不足，则化源缺乏，而致气血不足，引起形体倦怠消瘦，正气虚弱，免疫力降低，容易继发其他病症；过饱，超过脾胃的消化、吸收和运化能力，易导致饮食停滞，出现脘腹胀满、嗳腐泛酸、厌食、吐泻等食伤脾胃之病。《素问·痹论》曰："饮食自倍，肠胃乃伤"，此即饮食要有节制之理。

在夏季，饮食不洁是引起多种胃肠道疾病的元凶，如痢疾、寄生虫病等。若进食腐败变质的食物，还可导致食物中毒，引起腹痛、吐泻，重者出现昏迷或死亡。

饮食偏嗜是造成营养不良的原因之一。饮食偏嗜有过寒过热之偏、五味之偏。过食生冷寒凉，可损伤脾胃阳气，导致寒湿内生，发生腹痛泄泻；偏食辛温燥热，可使胃肠积热，出现口渴、腹满胀痛、便秘，最终酿成痔疮。五味养五脏，如酸入肝、苦入心、甘入脾、咸入肾，五味之偏是指长期嗜好某种食物，会使脏腑功能偏盛或偏衰，久而久之可损伤内脏而发生疾病。因此，只有饮食调节适当，才能保证人体所需的营养物质。

小暑时节因出汗多，平时要多饮水，注意保持充足的睡眠，饮食应以清淡为主，少食辛辣油腻之品。可采用食疗的方法，如绿豆百合粥具有清热解毒、利水消肿、消暑止渴、降胆固醇、清心安神和止咳的功效；南瓜绿豆汤也具有清暑解毒、生津益气的功效。蔬菜应多食绿叶菜及苦瓜、丝瓜、南瓜、黄瓜等。小暑之季，气候炎热，人易感心烦不安，疲倦乏力。在自我调护时，应按五脏主时中"夏季为心所主"的理论，顾护心阳，平心静气，确保心脏气血旺盛，以符合"春夏养阳"之原则。

药食同源说荷叶

荷叶性味甘、寒，入脾、胃经，有清热解暑、平肝降脂之功，适用于暑热烦渴，口干引饮，小便短黄，头目眩晕，面色红赤，高血压和高脂血症。《本草纲目》载其"生发元气，裨助脾胃，涩精浊，散瘀血，消水肿、痈肿，发痘疮"，治吐血、咯血、衄血、下血、溺血、血淋、崩中、产后恶血、损伤败血。《中华人民共和国药典》（2020年版）："清暑化湿，升发清阳，凉血止血。"

药理研究表明，荷叶含荷叶碱、莲碱、荷叶苷等，能降血压、降脂，入食味清香，可口宜人；入药可理脾活血，祛暑解热，治疗暑天外感身痛及脾湿泄泻。荷叶具有清热利湿的作用，民间暑天服食荷叶粥，以祛除暑热。荷叶也常用来治疗肥胖，尤其适用于夏季减肥，或用于治疗肥胖患者的脾虚湿阻证和胃热湿阻证。

食疗：荷叶粥

原料：鲜荷叶一张，粳米100克。

制法：粳米淘净，鲜荷叶一张切成五块。砂锅置于火上，注入1升清水，放入荷叶、粳米。中火烧开后，再改用小火慢煮至米烂汤稠，待表面浮有粥油时，拣出荷叶不用，放入白糖调味即可。

功效：据《饮食治疗指南》载，荷叶粥可以解热、散瘀血、降血压、降血脂，并能减肥，效果颇佳。

小暑节气的经络调摄原则是补心气、心阴，祛暑湿。取膀胱经背部刮痧，膀胱经的厥阴俞按揉。

膀胱经背部刮痧

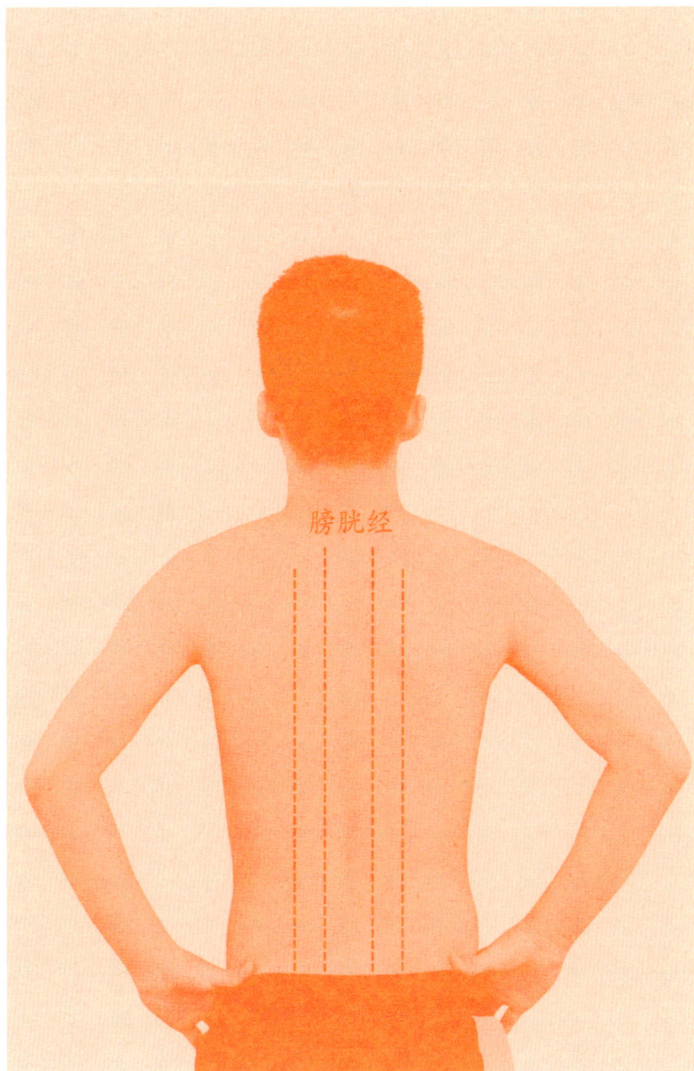

【取经】膀胱经，本经脉起于目内眦睛明穴，向上行于头，从头顶部分别向后行至枕骨处，进入颅腔，络脑，回出分别下行到项部，下行交会于大椎穴，再分左右沿肩胛内侧，脊柱两旁，到达腰部，进入脊柱两旁的肌肉，深入体腔，络肾，属膀胱。本经脉一分支从腰部分出，沿脊柱两旁下行，穿过臀部，从大腿后侧外缘下行至腘窝中。另一分支从项分出下行，经肩胛内侧，从附分穴挟脊下行至髀枢，经大腿后侧至腘窝中与前一支脉会合，然后下行穿过腓肠肌，出走于足外踝后，沿足背外侧缘至小趾外侧端，交于足少阴肾经。

【方法】取膀胱经背部经脉进行刮痧，用泻法。沿膀胱经背部循行两条线进行刮拭。由上到下，反复多次，以局部出痧或潮红为度。

【功效】膀胱经背部刮痧有去暑热、利湿的作用。

按揉厥阴俞

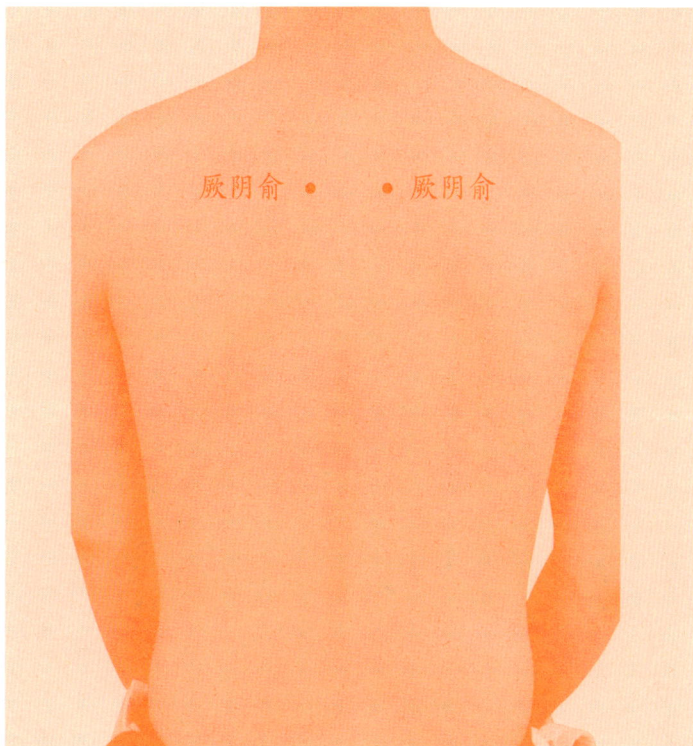

【取穴】位于背部，第4胸椎棘突下，旁开1.5寸。

【方法】请助手用双手掌心按揉双侧厥阴俞穴5分钟，左侧逆时针，右侧顺时针方向按揉。力度以酸胀为度。频率为一呼一吸4~5下。

【功效】厥阴俞为心之背俞穴，因此按揉此穴可以补心气心阴。

小暑节气进伏天，闷热天气暑湿兼，预防疾病是中暑，春夏养阳防过汗，药食同源是荷叶，清热解暑血脂减。

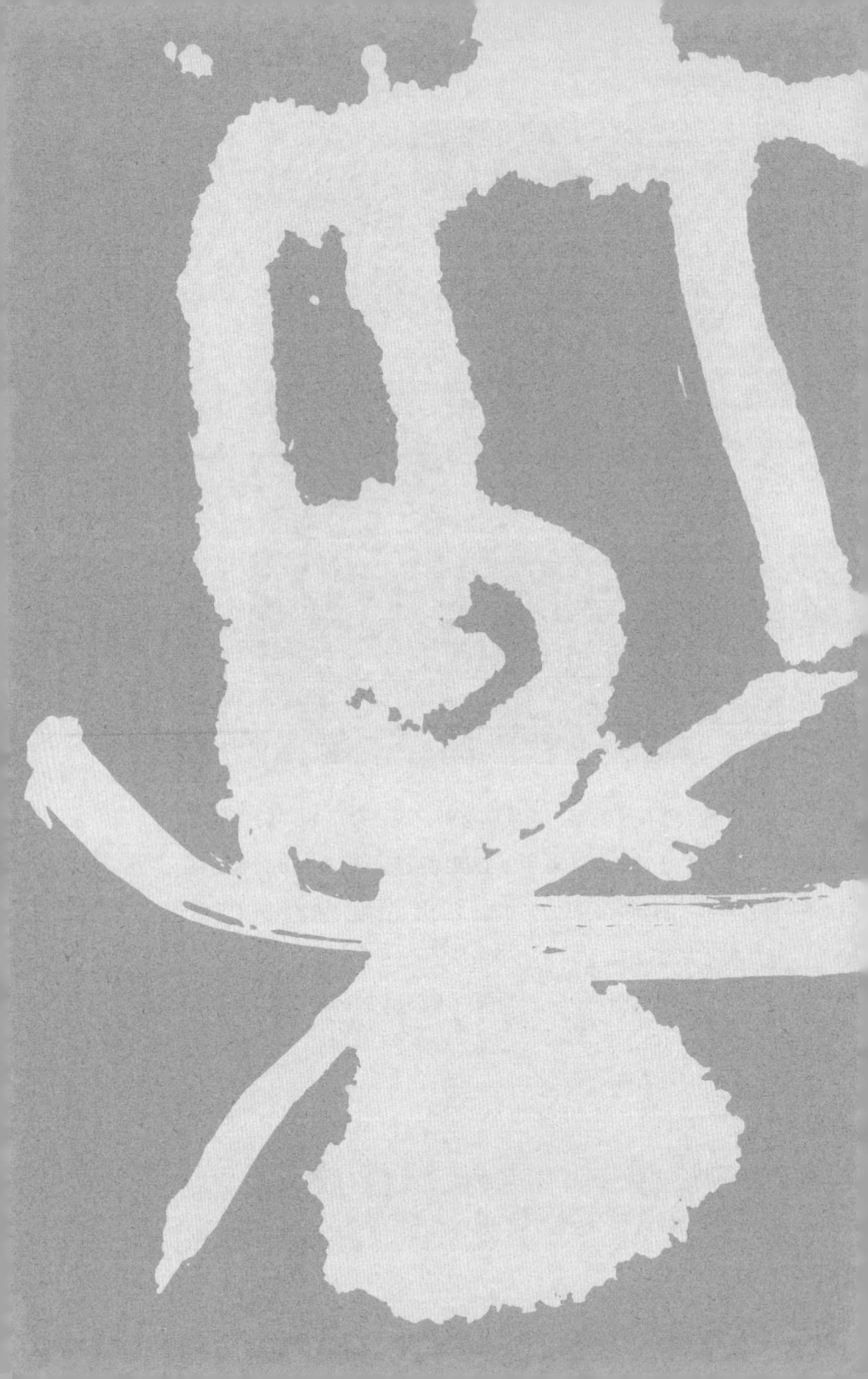

Great Heat

大暑雨量增
要防皮肤病

大暑

蕲竹能吟水底龙，玉人应在月明中。
何时为洗秋空热，散作霜天落叶风。

大暑水阁听晋
卿家昭华吹笛

【宋】黄庭坚

诗人说蕲竹笛吹起，婉转悠扬，声音仿佛穿透到水下，使幽潭下的游龙也跟着吟唱，这份联想让人在这暑热之中感到了丝丝幽凉，感觉这位吹笛的玉人仿若来自广寒月宫，带着一片清凉款款而来，稍解酷热之苦。面对炎热的夏日，诗人在此刻发出了对凉爽秋天的渴望，期盼着酷暑能够转变为秋日的凉风和落叶。诗中通过笛声联想到玉女，由暑气联想到秋凉，展现了一番由热转凉的意境。我们可以感受到：诗歌具有使人心灵宁静的力量，能够带来一种"心静自然凉"的体验；大暑时节的酷热也预示着秋天的临近，给人以期待和憧憬。

"大暑"是夏季的最后一个节气，也是一年当中最热的时候。《月令七十二候集解》曰："大暑，六月中。暑，热也，就热之中，分为大小，月初为小，月中为大，今则热气犹大也。"斯时天气甚烈于小暑，故名曰大暑。一般而言，大暑都在"中伏"前后，"小暑不算热，大暑正伏天"。"伏"即潜伏、藏伏之意，就是提醒人们在三伏的时候尽量减少高温下的活动，规避潮热之气。炎热的大暑节气，日照强，雨水多，万物生机勃勃，但也易滋生蚊蝇等病害传染。

古代将大暑分为三候："一候腐草为萤，二候土润溽暑，三候大雨时行。"大暑时，萤火虫卵化而出，成为盛夏夜晚的一道图景。萤火虫产卵在落叶与枯草之间，经幼虫、蛹而至成虫，在盛夏孵化而出。古人的生物知识缺乏，认为萤火虫是由腐草变化而生。此时土壤内湿气潮润，天气也湿热难耐，这种蒸郁的热天也是最难过的。这一时节常常在午后有雷雨，雷雨骤急势大但时间不长，雨后可以稍稍缓解一些暑气。科学的解释应该是由于早上的热气升至对流层，在高空遇冷，然后形成雷雨降下。大暑也是雷阵雨最多的季节。有谚语说"东闪无半滴，西闪走不及"，意谓在夏天午后，闪电如果出现在东方，雨不会下到这里，若闪电在西方，则雨势很快就会到来，要想躲避都来不及。在中医看来，湿热为大暑节气最典型的特点。

节气民俗

火把节

每年农历六月二十四日，是关帝圣君的诞辰，也是我国少数民族的火把节。火把节是彝族、白族、纳西族、拉祜族、哈尼族、普米族、哈萨克族等民族古老而重要的传统节日，有着深厚的民俗文化内涵，蜚声海内外，被称为"东方的狂欢节"。火把节大多在农历六月二十四至二十六日举行，节期三天不等，因民族不同节日活动内容也不尽相同，但点火把活动则无一例外要举行。

饮伏茶

伏茶，顾名思义，是三伏天喝的茶，这种由金银花、夏枯草、甘草等十多味中草药煮成的茶水，有清凉祛暑的作用。古时候，很多地方的农村都有个习俗，在村口的凉亭里放些茶水，免费给来往路人喝。这里的中药有清热解毒消暑的功效，体现了民间的养生智慧。

吃仙草

广东很多地方在大暑时节有"吃仙草"的习俗。仙草又名仙人草、凉粉草，是一种只生在南方、有着淡淡甜味的草，由于其神奇的清暑解热的功效，被誉为"仙草"。《本草纲目》记载，仙草能治丹毒。民谚说"六月大暑吃仙草，活如神仙不会老"，仙草冻和烧仙草也是福建、广东等地常见的消暑凉品。

"大暑"是二十四节气的第十二节气，也是全年温度最高，阳气最盛的时节。"大暑"为什么这么炎热呢？这是因为自入夏以来，地面吸热大于散热，热量不断积累，到了"大暑"，累积的热量达到顶峰，开始放热，所以"大暑"期间最为炎热。夏季气候炎热，酷暑多雨，暑湿之气比较容易侵袭人体，导致皮肤病高发。因此，大暑要防皮肤病，防湿邪。

2012年8月下旬，门诊来了一位四十多岁的男士，湿疹反复发作，周身散发，四肢严重，严重时可有渗出液，瘙痒难耐，每年5月初到10月底发病，如今已经3年了。经辨证属脾虚湿热内蕴，治以健脾清热利湿之法，同时嘱其不要吃海鲜、羊肉等。2周后缓解，一直到10月才基本治愈。嘱其第二年5月初未起时就来诊治，结果第二年从5月开始服药三个月，当年未发湿疹。

《素问·阴阳应象大论》说："中央生湿，湿生土，土生甘，甘生脾……其在天为湿，在地为土……湿伤肉，风胜湿，甘伤肉，酸胜甘。"这应该是对"湿"的最基本论述，说明"湿"既有自然界的，也有身体自己产生的，会和"风邪"搅在一起，最容易损伤四肢肌肉。

从这个病例可总结三点：一是夏天发病属湿热为患，清利湿热治其标；二是脾虚运化水湿能力下降是其本，健脾利湿治其本；三是中医治未病，治病求本是其特色。

《清宫医案集成》记载，乾隆帝曾在一年夏季得了荨麻疹，腰腹间起碎疙瘩，搔痒之后便会成片。一般的治疗方式是外涂药膏，但御医请脉诊治后认为属于血热风疹，开出"洗药方"：荆芥穗五钱、防风五钱、土大黄五钱、蛇床子五钱、当归五钱、地肤子三钱、鹤虱草三钱、杏仁三钱（炒后研磨）、朴硝五钱、苦参五钱、黄柏五钱、川椒二钱，引用食盐三钱、连须葱白三根，煎汤外用，随时浴疗。相较于药膏，泡在热腾腾的药浴里，既有利于缓解瘙痒，又起到加速患处吸收药力的作用，乃上佳之选。其后医案记录，乾隆帝近半个月的时间内连续使用此方，疗效渐现，疹子渐消。

在浴水中加入适量的中药汤，即为"药浴"，药力透过皮肤渗入体内，适用于治疗皮肤病。慈禧太后有"明目除湿浴足方"，是专门疗治其眼睛胀痒、视力模糊的方药，取甘菊三钱、桑叶五钱、木瓜五钱、牛膝五钱、防己四钱、苍术五钱、黄柏三钱、甘草三钱，水煎浴足，此方体现了中医的上病下治之法。其实，平日的浴足对于慈禧太后来说也是非常讲究的，因为她坚信这样的做法不仅在于卫生，更重在保养健身。于是，三伏天，她惯用杭菊花煮水晾温后洗脚，有清眩明目、凉爽周身、消除暑气之效。

一年夏天，一位母亲怀抱着六个月的儿子来诊，述说孩子这几天哭闹不停，夜里也是一会儿睡一会儿哭。当把小孩衣服解开后，发现浑身上下散在起了许多痱子，痒得他不能入眠，而小孩唯一的表达方式就是哭闹。这是由于夏季气温高、湿度大，出汗过多却不能及时地蒸发，致使汗孔堵塞，汗液淤积，产生痱子，常表现为小米粒大小浅表水疱，很容易蹭破，轻度脱屑而愈，多见于婴儿，称为白痱；一些为散在红色小丘疹，但与毛囊无关，多见于小儿，称为红痱；表现为小脓疱的皮疹，称为脓痱，好发于皱襞部位，为密集分布的丘疹或非炎性水疱，出汗后明显加重。开具外洗处方如下：薄荷10克、苦参6克、炒黄柏10克、苍术10克、防风6克、地肤子6克、白鲜皮6克、藿香10克，煮水外洗，5天后痊愈。

中医认为，痱子是一种内热毒热，由于暑天闷热的天气出汗不畅，堵塞了汗孔，毒热在里面出不来，就会发生痱毒。《素问·至真要大论》："诸湿肿满，皆属于脾。"根据脏腑理论，脾主水谷精微，所以体内产生的"湿"，都是与脾相关的。防止痱子的发生应该注意室内环境的通风降温，避免环境过湿、温度过高；衣着应宽大，减少出汗且利于汗液蒸发，勤换衣服；用干毛巾擦汗，尽量保持皮肤干燥；肥胖者、婴儿及产妇应勤洗浴，但不可用冷水，揩干后扑痱子粉。治疗可用清凉、收敛、止痒药物。若发生脓痱要到医院就诊，进行综合治疗。

大暑时节是全年气候最炎热的时候，酷暑多雨，暑湿之气容易乘虚而入；且暑气逼人，心气易于损耗，尤其老人、儿童、体虚气弱者往往难以将养，而导致疰夏、中暑等病。暑湿当令，养生要围绕祛暑燥湿。因为大暑是夏天最后一个节气，也应该做好迎接秋天到来的准备。从阴阳来看，虽然此时天气炎热，但是秋凉已经悄然来临，晚上已经有了一丝凉意。因此，要注意早晚温差大带来的不适，从而调整生活起居，才能顺利度夏，迎接秋天的到来。

"冬病夏治"三伏贴

中医师们在常年的临床工作中发现，好发于冬季的一些阳虚阴盛的疾患，往往可以通过伏夏的调养使病情得以好转，其中以老年慢性支气管炎的治疗效果最显著。三伏贴"冬病夏治"是中国传统医学的一个重要特色，这就是中医"治未病"的原理，主张未病先防、预防为主。从小暑至立秋，人称为"伏夏"，即"三伏天"，是全年气温最高、阳气最旺盛的时候。"春夏养阳"，此时予以治疗，可以使患者的阳气充实，增强抗病能力。依据中医"急则治其标，缓则治其本"的原则，在冬天发作时治疗，夏天未发病时就"培本"以扶助正气。人体正气旺盛，免疫力增强，到了冬天就可以少发病或不发病。

所有与阳气不足、肺气虚弱、虚寒疼痛相关的疾病在春夏治疗都会比其他季节治疗效果好，如支气管炎、支气管哮喘、过敏性哮喘、过敏性鼻炎、慢性阻塞性肺疾病等呼吸系统慢性疾病，类风湿性关节炎、结肠炎、冻疮、胃痛、颈椎病、慢性腹泻、感冒、部分妇科病、关节痛、肾虚引起的腰痛，其中，尤以呼吸系统疾病、膝关节疼痛、冻疮等效果最为显著。

皮肤护理靠平时

雨多生外湿，贪凉饮冷产内湿，症状表现多在皮肤上，好发湿疹、荨麻疹、痱子等皮肤病。预防有三：一是避免淋雨少沾湿；二是勤换衣服穿棉织；三是皮肤清洁，少食寒凉及辛辣。

皮肤的保养，是古今女性经久不衰的话题。女性之美有三大特点：容色如花、头发乌黑、眼睛明亮。万般美丽，以容色为先，容色如花，首在肤如凝脂。《诗经·卫风·硕人》描绘美人庄姜时，称其"肤如凝脂"，凝脂就是光滑细腻而洁白，这一直是中国古代美女的重要特征之一。如何追求"肤如凝脂"的状态？让我们来看看慈禧是如何护理皮肤的。

慈禧同天下女子一样，醉心于养颜美容，而她所擅用的美容手法别具一格，不仅能增益美色，而且有益于颐养身心。据载，她非常喜欢涂脂抹粉，还喜欢用纯天然的药补、食补，尤其喜欢珍珠。首先，选择品质上乘的珍珠洗净，用布包好，加豆腐、水，一起煮一个时辰（2小时），取出后再将其洗净、捣碎，再加入少许清水，缓慢地精心研磨，直至其指粘如无，干燥后即可备用。状如细末的珍珠粉，用鸡蛋清调匀方可使用。慈禧每天晚膳之后，必以温水洗面，后用珍珠粉，睡觉前再用清水洗净，然后涂上忍冬花水，方才踏踏实实地就寝。现代医学研究表明，豆腐中的大豆异黄酮能够延缓皮肤衰老，卵磷脂能抗氧化，阻止皮肤变黄、变粗糙。蛋清中则有蛋白质、甲硫氨酸等营养物质，且有清热解毒、消炎，以及保护皮肤、增强皮肤免疫力的功能。

而早在1 200年前的唐代，一代女皇武则天则用一味草药养颜驻容。大唐女皇常用益母草润泽皮肤，益母草有活血调经、利水消肿、清热解毒的功效。《本草拾遗》称益母草"入面药，令人光泽，治粉刺"。益母草必须在每年农历五月初五日采摘，要全棵，不能粘土，否则无效。暴晒以后，研细，过筛，加入适量水、面粉调和成团，捏成鸡蛋大小晒干。置黄泥炉子，分三层，底层铺炭，中层放益母草，上层再盖一层炭，点火，炼制，大火三十分钟，文火一昼夜。炼制时，切忌火力过猛，药丸变成黄黑色便无效。取出药丸，色白、细腻者，为上品药。凉透，研细，过筛，再研细，瓷瓶装好备用。每天早晚适量擦洗面部、手脚。在益母草药丸的基础上，武则天将其与滑石粉和胭脂混合使用，发明了"神仙玉女粉"，唐代称为"益母草留颜方"。

饮食均衡要补脾

暑天，根据食材的四气五味特点，合理搭配，是减少疾病、延缓衰老的有效方法。由于夏令气候炎热，易伤津耗气，夏季的饮食调养是以暑天的气候特点为基础，因此常可选用药粥滋补身体，如山药粥、莲子粥、薏米粥等。《黄帝内经》有"药以去之，食以随之""谷肉果菜，食养尽之"的论点。著名医家李时珍尤其推崇药粥养生，他说："每日起食粥一大碗，空腹虚，谷气便作，所补不细，又极柔腻，与肠胃相得，最为饮食之妙也。"药粥对老年人、儿童、脾胃功能虚弱者都是适宜的。

大暑之后，时序到了立秋。秋是肃杀的季节，为了迎接秋天的到来，夏近尾声要防"秋老虎"。"秋老虎"在气象学上是指三伏出伏以后短期回热的 35℃ 以上的天气，一般发生在 8—9 月。天气特征是早晚清凉、午后高温暴晒。我国地域辽阔，"秋老虎"的表现略有不同，如华南的"秋老虎"要比长江流域的来得迟，一般推迟 2~4 个节令。每年"秋老虎"的时间也有长有短，在半个月至两个月不等；有时"秋老虎"来了去，去了又回头。"秋老虎"虽然气温较高，但总的来说空气干燥，阳光充足，早晚不是很热，不至于热得喘不过气来。另外，饮食寒凉要减半。因为天气虽仍然炎热，但夏季即将过去，而长夏对应人体的脾，过食寒凉易伤脾。

药食同源
薏苡仁

薏苡仁的营养价值很高，被誉为"世界禾本科植物之王"。在欧洲，它被称为"生命健康之禾"；在日本，它被列为防癌食品，因此身价倍增。薏苡仁具有容易消化吸收的特点，不论用于滋补还是用于医疗，作用都很缓和。《本草纲目》记载其："健脾益胃，补肺清热，祛风胜湿。炊饭食，制冷气。煎饮，利小便热淋。"《神农本草经》中就有记载："主筋急拘挛，不可屈伸，风湿痹，下气，久服轻身益气。"《中华人民共和国药典》（2020年版）记载薏苡仁：性味甘、淡，凉。归脾、胃、肺经。主利水渗湿，健脾止泻，除痹，排脓，解毒散结。用于水肿，脚气，小便不利，脾虚泄泻，湿痹拘挛，肺痈，肠痈，赘疣，癌肿。孕妇慎用。

食疗：绿豆薏苡仁汤

原料：薏苡仁、绿豆各 25 克，山楂 10 克。

制作过程：以上三味洗净，加水 500 克，泡 30 分钟后煮开，滚几分钟后即停火，不要揭盖，焖 15 分钟即可，代茶饮。每日 3~5 次，适用于油性皮肤，有预防长粉刺和痤疮作用。

大暑时节经络调摄原则是清暑益气，健脾助运。取大肠经的曲池穴、任脉的气海穴、任脉的建里穴按揉。

按揉曲池穴

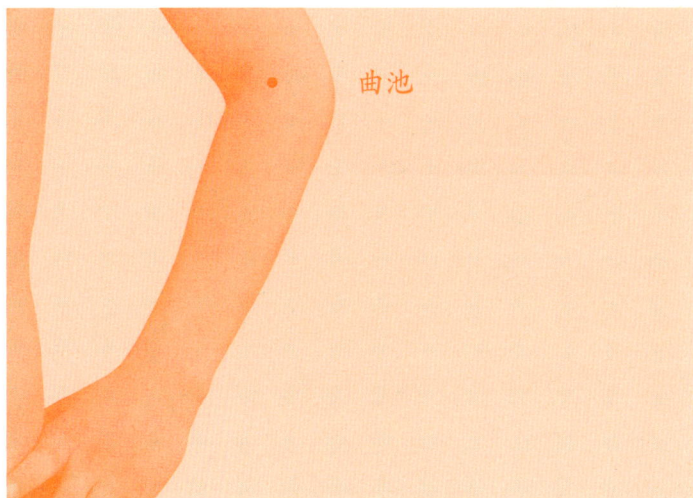

曲池

【取穴】屈肘，当肘横纹外端与肱骨外上髁连线之中点。

【方法】屈左肘，右手拇指指腹按压在曲池穴上，顺时针方向按揉该穴，力度以酸胀为度，频率为一呼一吸4~5次，持续按揉5分钟。然后屈右肘，左手拇指以同样的方法逆时针方向，按揉右侧曲池穴5分钟。

【功效】曲池穴为大肠经合穴，为全身清热要穴。按揉此穴可以起到清热去暑的作用。

按揉气海穴

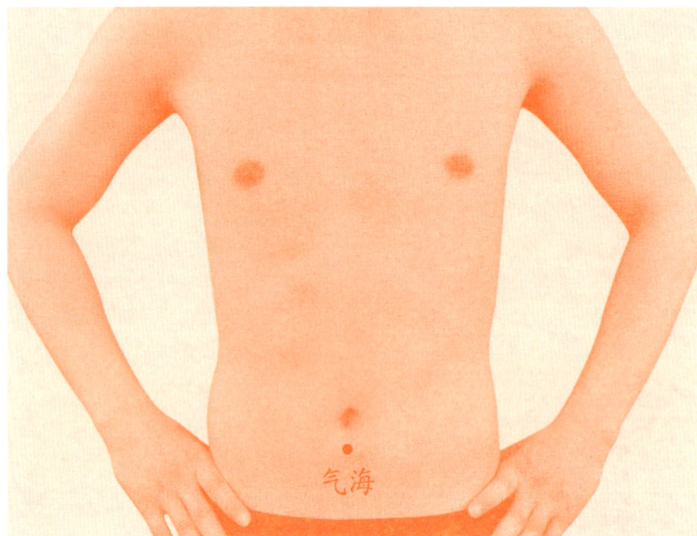

气海

【取穴】仰卧位，在前正中线，当脐下1.5寸处。

【方法】右手掌心按在气海穴上，顺时针方向按揉该穴。力度以小腹微胀为度。按揉时间5分钟，频率为一呼一吸4~5次。

【功效】气海穴为任脉要穴，补气作用强大，按揉此穴可以快速补充人体消耗之气。

按揉建里穴

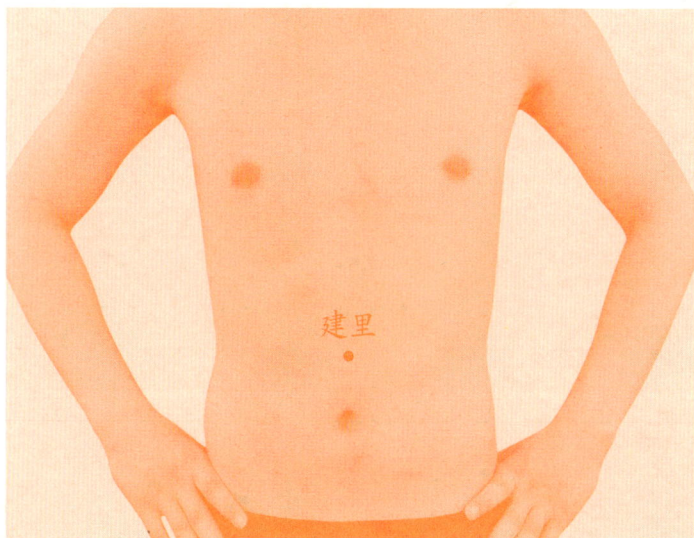

建里

【取穴】仰卧位，在前正中线，当脐上 3 寸处。

【方法】右手掌心按在建里穴上，顺时针方向按揉。力度以上腹部微胀为度。按揉时间 5 分钟，频率为一呼一吸 4~5 次。

【功效】建里穴为任脉穴，善于健运脾胃，按揉此穴可以补益脾气，助脾运化。

大暑节气降雨多，外感六淫暑湿热，疾病高发在皮肤，冬病夏治三伏过，药食同源薏苡仁，清热利湿脾胃和。

Beginning of Autumn

立秋暑未尽
要防咳喘病

立秋

立秋

乳鸦啼散玉屏空，一枕新凉一扇风。
睡起秋色无觅处，满阶梧叶月明中。

【宋】刘翰

立秋之时是丰收的季节，也是一年中最为舒适、凉爽和静谧的时节。诗人通过细腻地观察，捕捉到秋天独有的韵味，勾勒出秋夜宁静而美丽的画面。这首七言绝句细致入微地描写了立秋时节诗人的感受。夏秋交替之际，乳鸦的秋鸣、夜来枕边的习习秋风、一轮秋月映照下的满阶梧桐秋叶——诗人虽写秋无觅处，但秋鸣、秋风、秋月、秋叶，处处见秋。满阶的梧桐落叶，更是一叶落而知天下秋。

"立秋"是秋天的第一个节气，从这个节气开始，我们告别夏季，迎来了秋天。《月令七十二候集解》曰："七月节，立字解见春。秋，揫也。物于此而揫敛也。"立秋之后，天气由热转凉，阳气渐收，阴气渐盛，故要收敛，有"秋收冬藏"之说。立秋是肃杀之季，早晚天气逐渐转凉，由于伏天未到尽头，暑气尚未消失，因此日间仍旧热浪袭人。在我国大部分地区，秋天的气候特点多在9月中下旬才开始出现。民间谚语有云："早晨立秋凉飕飕，晚上立秋热死牛。"立秋之时天气仍很闷热，防暑降温仍应继续。

我国古代将立秋分为三候："一候凉风至；二候白露降；

三候寒蝉鸣。""立秋之日凉风至"，经过大暑的大雨，暑气渐消，热风已变为徐徐吹来的凉风。二候白露降是说立秋之后早晚温差渐大，夜间湿气接近地面，在清晨形成白雾，未凝结成珠，有秋天的凉意。三候寒蝉鸣与夏至第二候"蝉始鸣"相呼应。在秋天叫的蝉称为寒蝉，寒蝉感应到阴气生而开始不停鸣叫。此三候，光看字面，就已经感觉到丝丝清爽。

在一年的二十四节气中，四季的第一个节气都以"立"开始，立春、立夏、立秋、立冬，一个"立"字让人真切地感到不同的季节变换着衣装活生生地走到眼前。立秋不仅预示着炎热的夏天即将过去，秋天即将来临，也表示草木开始孕子结果，收获的季节到了。对这凉意最为敏感的是梧桐，立秋一到，它便开始落叶。正如古人所说："梧桐一叶落，天下尽知秋。"

**立秋的
哈密瓜**

秋天是收获的季节，也是各种水果上市的时候，有梨、橘子、苹果、枣、柿子、葡萄、哈密瓜等。哈密瓜在8月成熟上市，不但口味香甜，且富有营养。据分析，哈密瓜的干物质中，含糖4.6%~15.8%，纤维素2.6%~6.7%，还有苹果酸、果胶、维生素A、维生素B族、维生素C、烟酸，以及钙、磷、铁等元素。哈密瓜中铁的含量比鸡肉高2~3倍，比牛奶高17倍。新疆盛产哈密瓜，新疆人也爱吃哈密瓜，认为多吃哈密瓜可以祛病延年。

中医理论认为，哈密瓜具有甘寒的性质，归肺和胃经。它的功效主要包括清凉解暑、除烦止渴、生津止渴等。因此，哈密瓜成为人们夏秋季节理想的消暑食品。它具备多种健康益处，如促进消化、缓解饥饿感、增强体力、清除肺部热邪、缓解咳嗽等，特别适合那些患有消化系统疾病、呼吸系统疾病的人群食用。

立秋节

立秋节也称七月节。周朝是日，天子亲率三公六卿诸侯大夫到西郊迎秋，并举行祭祀少暤、蓐收的仪式。少暤，又称少昊，是古代中国神话中的西方天神，五帝之一。蓐收，有人说是白帝之子，还有人说他是古代传说中的西方神明，专事司秋。据《淮南子·天文训》说："蓐收民曲尺掌管秋天……"也就是说，他分管的主要是秋收、秋藏的事宜。每到秋天，草木摇落，硕果累累，动物的幼崽一般也已长大。此时，蓐收会手持一把曲尺，丈量收获的果实。蓐收耳朵上的蛇寓意着繁衍后代，生生不息。而其肩上的巨斧，表明他还是一位刑罚之神。古时处决犯人都在立秋之后，称秋后问斩，更令秋天有了肃杀之气。

贴秋膘

立秋时，民间素有"贴秋膘"的说法。夏季人们往往食欲缺乏，进食减少，所以不少人都会瘦一些。清朝时，民间流行在立秋这天以悬秤称人，当然大多是称小孩，将体重与立夏时对比来检验肥瘦。那时人们对健康的评判，往往只以胖瘦作为标准。瘦了当然需要"补"，补的办法就是到了立秋要"贴秋膘"，吃味厚的美食佳肴，首选吃肉，即"以肉贴膘"。

这个习俗在北方尤其盛行。比如，老北京的人家，立秋时多炖肉、烧鱼、炖鸡鸭，其肉多烹制成红烧肉、白切肉或自制酱肘子肉，也有在这天吃肉馅或螃蟹肉馅或瓜馅饺子的。人们认为吃爆肚有养脾胃之功效，因此一些讲究的文人墨客名伶有"要吃秋、有爆肚"之俗，此举盛行于清末民国初年，东安市场、大栅栏、东四牌楼等地的餐馆，其爆肚制作精细，肚嫩、佐料味美，深受食客喜爱。

北京、天津、河北等地在这天吃的炖肉是很讲究的。先要到市场上买一大块非常新鲜的猪后臀尖肉，回到家里洗净。在炉子上坐好锅，锅里除了切成方块的肉和水，还要放上葱、姜、蒜、花椒、大料、料包、大酱、盐等，用文火炖。这里面的料包可不简单，它是由丁香、桂皮、香叶、木香、高良姜、白芷、陈皮、豆蔻、砂仁、桂圆、小茴香、甘草等二十多种中草药香料组成的，炖出来的肉香味扑鼻。这些中草药有三个特点：一是都是"药食同源"的中药；二是与肉一同炖煮既可以加速肉烂，又可以增添肉香；三是服食后既可以帮助消化，又可以保护胃肠。可见，我们的生活中处处体现着中医智慧。

其实，立秋这天吃炖肉，除了是久远的风俗，对养生保健也是大有好处的。因为夏天太热，人们会不自觉地偏食，这对人体内环境的稳态非常有害，往往会对内分泌等生理功能造成影响。而就在立秋的时候，人们用吃炖肉的方法来解决这个问题，既补充了必需的营养，如蛋白质、脂肪以及多种微量元素，又起到了增强免疫力的作用。同时，料包内各种中草药的中和，更对人体起到防病健身之效。所以，立秋吃炖肉既解了馋，又起到了保健和养生的作用。但是在物资匮乏的年代，普通老百姓物质资源并不丰富，一年可能才吃一次肉，因此贴秋膘很盛行。现如今人们天天吃肉，往往脂肪摄入量过多，肥胖人口增多，所以"贴秋膘"就需要改良，控制脂肪摄入了。

节气与
疾病

"立秋"是二十四节气里的第十三个节气。按照传统历法，立秋一到，就意味着秋天开始了。《管子》中记载："秋者阴气始下，故万物收。"自然界的变化是循序渐进的，立秋时天气由热转凉，是万物成熟收获的季节，也是阳气渐收、阴气渐长，由阳盛逐渐转变为阴盛的时期。秋养肺宜从立秋开始。肺主呼吸，因此肺疾病普遍表现为咳喘。

2014年的一天，我的一个朋友，38岁，来到诊室，上气不接下气，不停地喘，过了一会儿才说出话。她告诉我是哮喘病发作，还伴有咳嗽、头痛、自汗、鼻塞、流清涕、咳嗽声重、呼吸急促。她说自己患哮喘已经20年了，一年四季都可发作，但是只有秋季最为严重。原来，这名女士怕热贪凉，每年夏季爱吃冷饮，而中医认为"形寒饮冷则伤肺"。气从少腹逆奔而上直冲胸咽，咳喘倚息不得卧，喉中如水鸡声，气喘若不能续，劳作则咳喘，观其舌脉，舌淡苔白，脉滑。辨证：肺气不足，痰湿蕴肺。治疗：温肺化痰，敛肺平喘。方药：炙麻黄、五味子、细辛、紫苏子、茯苓、法半夏、陈皮、葶苈子、百部、杏仁、前胡、乌梅。水煎服，日一剂。服药三日症状大为改善。

中医认为：有声无痰为咳，无声有痰为嗽，常统称为咳嗽。哮病气为痰阻，呼吸有声，喉若曳锯，甚则喘息不能卧。喘是指呼吸困难，甚至张口抬肩，鼻翼扇动，不能平卧的症状，有气、痰、火、水等虚实之分。哮与喘常相提并论。哮喘多见有痰，所以中医以为，哮喘系由痰饮引起。但是，痰饮是病理变化的结果，而非致病之根本原因。病因总结有三：一是正气不足是根本，该患者患病20年，肺气虚；二是夏季冷饮摄入较多，寒凉不但伤肺，而且伤脾，造成痰湿过盛；三是立秋已至，早晚凉意已到。因此，咳喘之症要防寒。

2017年的一天，我的一个朋友，45岁，来诊。我一看，是面瘫，又称面神经麻痹。原来，前一天晚上天太热，睡觉开空调怕着凉感冒，于是他就把窗户打开，睡在窗户下面，觉得自然风降温避暑好像更好。一觉醒来，发现面部不对称，也不自然了。于是，赶紧来到医院找我。

面神经麻痹是以控制面部肌肉运动和感觉的面神经发生障碍为主要特征的一种疾病。该病较为常见，不受年龄限制，一般症状为口眼歪斜，患者往往连最基本的抬眉、闭眼、鼓嘴等动作都无法完成。面瘫发病原因是面神经损伤。中医认为，因风邪外袭，侵袭面部经络，经络气血痹阻，而使面肌不仁，故致面瘫。面瘫一年四季均可见到，而立秋之后天气早晚转凉，相对更为常见，可以采用针灸结合中草药进行治疗。

2016年秋季的一天，门诊来了一位24岁女孩，自述每天早晨眼睑浮肿，双下肢也有时肿胀，已经半年了。检查肾功能等均正常，平时气短、乏力，大便没有规律，吃了一些中药、西药，症状也没有消除。一谈到浮肿，许多人认为肯定是肾出了问题。在中医看来，肾主水，应该是第一位的，第二是脾，因为脾主运化，但是还有肺，肺主通调水道。肺为水之上源，肺气的宣发和肃降对体内水液的输布、运行和排泄起着疏通和调节的作用。《素问·经脉别论》："饮入于胃，游溢精气，上输于脾，脾气散精，上归于肺，通调水道，下输膀胱，水精四布，五经并行。"我根据这个中医理论，治疗重点是从肺治，选择宣肺、健脾、补肾、利尿的药方，用炙麻黄、桑白皮、葶苈子、炒白术、女贞子、枸杞子、生黄芪、猪苓、冬瓜皮、山茱萸等，一个月后痊愈。

肺通调水道的机制，主要依赖肺气的宣发和肃降。宣发，即使水液布散到周身，特别是到皮毛，由汗孔排泄于外。肃降，则是使无用的水液下归于肾而输于膀胱，排出体外。由于肺有调节水液代谢的作用，因此有"肺主行水""肺为水之上源"的说法。如果肺在水液调节方面失于宣散，就会形成腠理闭塞而皮肤水肿、无汗等症状；失于肃降，水液不得通调，就会出现水肿、小便不利等症状。可见，汗液的分泌和小便的通利与肺的宣发肃降有密切关系。

以上三个例子：第一个病例是咳喘病，一年四季均可发生，立秋后的咳喘病往往是夏季贪凉，因此即使夏季天气炎热，食寒饮冷也要适度，避免寒凉太过而伤肺。第二个面瘫病例是因为立秋后早晚偏凉，预防面瘫就不要开窗直吹或空调直吹。毕竟已立秋了，要认识到秋凉的到来，虽然天气仍很热，但避暑的方式要改变了，这就是"顺应自然"。第三个例子说明水肿一年四季均可发生，相关的脏器有肾、脾、肺，而肺造成的水肿较为少见。所以，临床要审证求因，才能正确论治。

自然界由夏季的生长繁茂过渡至秋季的成熟收获，象征着阴阳变化的周期律动。人体阴阳之气亦应与自然界的律动相协调，由夏季的阳气生发转向秋季的阴气收敛。在此过程中，肺气的养护尤为关键。秋季气候多燥，养生的要点在于滋养阴液，特别是养护肺阴，要防燥润肺。

中医学中，肺有如下生理功能。

肺主气：包括两个方面，即主呼吸之气和主一身之气。肺主呼吸之气是说肺有司呼吸的作用。肺是体内外气体交换的主要场所，人体通过肺，从自然界吸入清气，呼出体内的浊气，从而保证新陈代谢的正常进行。若肺受邪而功能异常，可出现咳嗽、气喘、呼吸不利等呼吸系统症状。因为肺的一呼一吸，有主持并调节全身各脏腑之气的作用，所以如果肺主一身之气的功能异常，就会出现气短、声低、乏力等症状。

肺主宣发、肃降：肺主宣发，是指肺气具有向上、向外、升宣、发散的功能。通过肺的宣发，可以排除浊气，还可将营养布散周身，充养身体，滋润皮肤毛发。肃降，是清肃、洁净和下降的意思。肺主肃降，是指肺吸入清气，肃清肺和呼吸道内的异物，以保持呼吸道的洁净；并且保证水液的运行，下达于膀胱而使小便通利。

通调水道：肺通调水道的功能和宣发、肃降有关。肺参与调节体内水液的分布和运输，与肾、膀胱等器官共同维持水液代谢的平衡。

外合皮毛：皮肤毛发的好坏与肺有关。肺气可以将水液营养带到全身，润养皮肤毛发。所以，养肺就等于护肤养发。肺的特性是"喜润恶燥"，肺的生理功能正常，人体的毛发、皮肤就润泽；反之就出现皮毛憔悴枯槁、干燥脱皮，无润泽之象。

《黄帝内经·四气调神大论》云："秋三月，此谓容平，天气以急，地气以明，早卧早起，与鸡俱兴。使志安宁，以缓秋刑。收敛神气，使秋气平。无外其志，使肺气清。此秋气之应，养收之道也。逆之则伤肺，冬为飧泄，奉藏者少。"秋季是万物成熟收获的季节，此时天高气爽，秋风劲急，地气清肃。这时，人们应早睡早起，起居时间与鸡的活动时间相仿，使精神安定宁静，来减缓秋季肃杀之气对人体的影响；使神气收敛，以适应秋季容平的特征；不使外来因素扰乱意志；保持肺气的清肃功能，这就是与秋季相适应的保养收敛之气的道理。违背了这个规律，就会伤及肺气，到冬季就容易发生腹泻、完谷不化一类的疾病，使体内适应冬季"闭藏"的力量减少。因此，秋季养生，凡精神情志、饮食起居、运动锻炼，皆以养收为原则。

防暑降温还要收

入秋之后，气温波动变得更加明显，白天可能依旧炎热，有时甚至感觉更加潮湿和闷热。因此即使在秋季，我们也不能忽视防暑降温的重要性，与此同时也要适当调整饮食。

首先，虽然季节在变化，但清热解暑的食物仍然有其必要性。这些食物不仅有助于防止中暑，还能帮助补充因出汗而流失的水分，同时促进食欲。例如，饮用绿豆汤或食用莲子粥、薄荷粥等，都是不错的选择。此外，增加新鲜水果和蔬菜的摄入，既能满足身体对营养的需求，也能补充因出汗而流失的钾元素。

其次，随着季节的转变，秋季的凉爽提醒我们应当逐渐减少寒凉食物的摄入。经过一个炎热的夏季，人体消耗较大，尤其是老年人，脾胃可能较为虚弱，因此应避免选择过于寒凉的食物，如西瓜、梨、黄瓜等，这些食物可能会对脾胃造成负担。

最后，秋季也是加强营养补充的好时机，不应仅仅为了清热解暑而使饮食过于清淡。实际上，秋季可以适当增加一些肉类食物的摄入，如鸭肉、瘦猪肉、泥鳅、鱼类和其他海产品等。这些食物既能帮助清除暑热，又能提供必要的营养，可以放心食用。

此外，收敛肺气要做到，平时减少说话、动作迟缓、工作适度、加班则多饮水等。

预防"秋乏"要提前

"立秋"后，天气由热转凉，很多人会有明显的疲劳感，叫作"秋乏"，这是一种自然现象。夏天闷热，人容易情绪波动，着急上火，并且因天热长期睡眠不足，而精神不振。秋天一到，天气变凉，应改掉夏季晚睡的习惯，争取晚上10:00前入睡，并保证早睡早起，以提前进入"备战"状态，防止上班犯困。同时，适当午睡也利于化解困顿情绪。在这里要特别提醒老年朋友，随着年龄的增加，老年人的气血阴阳俱亏，会出现昼不精、夜不瞑的少寐现象。古代养生家说"少寐乃老人之大患"，《古今嘉言》认为老年人宜"遇有睡意则就枕"，这是符合养生学的观点的。现代研究发现，夜间0:00—4:00，体内各器官的功能都降至最低点；中午12:00—13:00，是人体交感神经最疲劳的时间。有统计表明，老年人睡子午觉可降低心脑血管病的发病率。因此，午睡既有预防疾病的作用，又符合养生之道。饮食调理方面，应多吃些含维生素的食物，如番茄、辣椒、茄子、马铃薯、葡萄、梨等，这些食物都能帮助克服疲倦。少吃油腻的肉食，多吃碱性食物。因秋乏与体液偏酸有关，多吃碱性食物能中和肌肉疲劳时产生的酸性物质，消除疲劳。碱性食物有苹果、海带，以及新鲜蔬菜等。

"滋阴润燥"要开启

秋季养生，特别强调对肺的养护。在中医学中，肺被视为"娇脏"，其特性是喜润恶燥。秋季的气候特点正是干燥，俗称"秋燥"，这种气候条件极易对肺造成不良影响。若秋季不重视肺的保养，可能会出现一系列肺燥症状，如唇部干裂、口鼻咽喉干燥、咳嗽、皮肤干燥脱屑、肌肤失去光泽、大便干结等。南方气候湿润，有利于滋润肺脏，而北方相对于南方气候更为干燥，这也是北方人相比南方人更容易患上呼吸系统疾病的原因之一。为了预防和减轻秋燥对肺的影响，在饮食上可做出相应的调整。

药食同源说乌梅　　乌梅别名酸梅、黄仔、合汉梅、干枝梅，经烟火熏制而成。青梅若以盐水日晒夜浸，10日后有白霜形成，叫作白霜梅，其功效类似，宜忌相同。乌梅中含儿茶素，能促进肠蠕动，因此便秘之人宜食之。乌梅中含多种有机酸，有改善肝脏功能的作用，故肝病患者宜食之。《中华人民共和国药典》（2020年版）描述乌梅："敛肺，涩肠，生津，安蛔。用于肺虚久咳，久泻久痢，虚热消渴，蛔厥呕吐腹痛。"

食疗：乌梅汤

原料：乌梅约15颗，山楂、甘草少许，冰糖、桂花少许。

制作过程：将乌梅、山楂、甘草洗净后在水中浸泡约30分钟；将此三味连带浸泡的水一起入锅煮，先用大火把水烧开，然后再用小火煮，看到乌梅的皮被煮成渣掉出来为止，全过程约30分钟，最后加入适量的冰糖和少许桂花，味道上佳。

立秋时节的经络调摄原则是护气阴，防温热。取手太阴肺经的太渊穴和鱼际穴按压和按揉。

立秋经络调摄

按压太渊穴

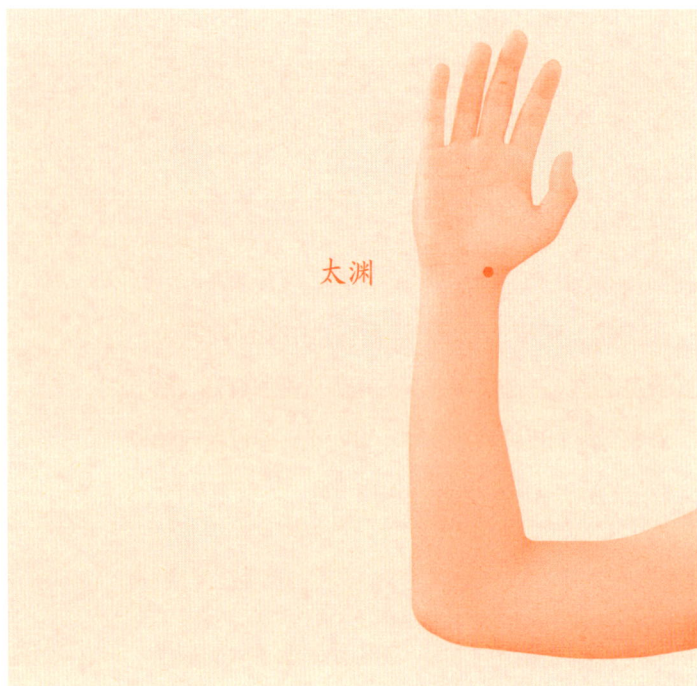

【取穴】在腕部，腕横纹与桡侧腕屈肌腱交点内侧缘，桡动脉搏动处。

【方法】以左手握住右手腕部，左手拇指指腹按压在右手太渊穴上，力度以局部酸胀痛为度。频率为一呼一吸按压4~5次，按压5分钟，然后左右手位置互换，再以同样的方法按压左手太渊穴5分钟。

【功效】太渊为肺经原穴，为肺脏原气留止的地方。因此，按压此穴可以起到益护肺气的作用。

按揉鱼际穴

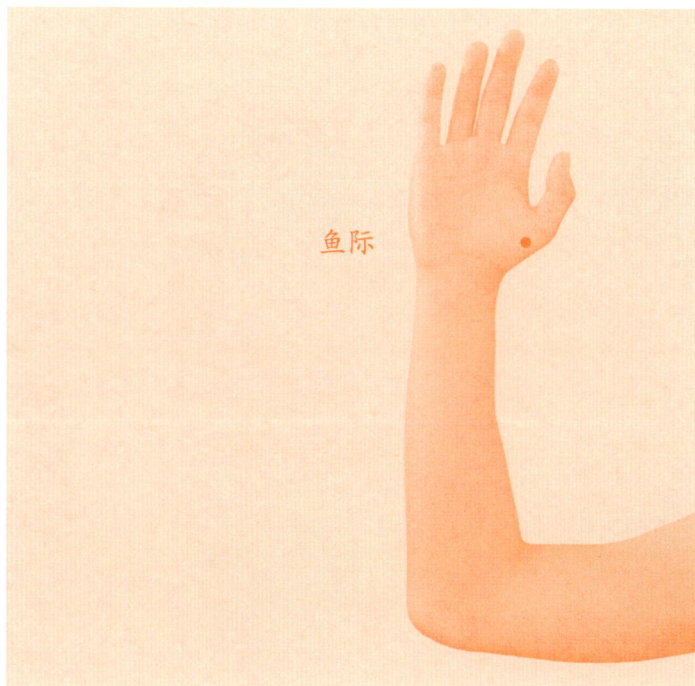

鱼际

【取穴】在手掌大鱼际部，当赤白肉际交界，第一掌骨桡侧缘中点处。

【方法】屈肘，以左手握住右手掌桡侧，左手拇指指腹按揉在右手鱼际穴，力度以局部酸胀痛为度。频率为一呼一吸按压 4~5 次，按揉 5 分钟，然后左右手位置互换，再以同样的方法按压左手鱼际穴 5 分钟。

【功效】鱼际为肺经荥穴，五行属火，有清热的作用。因此，按压此穴可以起到清除温热邪气，防止人体气阴受损的作用。

小结

立秋时节天转凉，五脏之中肺对上，养生要防暑湿燥，咳嗽多因寒来伤，药食同源是乌梅，健脾润肺保安康。

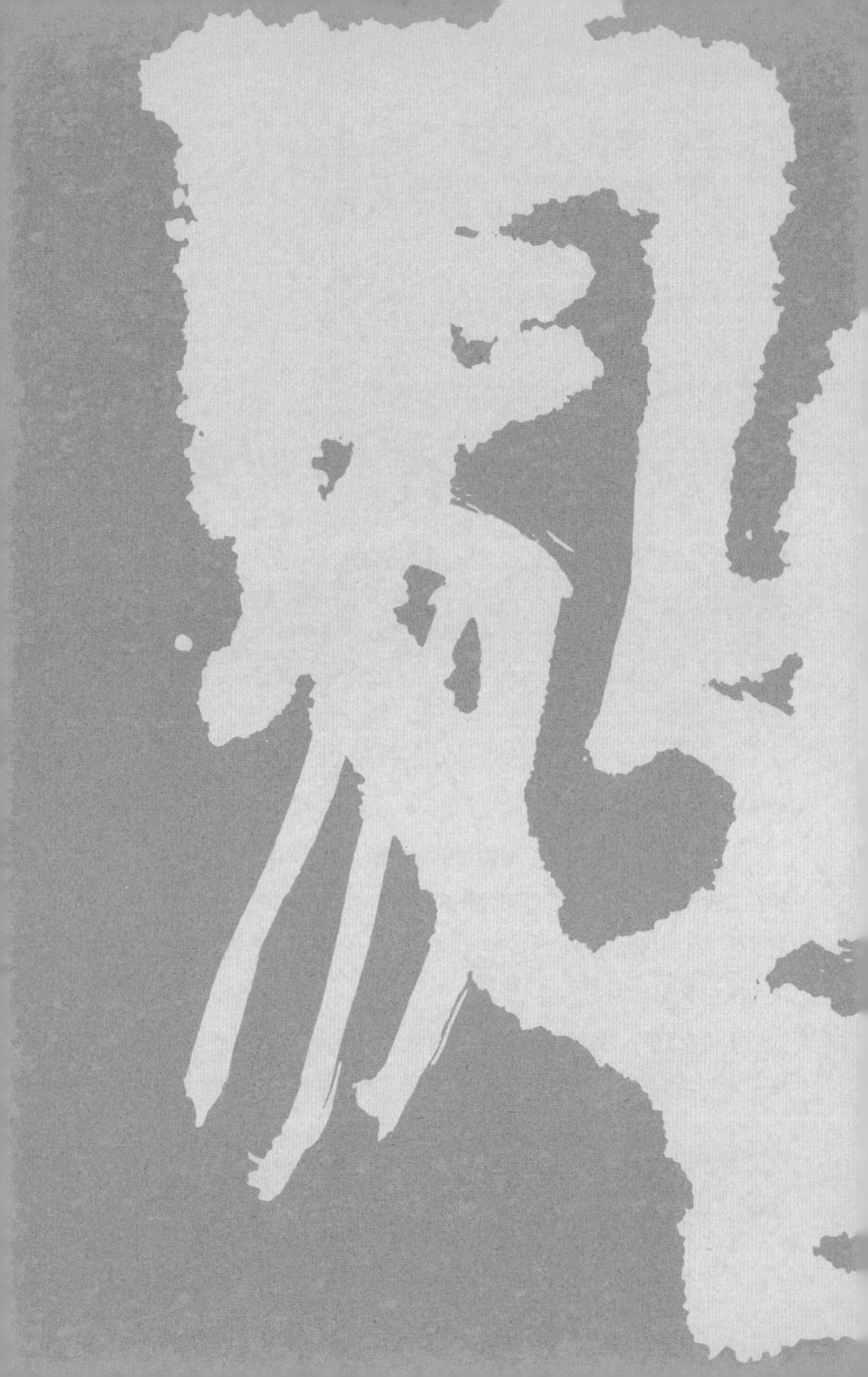

Limit of Heat

处暑节气到
养生要防燥

处暑

疾风驱急雨，残暑扫除空。
因识炎凉态，都来顷刻中。
纸窗嫌有隙，纨扇笑无功。
儿读秋声赋，令人忆醉翁。

处暑后风雨

【元】仇远

　　这首诗细致描绘了处暑时节虽然依旧暑热难耐，但一阵疾风快雨就能迅速将暑气消散，天气顿时变得轻快、爽朗的特点，这正是《月令七十二候集解》中记录的处暑"二候天地始肃"的景象。诗中"疾风驱急雨，残暑扫除空"描绘了立秋时节的风雨景象，疾风伴随着急雨，将残余的暑气一扫而空，给人以秋高气爽的感觉。接着"因识炎凉态，都来顷刻中"表达了诗人对季节转换的敏锐感知，仿佛在瞬间就能感受到从夏到秋的变化。诗后半部分的"纸窗嫌有隙，纨扇笑无功"则描绘了立秋后人们生活中的细节变化，纸窗不再需要遮挡炎热，纨扇也失去了它的功用，因为凉爽的秋天已经到来。最后，"儿读秋声赋，令人忆醉翁"描写孩子们朗读关于秋天的诗赋，勾起了诗人对往昔岁月的回忆，也许是对过去美好时光的怀念，也许是对逝去岁月的感慨。

　　"处暑"是秋天的第二个节气。《月令七十二候集解》曰："处，去也，暑气至此而止矣。"意思是炎热的夏天即将过去，到此为止了。

　　此时，三伏天气已过或接近尾声，所以称"暑气至此而止矣"。全国各地也都有"处暑寒来"的谚语，说明夏天暑气的消退。汉语言的词汇非常丰富，唯其丰富，才能将极其微妙的意思表述得极其确切，由"处暑"一词可见一斑。处暑是表示气温的，但它不像小暑、大暑那样，明确表示炎热；也不像小寒、大寒那样，明确表示严寒。它所表示的，是由炎热向严寒过渡时期的情况。

"处暑"的到来，意味着炎热的夏天即将过去，大气的温度逐渐下降，降雨也逐渐减少。南方的季节更替一般比北方晚，因此在江南一带，有相当多的年份"处暑"之后炎热未减，天气与三伏天一样让人感到酷暑难耐。"处暑"前后正是秋种繁忙的季节，对于一些地区，特别是北方地区来说，降雨是非常宝贵的，它有利于农作物的生长。

我国古代将处暑分为三候："一候鹰乃祭鸟；二候天地始肃；三候禾乃登。"大意是说，处暑节气，老鹰开始大量捕猎鸟类；闷热混沌的"桑拿天"渐渐远去，天气变得肃清而爽利；各种农作物丰收在望。再五日"禾乃登"，禾是五谷各类，成熟曰"登"，指天气肃杀后，庄稼才有收成。我们常说的"五谷丰登"便是这个意思。

农谚有"处暑天还暑，好似秋老虎"。很多地区在处暑之时天气仍然很热，人称"秋老虎"。这是因为夏季称雄的副热带高压虽已大步南撤，但绝不肯轻易让出主导权，退到西太平洋的海上。因此，在它控制的南方地区，刚刚感受到一丝秋凉的人们，往往在处暑尾声，再次感受高温天气。这就是名副其实的"秋老虎"，其特点是早晚较凉，白天阳光剧烈，人易生病。"早上凉飕飕，中午热死牛"，这句话用来形容"秋老虎"天气多变的特点最合适不过。

处暑的葡萄

葡萄在处暑时节大量上市，是非常应季的水果，而且甘甜多汁，能够很好地缓解秋燥。葡萄不仅味美可口，而且营养价值很高。

葡萄的含糖量高达 10%~30%，以葡萄糖为主。葡萄中的多种果酸有助于消化,适当多吃些葡萄能健脾和胃。葡萄中含有矿物质钙、钾、磷、铁以及多种维生素,还含有多种人体所需的氨基酸,常食葡萄对神经衰弱、疲劳过度大有裨益。从中医角度看,葡萄性平,味甘酸,能补气血、强筋骨,可治疗气血虚弱、肺虚咳嗽等。在成熟的浆果中,葡萄含糖量高,所以血糖偏高、有糖尿病之人应尽量不吃。中医认为葡萄是偏寒的水果,所以脾胃虚寒的人应少吃。

出游迎秋

处暑之后,秋意渐浓,正是人们畅游郊野、迎秋赏景的好时节。处暑过,暑气止,就连天上的云彩也显得疏散而自如。民间向来就有"七月八月看巧云"之说,就是"出游迎秋"之意。

开渔节

对沿海的渔民来说,处暑以后是渔业收获的大好时节,每年处暑节气,浙江省沿海一带都要举行一年一度隆重的开渔节,庆祝休渔期的结束。千家万户挂渔灯、汽笛长鸣、白船齐发,在喧天的锣鼓中欢送渔民开船出海捕鱼。

煎药茶

此习俗自唐代以来盛行。每当处暑期间,家家户户有煎凉茶的习惯。先去药店配制药方,然后在家煎茶备饮,意谓入秋要吃点"苦"。凉茶具有清热、去火、消食、除肺热的作用。20 世纪60—70年代,市区街头专门有卖酸梅汤的茶摊,故有"处暑酸梅汤,火气全退光"的谚语。

处暑吃鸭

民间还有处暑吃鸭子的习俗。处暑通常意味着凉秋的开始，从这天过后，我国大部分地区温差增大、昼暖夜凉，此时宜常吃些清热、生津、养阴的食物。老鸭味甘性凉，是最适合处暑时节的润燥食物。鸭子的做法花样繁多，有白切鸭、柠檬鸭、子姜鸭、烤鸭、荷叶鸭、核桃鸭等。北京至今仍保留着这一习俗，还有一道传统名菜——处暑百合鸭。

节气与疾病

春季应防范风邪的侵袭，夏季注意避暑湿，而秋季则要警惕燥邪和火气的伤害。处暑后，天气往往干燥、少雨，人体皮肤也因此变得紧绷，甚至起皮脱屑，毛发枯燥无光泽，皮屑增多，嘴唇干裂，或大便干结，这就是所谓的"秋燥"。因此，随着处暑节气的到来，人们应当特别关注肺燥咳嗽、便秘等病症，以及燥邪对人体可能造成的其他损伤。

2015年处暑后的一天，一位女士来到诊室，说最近几天咳嗽，不发热，不流鼻涕，吃饭、二便正常。因其在我看来就是一个简单的咳嗽，我就开了7付汤药宣肺止咳。没想到，一周后她又来了，诉咳嗽仍在，没有减轻的趋势。是慢性支气管炎？不像。那是为什么呢？再问除咳嗽之外是否还伴随其他症状，答曰嗓子痛、咽干、咳黄痰、便秘。原来如此，她患的是肺燥咳嗽，于是在处方上加清热、润肺、养阴的中药，再服7付便痊愈了。由此分析，她患病正处于处暑节气，秋凉时节，外感之邪是燥与火，而燥最易侵袭肺脏，肺喜润恶燥，所以干燥导致了咳嗽。

一年四季都可发生咳嗽，究其原因，冬天因寒多见，春天因风（过敏），夏天因暑热饮冷，而秋天因燥火致肺燥而咳。我们大部分人一生中患的最多的病是呼吸系统疾病，咳嗽是其主要症状。中医治疗咳嗽要分卫、气、营、血，辨证要考虑发作时间是白天还是晚上，有痰还是无痰。咳嗽初期病在表，多实证，久病在里，多虚证；白天咳嗽在卫，为初期，夜间咳嗽属营血，病在里；痰为黄色是热证，以肺热为主；痰白稀往往是湿重，病位在脾。

除肺燥咳嗽外，燥还可以造成便秘。一天，一位母亲带着5岁的儿子来看便秘。家长说这个男孩从小就便秘，三天一次大便，而平时吃菜也不少。到了立秋之后症状加重，大便干得像一个球似的。以至于孩子每次都哭，不愿意排大便，使便秘越来越严重。观其舌脉，舌红苔黄厚腻，脉滑。中医辨证：肺胃蕴热、脾虚失运。治法：滋阴清热、健脾通便。方药：焦白术、火麻仁、焦三仙、党参、盐知母、沙参、当归、枳壳、熟大黄。水煎服，日一剂。7付药后大便即恢复正常。

便秘是指由肠蠕动功能失常导致的，以大便排出困难、排便次数少或排便间隔时间延长为临床特征的疾病。便秘既是一个独立的病证，也是一个在多种急慢性疾病过程中经常出现的症状。《素问·举痛论》曰："热气留于小肠，肠中痛，瘅热焦渴，则坚干不得出，故痛而闭不通矣。"便秘的病因是多方面的，主要有外感寒热之邪、内伤饮食情志、病后体虚、阴阳气血不足等。本病病位在大肠，并与脾、胃、肺密切相关。脾虚传送无力，糟粕内停，致大肠传导功能失常，而成便秘；胃与肠相连，胃热炽盛，下传大肠，燔灼津液，大肠热盛，燥屎内结，可成便秘；肺与大肠相表里，肺之燥热下移大肠，则大肠传导功能失常，而成便秘。

清光绪二十八年，正值九月阳明燥金当令，风火相煽，灼竭肺金。慈禧患咳嗽数日，御医诊脉"脉息左关弦数，右寸关沉滑""肝脉弦数，则胆经之痰火也，假如胸中胀闷，上焦之病证也""关滑胃热，壅气伤食""沉滑痰食，滑数痰火"。左关脉主肝，弦为风，数为火，木火相生，侮克肺金。右寸关主脾肺，沉为里为阴，滑为痰为饮。从天时运气和脉象症状等，均判断为木火相胜，竭灼肺金。治以清肝泻火，祛痰润肺。然而，慈禧平素脾胃不调，升降失司，若仅用苦寒清火之药，恐会戕伐脾胃。因此，除苦寒清热药外，宜加入甘平、甘凉入脾胃经的药物。脾胃健运，则升降有序，木火下潜不亢，病趋向愈。御医张仲元谨拟润肺和肝膏调治：党参五钱、生薏苡仁一两、麦冬八钱、桑叶八钱、杭芍六钱、橘红四钱、炙枇杷叶八钱、炒枳壳四钱、石斛八钱、甘草三钱，共以水煎透，去渣，再熬浓汁，少兑炼蜜为膏，每服三钱，白开水冲服。

党参"补中益气，脾肺均宜。健脾运而中宫不燥，滋胃阴而胸膈不泥。润肺而不犯寒凉，养血而不偏滋腻"；薏苡仁祛湿，健脾胃。二药合用，甘淡平和，健中宫，润肺燥，补土生金，固本清源。麦冬润肺清心、泻热除烦、消痰止嗽，因甘寒清热、润肺养胃，可辅助党参、薏苡仁滋胃阴，润肺燥，止病邪蔓延之势。桑叶入肺、肝二经，散风解热，清上平肝；杭芍"养血敛阴，柔肝定痛，敛肺而主胀逆喘咳，收敛下降，适合秋金，能泻肝家火邪"。两药一清肝经上行之火，一敛肝逆上行之势，与脾经甘平之药相配，敛亢龙之火归潜入胃土之中。橘红味辛性温，入肺胃二经，具有除寒下气、消痰散结之功；枇杷叶消痰止咳止喘；枳壳"主下胸中至高之气，消心中痞塞之痰，泄腹中滞塞之气，推胃中隔宿之食，削腹内连年之积"。三药合用，降逆止咳、理气化滞、消痰散结以祛邪。石斛"禀天秋降之金气，入手太阴肺经，得地中正之土味，入足太阴脾经"，而有生津益胃、清热养阴的功效；甘草益气润肺，又能调和诸药。纵观整个方子布局，有补有泻，有清有润，有疏有敛，而改汤为膏，更图缓补收功。

经过漫长炎热的夏天，到了秋季，人体内容易化热生火，积热于肠胃，部分人因此会出现胃中灼热、喜食冷饮、口臭、便秘等症状。秋气与肺气相通应，主气为燥。在中医病因学中，燥既为正常的自然界六气之一，又为外感病因中六淫之一，称为"燥邪"。燥邪易伤津液，会导致人体出现如口干唇燥、鼻咽干燥、皮肤干燥甚则开裂、毛发干枯、小便短少、大便秘结等临床征象。而燥邪又最易伤肺，使肺津受损，宣肃失职，而出现干咳少痰，或痰黏难咯，或痰中带血，甚则喘息胸痛的病症。因此，在处暑时期，在防暑降温的基础上，还要考虑"燥邪"伤人。我国幅员辽阔，南北方差异也很大，南方此时还有降雨，而北方雨却少了许多。所以，处暑防燥以北方为主，养阴润燥尤为重要。

多饮少言防秋燥

中医认为，秋天对应人体的肺，所以秋燥伤人易伤肺，出现肺燥。因此，秋季宜多喝水、粥、豆浆，多吃些萝卜、莲藕、荸荠、梨、蜂蜜等润肺生津、养阴清燥的食物。健康人每天的饮水量不要因为夏季已过就有所减少，一天的饮水量需要 2 000 毫升左右。中医有言"形寒饮冷则伤肺"，所以还要忌寒凉之饮。"少言"是为了保护肺气，说话过多会伤气，其中最易伤害肺气和心气，所以要"少说多干"。补气的方法可用西洋参 10 克、麦冬 10 克泡水代茶饮，每天一次。

皮肤护理重保湿

为了保护好肌肤，一年四季的皮肤护理都很重要。而九月是"秋燥"之时，风沙较多，保持皮肤湿润的好方法之一就是洁面后不要急于擦干水迹，应轻拍面部使余水渗入面部皮肤，再进行保湿护理。每周可自行做保湿面膜 3~4 次，以睡前为宜。食物以百合为最佳，这是因为百合有润肺止咳、清心安神、补中益气的功能，具有很高的保健价值。中医认为，秋天对应人体的肺，而肺是主管人体皮肤的。秋天多风少雨，气候干燥，皮肤更需要保养，因此多食百合有滋补养颜护肤的作用。但须注意百合质润性寒，凡风寒咳嗽、大便溏泄、脾胃虚弱者忌用。

多吃水果防秋燥

秋季是丰收的季节，许多新鲜水果富含人体所需的多种营养物质，具有滋阴养肺、润燥生津之功效，是秋季养生保健的最佳辅助食品。即使同是养肺水果，功能也会有差异，应该根据自身情况有所偏重。

梨肉香甜可口，肥嫩多汁，有清热解毒、润肺生津、止咳化痰等功效，生食、榨汁、炖煮或熬膏，对肺热咳嗽、老年咳嗽、支气管炎、麻疹等症都有较好的治疗效果。若与荸荠、蜂蜜、甘蔗等榨汁同服，效果更佳。秋天每日坚持吃两个梨能在一定程度上预防秋燥。但是，中医认为，梨是寒性水果，寒性体质、脾胃虚弱的人应少吃。

香蕉有润肠通便、润肺止咳、清热解毒、助消化和健脑的作用。现代医学研究认为，香蕉中含有的色氨酸能帮助人体制造"开心激素"5– 羟色胺，减轻心理压力，解除忧郁，令人开心快乐。睡前吃香蕉还有镇静的作用。所以，秋天也非常适合吃香蕉。但是，胃酸过多者不宜吃香蕉，胃痛、消化不良、腹泻者也应少吃。

在中华传统文化中，百合常常与和谐、幸福和美好的愿景联系在一起，是人们喜爱的吉祥物之一。它除了具有较高的食用价值、药用价值，还具有很高的观赏价值。我国对百合的记载最早可以追溯到汉朝，古代医药学家张仲景在《金匮要略·辨百合狐惑阴阳毒病脉证并治》中，详细讲述了百合的药用价值，指出其可以起到清热、解毒、润肺等作用。《本草纲目》记载，百合，味甘、平，无毒，主治邪气腹胀心痛，利大小便，补中益气。《名医别录》记载其"无毒。主除浮肿，胪胀，痞满，寒热，通身疼痛，及乳难喉痹肿，止涕泪。"《中华人民共和国药典》（2020年版）记载，百合味甘微寒，入肺、心经，具有养阴润肺、清心安神的功效，用于阴虚燥咳，劳嗽咳血，虚烦惊悸，失眠多梦，精神恍惚。

食疗：百合蜜

制法：用生百合和等量的蜂蜜拌匀蒸熟，于每晚睡前服30克。

适应证：围绝经期综合征、烦躁不安、燥热失眠，以及急、慢性湿疹。

处暑时节的经络调摄原则是防温燥，养胃阴。取心包经的大陵穴、膀胱经的胃俞穴按压和按揉。

按压大陵穴

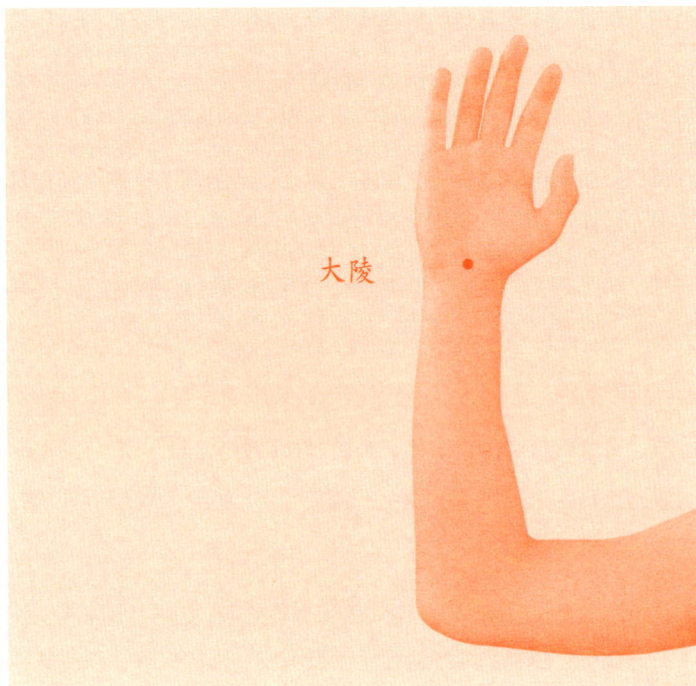

【取穴】在手腕部，当腕横纹正中，掌长肌腱与桡侧腕屈肌腱之间凹陷中。

【方法】以左手握住右手腕部，左手拇指指腹按压在右手大陵穴上，力度以局部酸胀痛为度。频率为一呼一吸按压4~5次，按压5分钟，然后左右手位置互换，再以同样的方法按压左手大陵穴5分钟。

【功效】大陵穴为心包经输穴，擅清心肺上焦邪热，按压此穴可以起到防温燥、清邪热的作用。

按揉胃俞穴

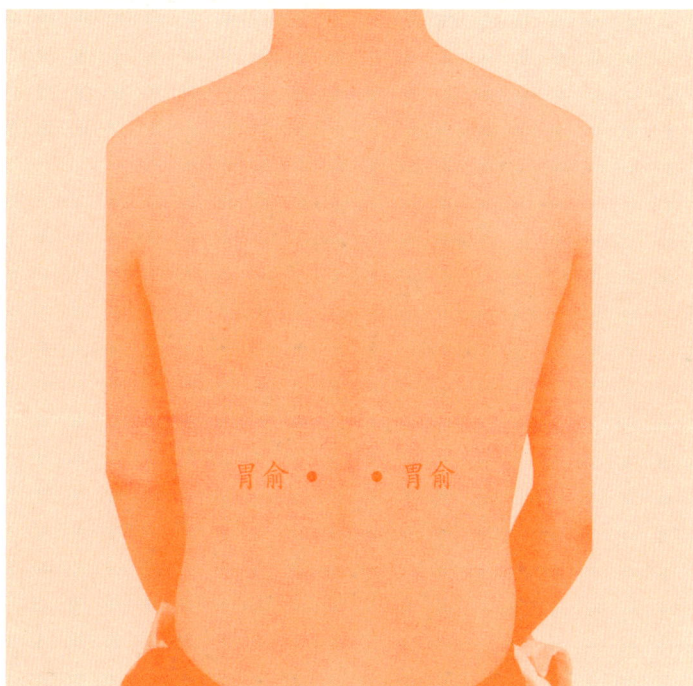

【取穴】俯卧位，当第12胸椎棘突下，旁开1.5寸。

【方法】俯卧位，请助手左手拇指指腹逆时针方向按揉左侧胃俞穴，同时右手拇指指腹顺时针方向按揉右侧胃俞穴，力度以局部酸胀痛为度。频率为一呼一吸按压4~5次，按揉5分钟。

【功效】胃俞穴为膀胱经穴，也是胃腑的背俞穴，胃之气输注于此，按揉此穴可以起到养胃阴的作用。

小结

处暑节气天仍热，干燥天气北方多，疾病要防肺所主，
滋阴润燥是原则，药食同源为百合，止咳美容两相得。

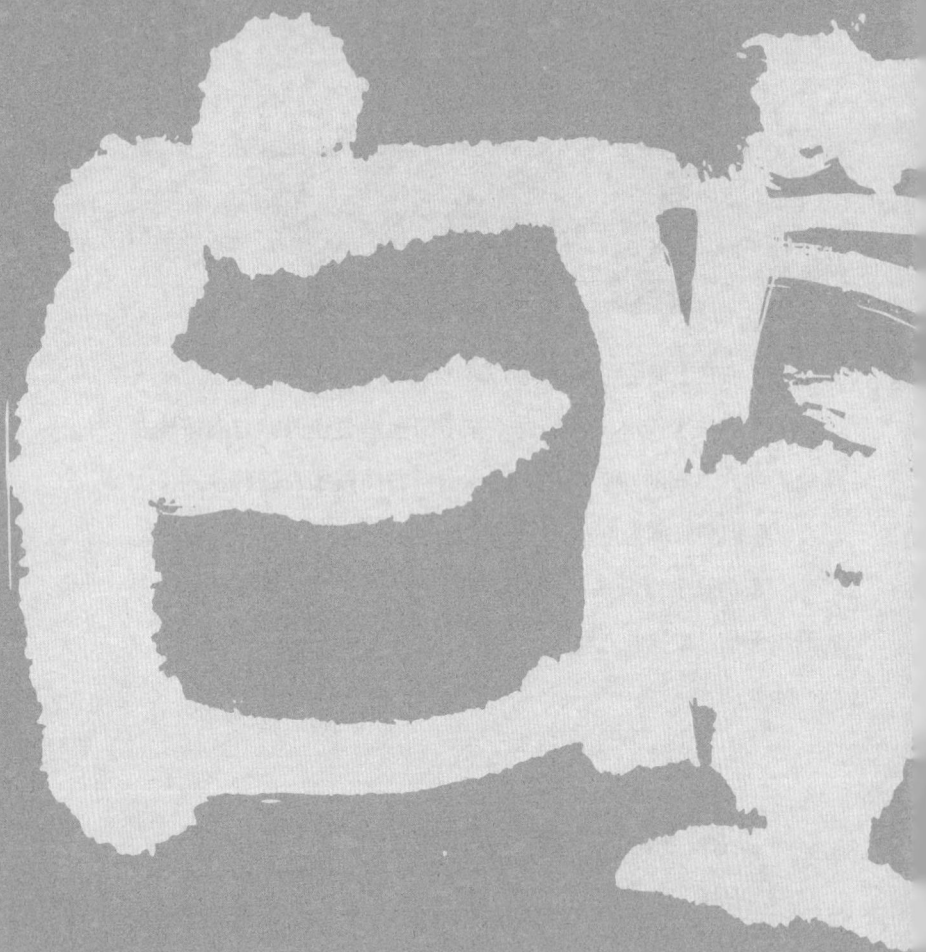

White Dew

白露见秋凉

养生重在收

白露

戍鼓断人行，边秋一雁声。
露从今夜白，月是故乡明。
有弟皆分散，无家问死生。
寄书长不达，况乃未休兵。

月夜忆舍弟

【唐】杜甫

　　这首诗是杜甫于唐代乾元二年（759年）秋天在秦州（今甘肃省天水市）所作，表达了他对家中弟弟困于兵乱之时的忧虑与思念之情。诗句"露从今夜白，月是故乡明"中所指的"白露"不仅仅是一个节气的名称，它还承载着诗人对故乡的深深眷恋和对亲人的牵挂。在白露这个节气的夜晚，诗人抬头望月，月光皎洁，明亮的月光映射出诗人心中对故乡的无限思念。同时，白露的寒凉也象征着诗人内心的孤寂和凄凉，增强了诗歌的情感深度。

　　"白露"是秋天的第三个节气。如果说处暑是暑气终止的象征，那么真正秋凉的开始，就是白露了。露是"白露"节气后特有的一种自然现象。《月令七十二候集解》提到："八月节……阴气渐重，露凝而白也。"这时天气逐渐转凉，清晨时分地面和叶子上会有许多露珠，这是因夜晚水汽凝结在上面形成的，因此称为白露。民间谚语："草上露水凝，天气一定晴，草上露水大，当日准不下。"俗语说："处暑十八盆，白露勿露身。"意思是说，处暑仍热，每天须用一盆水洗澡，过了18天，到了白露，就不要赤膊裸体了，以免着凉。这些都是古代劳动人民生活智慧的结晶。

我国古代将白露分为三候："一候鸿雁来，二候玄鸟归，三候群鸟养羞。"初候五日鸿雁来：鸿为大，雁为小，是不同的两种飞禽，"来"是往南飞的意思，意为鸿雁二月北归，八月南飞。二候五日玄鸟归：玄鸟就是燕子，燕子是春分而来，秋分而去，它是北方之鸟，如今红花半落归去也，燕语呢喃只待来年了。三候五日群鸟养羞："羞"同"馐"，指美食，"玄武藏木荫，丹鸟还养羞"，养羞是指鸟儿感知到肃杀之气，纷纷储食以备冬。

白露的柿子　柿子为柿科柿属植物，落叶乔木，原产东亚，在我国已有三千多年的栽培历史，一般在 10 月成熟。柿子含有大量的糖类和多种维生素，而且具有很高的药用价值和经济价值。迄今为止，各国科研工作者发现，柿子中的多种活性物质，包括类胡萝卜素、黄酮类化合物、脂肪酸、酚类、多种氨基酸、微量元素，可被广泛用于医药、保健等领域。柿子能止血、润肠通便、缓和痔疮肿痛、降血压。柿饼可以润脾补胃，润肺止血。在柿饼表面，通常覆盖一层薄厚均匀的白霜，那是果肉干燥时随水分蒸发而渗出的葡萄糖和果糖的凝结物，入药称柿霜，有生津利咽、润肺止咳的功效。柿饼和柿霜能润肺生津、祛痰镇咳，还有解酒、疗口疮的作用，柿蒂有降逆止呃的功效。

著名医学家陶弘景在《名医别录》里提到："柿果味甘，寒，无毒。主通鼻耳气，肠不足。又，火柿，主杀毒，疗金疮，火疮，生肉，止痛。软熟柿，解酒热毒，止口干，压胃间热。"明朝医学家李时珍在《本草纲目》中说："柿乃脾肺血分之果也，其味甘而气平，性涩而能收，故有健脾、涩肠、治嗽、止血之功。"

柿子虽美味，但注意不要空腹吃柿子。因为柿子中含有大量的鞣酸和果胶，空腹状态下，它们易在胃酸的作用下变成大小不等的硬块。同时，不要与含有大量蛋白质的水产品同食，因为蛋白质在鞣酸的作用下容易形成胃柿石。另外，糖尿病患者也不宜多食用。

喝白露茶

白露节气，秋意渐浓，老南京人有喝"白露茶"的习俗。经过生长缓慢的酷热夏季，白露时节正是茶树生长的好时期。此时节所产的茶叶既不像春茶那样鲜嫩、不经泡，也不像夏茶那样味苦、干涩，而是具有一种独特的醇香清甜味，因此有"春茶苦，夏茶涩，要喝茶，秋白露"的说法。再者，这时家中储存的春茶差不多已喝完，正好白露茶上市，所以白露前后，人们就会买点白露茶。

吃桂圆

民间亦有"白露必吃龙眼"的说法，特别是福州一带，传说在白露这一天吃龙眼有大补的奇效。桂圆，又称龙眼，有益气补脾、养血安神、润肤美容等多种功效，可以治疗贫血、失眠、神经衰弱等很多种疾病。现代营养学研究表明，龙眼含有丰富的葡萄糖、蔗糖和蛋白质等，铁含量较高，可在提高能量、补充营养的同时促进血红蛋白再生，从而达到补血的效果。科学研究发现，龙眼肉不仅对全身有补益作用，而且能增强记忆、消除疲劳，它还能使头发变黑，是相当难得的美味与食疗效果兼备的水果。白露时节的龙眼个个颗粒大、核小、味甜、口感好，因此白露时节的龙眼是再好不过的食物。

在二十四节气中，只有白露二字最具诗意。用"白"这样的颜色形容词来界定节气，也只此一个，这使得白露具有区别于其他节气的色彩特征。"白露"节气天气转凉，白昼阳光尚热，然太阳下山，气温便很快下降。夜间空气中的水汽遇冷凝结成细小的水滴，附着在枝叶或花瓣上，晶莹剔透，尤其一经晨光照射，更加洁白无瑕，因而得"白露"美名。

节气与疾病

"白露"是典型的秋天节气，白露后，我国大部分地区降水显著减少，气温逐渐转凉，俗话说"白露秋分夜，一夜冷一夜"。这时夏季风逐渐为冬季风所代替，以偏北风为主，是辞夏迎秋的季节。经过了夏三月的考验，人们的胃肠变得娇嫩虚弱，到了秋天，天气转凉很容易出现腹泻。门诊中这样的患者不在少数。

有一天，一位三十多岁的男士因腹泻前来就诊。诉每天泻7~8次，已经一周了，实验室检查都没有问题。望诊：手捂腹部、面色㿠白、精神疲惫；闻诊：语声低微、气短懒言；问诊：述说腹泻1周，平时饮食非常注意，没有乱吃东西，只是腹泻前喝了一瓶冰镇啤酒，关键是一夏天经常喝也没有任何问题；切脉：脉象沉细。辨证：脾胃虚寒、脾失健运。治则：温中散寒、健脾止泻。予炒白术、党参、炮姜、木香、泽泻、车前子、马齿苋、苍术、山药等。药开7付，水煎服，并嘱其禁食辛辣寒凉。一周后复诊，症状大减。

为什么这位患者夏天一直喝冰镇啤酒都没有事，立秋之后却不行了呢？这是因为：①季节之交人体需要一个适应过程，夏天的暑湿未去，而秋凉已来，体质差的人就会不适应；②春温、夏热、秋凉、冬寒，秋凉之时，虽然天气依然炎热，但是节气已变，自然界阳气下降，阴气逐渐上升；③中医认为长夏对应人体的脾，白露已接近长夏了，脾气虚的人会因阳气不足，脾胃运化功能减弱而腹泻，而喝啤酒只是一个诱因。

《素问·太阴阳明论》曰："饮食不节，起居不时者，阴受之……则䐜满闭塞，下为飧泄。"《素问·痹论》曰："饮食自倍，肠胃乃伤。"可见饮食失宜伤及肠胃可导致泄泻。

秋天对应人体的肺，肺疾病常见的不只有咳嗽，还有皮肤腠理的问题。2012年秋天的一天，门诊来了一个女孩，20岁，手足出汗，尤其是脚出汗更多，来医院之前刚穿上一双棉袜，到诊室还不到1小时，袜子已经湿透了，快拧出水了。手足出汗严重已经半年多了，而且平时也爱出汗，到了秋季更加厉害，还伴有身体倦怠乏力，气短，食欲缺乏，大便溏。辨证：脾肺气虚，卫外不固。治法：益气健脾，补肺固表。方药：生黄芪、浮小麦、麻黄根、炒白术、防风、盐知母、山药、沙参等。水煎服，日一剂。

《黄帝内经·灵枢·决气》："腠理发泄，汗出溱溱，是谓津。"中医认为，汗是津液所化生，津液外泄于肌表则为汗液。汗的有无、多少是体内阴阳平衡或者失调的表现。

日常生活中，正常人在体力活动、进食辛辣、情绪紧张、衣被过厚、气候炎热等情况下出汗，属于生理现象。生理之汗具有调节体温、保持机体阴阳平衡的作用。因此，汗液随着外界温度变化而增多或者减少，以适应气候变化。如果是当汗而无汗出，不该出汗时汗出淋淋，或是某一局部出汗，这就属于病理性出汗了。根据汗出时间、部位，汗证分为几种不同的类型，如①自汗：常日间自然出汗，活动后更甚；②盗汗：又称"寝汗"，入睡后汗出，醒后则汗止；③鼻汗：每在情绪激动、精神紧张、工作劳累、讲话过多时排汗，汗液自鼻梁及鼻翼两侧渗出，多见于过敏性鼻炎及免疫力低下易患感冒者；④半身汗：指半身多汗，而另半身无汗或汗出甚微，其病变不在有汗的半身，而在无汗的一侧，主要因痰、湿等邪阻滞于身体的一侧经脉，气血运行不畅，津液布达受阻，以致汗液排泄障碍，常见于脑卒中；⑤手足汗多：现代医学称为特发性多汗症，情绪波动时多见，中医认为是脾胃功能失调引起。

汗液的产生与心肺功能紧密相关，心主血脉，肺主气，血能养气，血能载气，气又可以推动血液循环。心主一身之血、肺主一身之气，心主汗，肺主汗孔开合。《灵枢·本脏》曰："卫气者，所以温分肉，充皮肤，肥腠理，司开阖也。"说明上焦（肺）所宣发的卫气，具有控制汗孔开合，调节人体出汗的作用。因此，病理性出汗与心肺关系密切。

我们再来看看秋天最易出现的咳嗽。"孟河医派"的费绳甫，名承祖，是费伯雄最喜欢的一个孙子。费伯雄认为他跟自己一样对医道很有悟性，是孟河医派的中流砥柱和发扬光大者，有"近代一大宗"之称。费绳甫曾治愈过一个奇怪的咳嗽患者。徐宝，女，太仓人。每日早起梳妆必咳嗽千余声，入夜卸妆亦然。此外一声不咳。半年来，理肺止咳无功，诸医束手无策。费绳甫在为这个患者诊治的时候，想到《素问·咳论》曰："五脏六腑皆令人咳，非独肺也。"费伯雄在《医醇賸义》中强调"五脏六腑皆有咳"，认为此病不在肺而在胃。经过切脉临证，他开出了一剂甘淡养胃的药方：大玉竹三钱、北沙参四钱、川石斛三钱、大麦冬三钱、生白芍二钱、生甘草一钱、白莲子十粒（去莲心）。患者服了二十剂便痊愈了。

费绳甫说：咳嗽本是寻常之症，不足为奇，所奇者，平时一声不咳，唯有梳妆卸妆乃咳。同样，看费绳甫开出的七味药，也是不足为奇，所奇者，这样一个平淡的处方治好了其他医生束手无策的顽症。殊不知，这正是孟河医派的显著特色。正如费伯雄之言：天下无神奇之法，只有平淡之法，平淡之极，乃为神奇。从现在来看，胃引起的咳嗽考虑是胃食管反流性咳嗽的可能性大，是指因胃酸和其他胃内容物反流进入食管，导致以咳嗽为突出表现的临床综合征，属于胃食管反流病的一种特殊类型。而用养胃阴的药治疗咳嗽，也可以认为，此患者咳嗽日久，胃阴也不足了。当然，此患者梳妆时咳嗽也可能与过敏有关。

以上三个病例的共性：均发生在立秋之后，与秋凉有关；不管是腹泻还是咳嗽，多为肺脾气虚，需要从肺、脾论治。具体来讲，第一个例子是饮食不当损伤脾肺而造成腹泻，这是违背了顺应自然的养生原则，夏秋之际要养脾和肺。第二个例子是先天不足，脾虚肺弱，又赶上秋凉而至，导致汗出异常。第三个例子的神奇之处是从胃治疗久治不愈的咳嗽。由此看来，秋天既是肺病的高发期，也是腹泻的高发期，多为肺、脾气虚所致。夏末秋初对应中医的脾，脾主运化，因此腹泻在立秋后逐渐高发。而这时的腹泻与夏天的腹泻又有所不同，夏天湿热、暑湿造成的居多，以邪实为主，现代医学认为以细菌感染多见。而立秋后自然界阳气不足，脾胃运化功能减弱，腹泻以脾气虚、正气不足多见，因此治疗这类腹泻以健脾补气收涩为主。

"白露"是二十四节气里的第十五个节气，是气候开始转凉的象征，全国大部分地区都已呈现出典型的秋天景象。此时

白露养生
要点

太阳照射强度也明显减小，秋雨绵绵，大雁南飞，让人感觉到由夏到秋的季节转变。到了秋天，天气转凉很容易出现腹泻，而秋季的腹泻以虚多见，大多是脾虚、肺气不足所致。因此，保护胃肠、收敛肺气尤为关键。

白露收涩护肠胃

经过夏三月酷暑的煎熬，人体免疫力下降了许多，尤其是人们的肠胃，多少都会出现一些"病态"。原因一是消耗过大，影响睡眠。夏天出汗较多，津液损耗过大；昼长夜短，人们的工作时间会在无形中延长。而且，夏夜闷热难耐，往往很难入睡，蚊虫叮咬也易导致睡眠不实等。时间一久，自然就会影响睡眠质量，使机体抗病能力下降。二是补充不足，功能下降。白天天气闷热，使人有"苦夏"的感觉，所以影响食欲。加之天热，懒于起灶做饭，经常饥一顿饱一顿，生活、饮食无规律，造成营养物质补充不足，从而导致消化功能下降。三是过食寒凉，损伤肠胃。夏天酷暑难耐，为了防暑降温，人们往往贪食寒凉，比如吃冷饮过多、三餐以凉拌菜为主、冰镇瓜果每天都吃等。殊不知，"过食寒凉，肠胃乃伤"，脾胃虚寒影响食物的消化吸收，使胃肠功能紊乱，从而产生疾病。养生护肠胃要做到以下两点。

避免生冷食物：秋季天气转凉，饮食也应该随之改变，食物以热食为好。应少食生冷瓜果，以免损伤脾阳，导致腹泻等胃肠疾病。此外，秋季海鲜大量上市，肠胃功能不好的人应少吃或不吃海鲜，因为中医认为"海产品多为大寒之品，易伤脾胃"，过量进食或烹制不当易引起恶心、呕吐、腹痛、腹泻等肠胃疾患。为了避免海鲜中伤肠胃引起上述病变，可与生姜（切碎）同吃，有温中散寒解毒的作用。

营养要均衡：秋季天气转凉，人体需要适量的热量来适应气候变化。因此应多选择易消化且能提供足够能量的食物，加强补充营养，适当吃些鸭肉、鸡肉、瘦猪肉等以补充体力。

固涩健脾保卫气

敛汗固表：中医认为卫气具有温养内外、护卫肌表、抗御外邪、滋养腠理、开阖汗孔等功能。因为夏季天气炎热，人们往往出汗较多，到了秋季就要收敛。《黄帝内经·素问·至真要大论》曰："散者收之。"如果出现自汗、盗汗等症，就要用收涩的方法治疗，主要从肺、脾、肾考虑，常用敛汗固表药有麻黄根、浮小麦等。

收涩止泻：对于消化不良导致的腹泻，尤其是时间久的腹泻，可以运用涩肠止泻的治法进行治疗。这里更多的是指"收涩止泻法"。如儿童有腹泻的情况，就可以用山药搭配党参等药材做成止泻方食用，效果非常好。如果脾虚泄泻，大便稀溏如水样，含不消化食物，可与党参、白术、茯苓、薏苡仁等配伍，方如参苓白术散，或配葛根、茯苓等，大人可用乌梅汤等。

秋季食补防乱补

根据中医"春夏养阳，秋冬养阴"的原则，秋季已进入进补的季节。因秋天由肺主宰，饮食上应多食酸，少食辛。这是因为辛味发散泻肺，酸味收敛肺气。秋收不宜散，所以"立秋"后要少吃葱、辣椒等辛味之品，多食酸味果蔬。因秋天多风燥，饮食宜多粥，如百合粥等。进补虽然重要，但不可乱补，应注意五忌。一忌无病进补，无病进补既增加开支，又伤害自身。如过量服用鱼肝油可引起中毒，血中胆固醇增多易诱发心血管疾病。二忌慕名进补，认为价格越高的药物越能补益身体。如人参价格高，又是补药中的圣药，所以服用的人就多。其实，滥服人参会导致过度兴奋、烦躁激动、血压升高及鼻出血。三忌虚实不分，中医的治疗原则是虚者补之，非虚证患者不宜用补药。虚证又有阴虚、阳虚、气虚、血虚之分，对症服药才能补益身体，否则适得其反会伤害身体。四忌多多益善，任何补药服用过量都有害，因此进补要适量。五忌以药代食，重药物轻食物是不科学的，药补不如食补。

药食同源说芡实

芡实，又名鸡头苞，是一种水生植物的种子，为睡莲科植物芡的成熟种仁。味甘、涩、性平。和莲子一样，芡实可入药，也可作为食材食用。《本草纲目》记载芡实："止渴益肾，治小便不禁，遗精，白浊，带下。"主治湿痹，腰脊膝痛，补中，除暴疾，益精气，强志，令耳目聪明（《神农本草经》）。开胃助气（《日华子本草》）。《中华人民共和国药典》（2020年版）中记录芡实功能与主治：益肾固精，补脾止泻，除湿止带。用于遗精滑精，遗尿尿频，脾虚久泻，白浊，带下。

食疗：芡实莲子粥

制法：芡实和粳米、莲子煮粥食用。

功效：固肾补脾，收涩止泻，还可以聪耳明目。

白露经络调摄

白露时节的经络调摄原则是滋阴润肺，防燥邪。取肺经的经渠穴按压和拍尺泽穴。

按压经渠穴

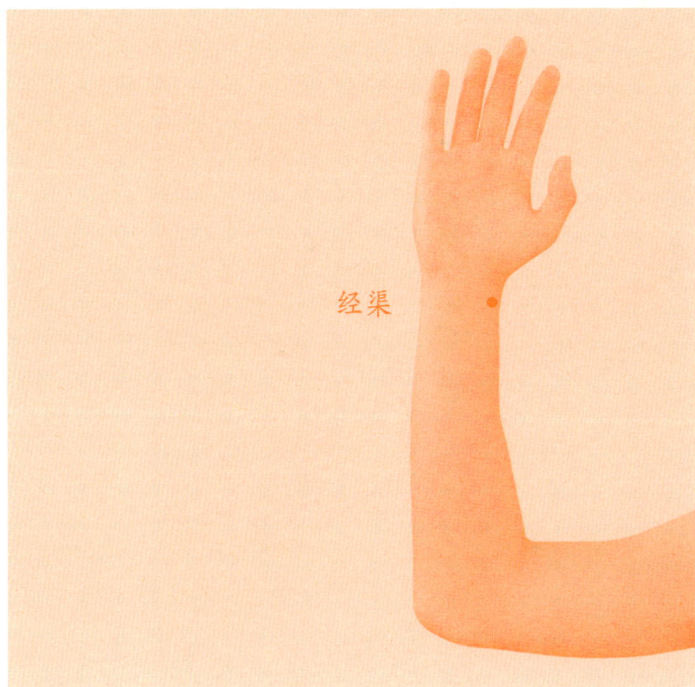

经渠

【取穴】在手腕部，前臂掌面桡侧，桡骨茎突与桡动脉之间凹陷处，腕横纹上1寸。

【方法】以左手握住右手腕部，左手拇指指腹按压在右手经渠穴上，力度以局部酸胀痛为度。频率为一呼一吸按压4~5次，按压5分钟，然后左右手位置互换，再以同样的方法按压左手经渠穴5分钟。

【功效】经渠穴为肺经经穴，主治喘咳寒热，五行属金，与肺相应。按压此穴可以起到清肺燥的作用。

拍尺泽穴

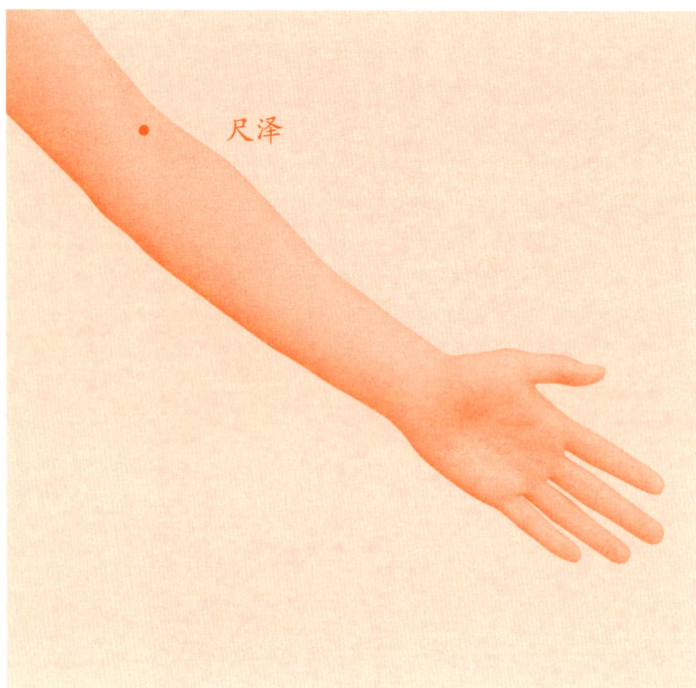

【取穴】在肘部，位于肘横纹与肱二头肌腱桡侧缘交点处。

【方法】将左臂自然下垂，掌心向前，以右手掌心部拍打左侧尺泽穴 5 分钟，再将右臂自然下垂，掌心向前，以左手掌心部拍打右侧尺泽穴 5 分钟。拍打频率为一呼一吸 4~5 下，拍打力度以局部肌肉轻微震动，局部皮肤微痛为度。

【功效】尺泽穴为肺经的合穴。合穴五行属水。拍打尺泽穴可以起到滋阴润肺，清燥邪的作用。

　　白露时节秋凉到，脾肺虚弱要防好，养生重点是收涩，秋天温补禁食燥，药食同源是芡实，健脾止泻固肾早。

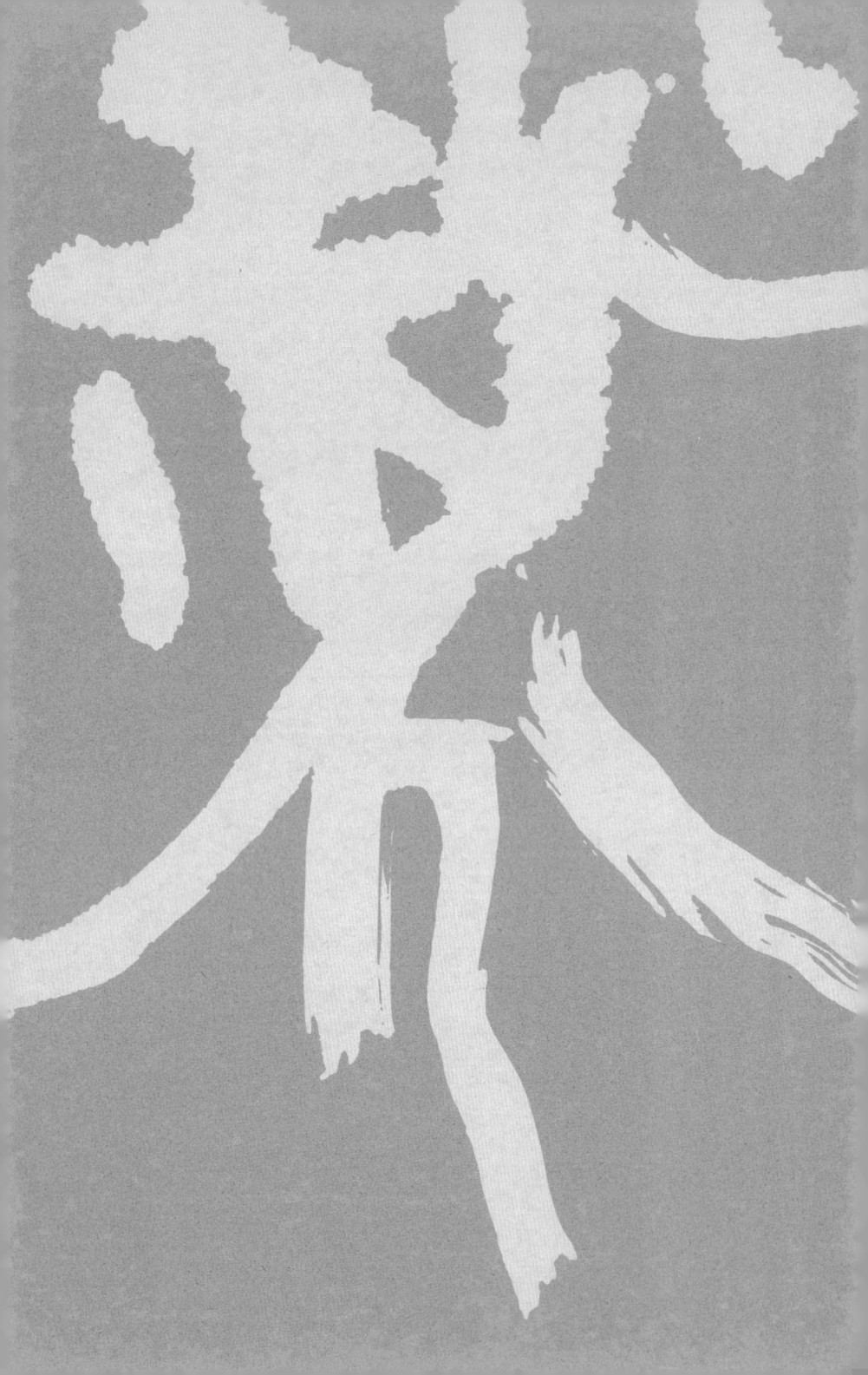

Autumnal Equinox

秋分入秋天
养生防肺火

秋分

返照斜初彻，浮云薄未归。
江虹明远饮，峡雨落馀飞。
凫雁终高去，熊罴觉自肥。
秋分客尚在，竹露夕微微。

　　这首诗描绘了秋分时节雨后初晴的傍晚的景色，诗人以细腻的笔触捕捉了自然景观的瞬间变化，展现了一种宁静而深远的美感。前四句描绘秋分晚晴之景，后四句抒发自身之感。夕照映虹，有似下垂而饮，承上返照。雨后云过，尚带余点飘飞，承上浮云。鸟兽逢秋而自得，兴己之久客未归。黄生曰：上半写景，并精绝，晚晴之景如画。三四倒装句，各上三字一读。五喻高蹈之士，六喻贪庸之人，公于两者均无所处，所以途穷作客，留滞秋江也（仇兆鳌《杜诗详注》）。

　　"秋分"是秋季的第四个节气。和春分一样，秋分也是古人最早确立的节气之一。此日太阳直射地球赤道，昼夜相等。此后，阳光直射位置开始进入南半球，北半球开始昼短夜长，气温降低，在全国具有普遍意义。《月令七十二候集解》曰："八月中……解见春分。"秋分之"分"为"半"之意。除了昼夜等分之说，秋分也处在"秋三月"90天的第45天，正好平分了秋季，所以有"平分秋色"的说法。谚语说"秋分天气白云来，处处好歌好稻栽"，说明秋分也是从事农事活动的日子，尤其是在南方。

我国古代把秋分分成三候："一候雷始收声，二候蛰虫坯户，三候水始涸。"一候五日雷始收声，对应春分的"雷乃发声"。雷在农历二月阳中发声，八月阴中收声，所以秋分后很少再有打雷闪电的现象。这让人想起一些寺庙中常绘有的雷公电母壁画，秋分之后，忙活了一个夏季的雷公电母也该歇歇了。实际上，雷始收声是因为秋分之后秋燥之气渐盛，干燥的空气难以形成雷电，所以雷声便消失了。二候蛰虫坯户，《月令七十二候集解》中说："蛰虫坯户，淘瓦之泥曰坯，细泥也"，就是在穴口用细土垒一小高堰。众多小虫在上一候时都已经穴藏起来了，即"万物随入也"，此候应用细土封垒洞口以减少寒气侵入。实际上是说冬眠的虫子开始储备食物、挖洞穴，准备蛰伏过冬了。三候水始涸，涸是枯竭之意。此时，降雨量开始减少，由于天气干燥，水汽蒸发快，所以湖泊与河流中的水量变少，一些沼泽及水洼便处于干涸之中。

秋分的梨　　梨自古被推崇为"百果之宗"，味甘微酸、性寒、无毒，可以止咳、润肺凉心、清热降火、解疮毒酒毒。梨含有充足水分、各种糖类和多种维生素，能提供纤维素和钙、磷、铁、碘、钾等微量元素，还有一定量的蛋白质、脂肪、胡萝卜素、维生素B_1、维生素B_2和苹果酸等，能维持身体细胞的健康状态，帮助器官排毒、净化机体，软化血管，促进血液循环，把血中的钙运送至骨骼，增强骨钙质。但是梨子必须细嚼慢咽，才能更好地被消化道吸收和利用，起到应有的效果。在医疗功效上，梨还可以辅助治疗便秘，帮助消化，对心血管也有好处。梨既可生食，也可蒸煮后食用。在民间，有一种做法是把梨去核，放入冰糖，蒸熟后食用，可以止咳。总之，梨具有清热镇静、化痰止咳、润肠通便三大功效。

祭月节与中秋节

秋分曾是传统的"祭月节"。古有"春祭日，秋祭月"之说。现在的中秋节则是由传统的"祭月节"演变而来。据考证，最初"祭月节"是定在"秋分"这一天，不过由于这一天在农历八月里的日子每年不同，不一定都有圆月，而祭月无月是大煞风景的，所以后来就将"祭月节"由"秋分"调至中秋。

据史书记载，早在周朝，古代帝王就有春分祭日、夏至祭地、秋分祭月、冬至祭天的习俗。其祭祀的场所称为日坛、地坛、月坛、天坛，分设在东南西北四个方向。我国各地至今遗存着许多"拜月坛""拜月亭""望月楼"的古迹。

北京的"月坛"就是明嘉靖年间为皇家祭月修造的。《北京岁华记》记载北京祭月的习俗说："中秋夜，人家各置月宫符象，符上兔如人立，陈瓜果于庭，饼面绘月宫蟾兔，男女肃拜烧香，且而焚之。"北京祭月还有一个特别的风俗，就是"惟供月时，男子多不叩拜"，此即民谚所说"男不拜月"。在古代，阴阳学说认为，男性代表阳，女性代表阴。由于月亮属于阴，男性拜月在阴阳观念上被认为不合适，它代表了古代社会对性别角色的一种划分和规定。

后世，中秋节的活动越来越多，影响也越来越大。中秋节，又称月夕、秋节、仲秋节，是中华民族与汉字文化圈的传统文化节日。中秋节始于唐朝初年，盛行于宋朝，至明清时，已成为与春节齐名的传统节日之一。受中华文化的影响，中秋节也是东亚和东南亚一些国家人民，尤其是当地的华人华侨庆祝的传统节日。2006年5月20日，中秋节列入首批国家级非物质文化遗产名录，2008年起中秋节被列为国家法定节假日。

中秋节自古便有祭月、赏月、拜月、吃月饼、赏桂花、饮桂花酒等习俗，流传至今，经久不息。从中医营养学角度来说，月饼多为"重油重糖"之品，制作程序多有高温烘烤，容易产生"热气"或者导致胃肠积滞。因此，油润甘香的月饼并非多多益善。每个人体质不同，虚寒盛者忌生冷、寒凉馅料的月饼；阴虚、热盛者忌辛燥动火馅料的月饼；水肿患者忌咸馅的月饼；糖尿病患者忌糖馅的月饼；热证、疮疡、风疹、癣疥等患者忌食辛辣香燥馅料的月饼。

吃秋菜

春分时有可口的春菜，与之对应，吃秋菜就很容易理解了。秋分是踏秋的正式开始。在岭南地区，有"秋分吃秋菜"的习俗。"秋菜"是一种野生的苋菜，乡人称之为"秋碧蒿"。逢秋分那天，全村人都去采摘秋菜。在田野中，秋菜叶子呈卵形或披针形，叶色嫩绿，质地柔嫩。采回的秋菜一般与鱼片"滚汤"，名曰"秋汤"。有顺口溜道："秋汤灌脏，洗涤肝肠。阖家老少，平安健康。"一年之秋，人们祈求的还是家宅安宁、身壮力健。不难看出，岭南食俗中的"秋汤"与中医学提倡的秋天滋补是一致的。

苋菜含有多种营养成分，其中丰富的胡萝卜素、维生素C有助于增强人体免疫功能，具有一定的抗癌作用。炒野苋菜具有清热解毒、利尿、止痛、明目的功效，食之可增强抗病、防病能力，润肤美容，适用于痢疾、目赤、雀盲、乳痈、痔疮等病症。

送秋牛

春分时有人送春牛，可事儿还没完呢。秋分一到，挨家挨户送秋牛图的人就上门了。春分有春官，秋分送秋牛的，当然就叫秋官了。秋官同样需要口齿伶俐，人情练达。他们通常会挨家挨户地送秋牛图，并即兴发挥，说些关于秋耕的吉祥话，俗称"说秋"。

"秋分"是秋天过半的意思，按农历，秋分刚好是秋季的中分点，正如春分一样，阳光几乎直射赤道，昼夜相等。从这一天起，阳光直射的位置由赤道向南半球推移，北半球开始昼短夜长。秋分是秋天的重要节气，过了秋分，降雨逐渐减少，干燥的气候逐渐显现。因此，干热的气候诱发了肺火。中医认为外感六淫之邪可导致疾病，在秋天是燥与火，因此秋季更容易产生肺火。《黄帝内经》中没有"肺火"，只有"肺热"一词，"肺热"之名出自《素问·刺热》："肺热病者，先淅然厥，起毫毛，恶风寒，舌上黄，身热，热争则咳喘，痛走胸膺背，不得太息……"肺热是指热邪壅积于肺所引起的一系列症状和体征，中医称为"肺热"或"肺气热"，多见于现代医学的肺部急性炎症病变。

肺火主要表现为干咳无痰、痰中带血、咽痛音哑、潮热盗汗等。肺火也有虚火和实火之分，肺热盛极化火则为实火，肺阴虚而生火则为虚火。故肺火的临床表现可分为肺阴虚证和肺实热证。

我们平时说心火从舌头上看，肝火从眼睛上看，胃火从牙龈上看，肺火从嗓子上看。好多人感冒以后，不流鼻涕，也不打喷嚏，一上来就是嗓子疼。有一年秋天，门诊来了一个8岁儿童，嗓子疼已经三天了，流鼻涕，咳嗽有痰，黄色，且口渴、大便干燥，又喜欢吃凉的。西医诊断为急性扁桃体炎。中医诊断为喉痹，辨证属肺热外感、咽喉不利。治法：清热宣肺、止咳利咽。方药：苏子、黄芩、桑皮、半夏、射干、百部、葶苈子、杏仁、前胡、玄参、浙贝母、麦冬，7付，水煎服，日一剂。此为肺热实火。

肺的虚火也会有咳嗽，但是咳嗽没有痰，即便有痰也很少。肺的虚火又分燥热和虚热，所用的调理方法也不完全一样。一天，一位50岁的男士来看咳嗽，从春天开始到秋天一直没好，吃了不少中药、西药，就是好得不彻底。表现为咳嗽以夜间晨起为重，每天醒来第一件事就是咳嗽，干咳无痰，口干舌燥，气短。辨证：阴虚肺热，正气不足。治法：滋阴清热、益气宣肺。方药：苏子、黄芩、麦冬、沙参、太子参、百部、生地、杏仁、紫菀、玄参、川贝、款冬花，14付，水煎服，日一剂，药后症减。此为肺阴虚，属虚火。

虚火的燥热是什么症状呢？也是咳嗽。干咳，没有痰，也会感到口渴，往往发生在感冒、发热以后。感冒好了，可是咳嗽总也不好，甚至有的咳一个多月，到医院看也只是有点肺纹理增粗，这多是燥热咳嗽，舌尖是红的。这个时候可以吃梨，还可以吃川贝粉。把梨去核挖个洞，川贝粉3克放在梨里面和梨一起蒸，蒸10分钟左右，之后连梨带川贝粉一起吃掉。除食疗以外，中成药还可以选用秋梨膏等。

肺火不但表现在咽痛、咳嗽上，还表现在其他方面。一天，一名6岁男孩来到门诊看流鼻血。他平时就爱流鼻血，一进入秋天，一周流了3次，到医院检查，一切正常。望诊：面色红润、体态正常，舌红苔黄。问诊：平时爱吃肉食，不爱吃蔬菜，水果也吃得不多，喝水少，大便秘结。切脉：脉滑数。辨证：

肺胃郁热，热迫血行。治法：清热泻火，凉血止血。方药：薄荷、黄芩、百部、炒栀子、丹皮、生地、茅根、仙鹤草、焦三仙，7付，水煎服，日一剂，药后症减。

鼻出血是临床常见的症状，又称鼻衄，可由鼻部疾病引起，也可由全身疾病所致。中医认为其病因病机可分为虚、实两大类。实证者，多因肺、胃、肝之火热为主，火性上炎，循经上蒸鼻之脉络而为衄；虚证者，多见于肝肾阴虚，虚火上越，灼伤脉络而致衄，或因脾气虚弱，气不摄血而为衄。

从以上三个病例来看，肺火的直接攻击目标主要是呼吸道，咽喉首当其冲。肺火也分虚实，咳嗽日久往往阴虚多见。鼻衄以儿童多见，也是肺火导致的常见症状之一。肺火虽然不是具体的疾病，但肺火过旺可以导致多种不适症状，如咳嗽、咽喉痛、口干舌燥等，影响人们的生活质量。预防肺火就显得非常关键。

秋季气候干燥，由热转凉，是阳气渐收、阴气渐长，由阳盛逐渐转变为阴盛的过渡时期。秋分之时，降雨量下降，气候干燥，如果饮食不当，喝水少，水果蔬菜摄入不足或者辛辣食入过多，均可产生肺火，出现各种症状。因此，秋分养生防肺火是关键，"清"字就是养生最好的体现。

心态良好防上火：一是保持内心宁静，培养乐观情绪，注意休息，减缓秋季肃杀之气对人体的影响，多进行户外活动，享受阳光和新鲜空气，可以帮助缓解焦虑和抑郁情绪；二是生活规律，防止劳累过度，保证睡眠少加班；三是适量运动，定期进行适量的体育活动，如散步、跑步、瑜伽或其他有氧运动，可以促进内啡肽的释放，改善心情。

饮食管理清肺火：饮食不吃或少吃辛辣刺激、燥热伤津的食物，如煎炸鱼、油条、炒花生、辣椒、花椒、桂皮、生姜等，多用百合、芝麻、核桃、蜂蜜等柔和、甘润的食物。适当进食秋季的时令蔬菜水果，如藕、梨、山药、萝卜等，水分含量大，都有很好的防燥润肺清火的功能。适当食粥则能和胃健脾，润肺生津，养阴清燥。在煮粥时，适当加入梨、萝卜、芝麻等药食俱佳的食物，更具有益肺润燥清火之功效。

食疗：雪梨百合饮

原料：雪梨 2 个，百合 50 克，冰糖适量。

制作：将雪梨洗净，去皮和核，切成小块；百合洗净，一起放入锅中，加水煮沸；放入冰糖适量，炖 40 分钟即可。

用法：每日早、晚分别饮用。

功效：清心安神，适用于支气管哮喘、慢性气管炎、神经症。

中医认为，百合性味甘、微寒，入肺、心经，有润肺止咳、清心安神之功，是老少咸宜的药食佳品。秋季燥邪为患，肺阴不足，而百合甘寒质润，有润肺之功，对秋燥有明显治疗效果。

**药食同源
鱼腥草**

鱼腥草别名臭菜、折耳根、臭根草、臭灵丹。鱼腥草味辛，性寒凉，归肺经。能清热解毒、消肿疗疮、利尿除湿、清热止痢、健胃消食，治实热、热毒、湿邪、积热为患的肺痈、疮疡肿毒、痔疮便血、脾胃积热等。秋分时节，气候干燥，人们容易上火，鱼腥草具有清热解毒的作用，可以帮助清除体内的积热，对于秋季干燥引起的上火症状有一定的缓解作用。《中华人民共和国药典》（2020 年版）记录：鱼腥草，性味归经：辛，微寒，归肺经。功能主治：清热解毒，消痈排脓，利尿通淋。

用于肺痈吐脓，痰热喘咳，热痢，热淋。治痈肿疮毒。用法用量：15~25克，不宜久煎；鲜品用量加倍，水煎或捣汁服。外用适量，捣敷或煎汤熏洗患处。现代药理实验表明，本品具有抗菌、抗病毒、提高机体免疫力、利尿等作用。鱼腥草也可作为蔬菜食用，生食最佳，其香气独特，口感别具一格，风味适口可人。凉拌佐餐使人大开胃口，增进食欲、改善消化功能；也有炒食、煎汤、煮粥、炖肉的不同食疗方法。在日本，鱼腥草也颇受青睐，除采用传统汉方、药膳食疗外，还以功能性保健食品（茶、饮料等食品添加）等方式应用。但是，鱼腥草并非人人适用，脾胃虚寒者、易患风寒感冒者最好不要服用。

食疗：凉拌鱼腥草

制作方法：以鱼腥草为主料，鸡丝为辅料，盐、醋、鸡精、辣椒油、酱油、花椒油为调料制作而成。

功效：凉拌鱼腥草具有清热解毒、利尿消肿、消痈排脓、健胃消食之功效。

秋分时节的经络调摄原则是调和阴阳，防凉燥。取肺经的中府穴和膀胱经的肺俞穴啄击、艾灸。

秋分经络调摄

啄击中府穴

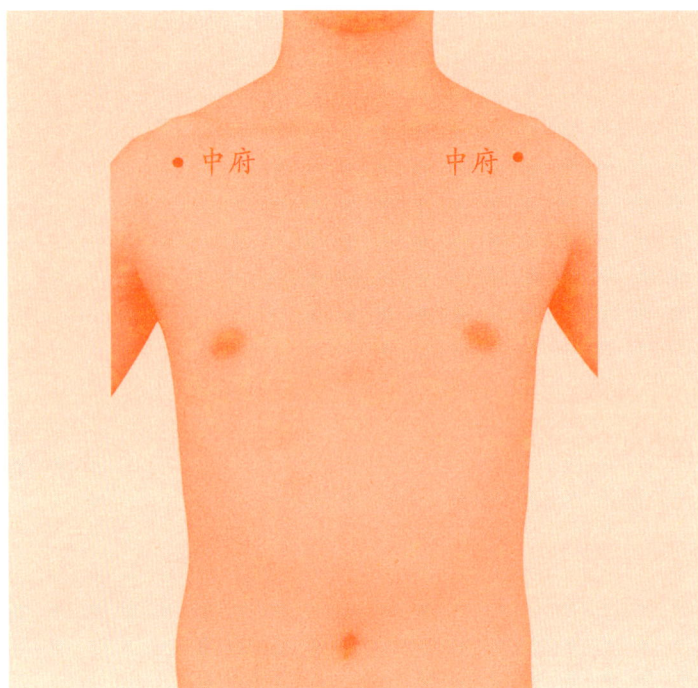

【取穴】位于胸前壁外上方，横平第1肋间隙，锁骨下窝外侧，前正中线旁开6寸。

【方法】正坐位，左手五指并拢成梅花状，以五指指尖啄击右侧中府穴，力度以局部酸胀痛为度，频率为一呼一吸啄击4~5次，持续时间5分钟。然后，再以右手啄击左侧中府穴。

【功效】中府穴为肺经募穴，募穴为脏腑之气输注于胸腹部的穴位，性质属阴。因此啄击此穴配合肺经的背俞穴肺俞（性质属阳），可以起到调和阴阳的作用。

【小贴士】什么是啄法？如何操作？有何作用？

啄法的定义：手指自然屈曲，以腕屈伸撮动带动指端着力，垂直于施术部位体表，呈鸡啄米状的手法称啄法。

啄法的手法操作：术者五指微屈曲呈爪状或聚拢呈梅花状，以指端着力，用腕部上下自然屈伸的摆动，带动指端啄击施术部位，形如鸡啄米状。以双手交替进行啄击。手法要领：①手法要轻快灵活而有节奏性；②腕部放松，以腕施力，均匀和缓，手指垂直于体表。

啄法的作用：安神醒脑，疏通气血，活血化瘀，开胸顺气，解痉止痛。轻啄法起抑制神经作用，重啄法起兴奋神经作用。此法主要用于头部、胸部、背部。

艾灸肺俞穴

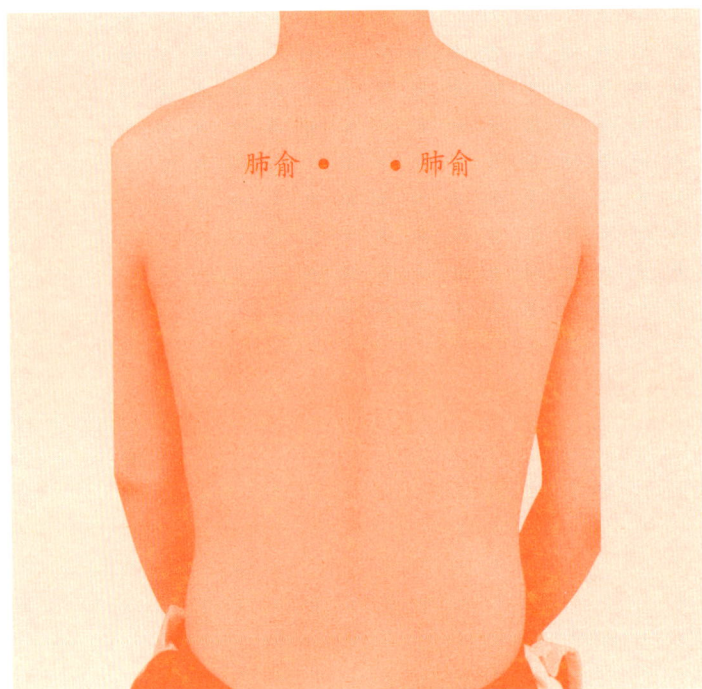

【取穴】俯卧位，当第3胸椎棘突下，旁开1.5寸。

【方法】俯卧位。在助手的帮助下，以艾条温和灸，局部潮红为度。每次左右两个肺俞穴各施灸10分钟。

【功效】肺俞穴为膀胱经穴，也是肺脏的背俞穴，位置属阳，与中府穴配合可以起到调节阴阳的作用。艾灸肺俞穴还可以起到防凉燥的作用。

　　秋分节气昼夜分，干燥天气来光临，疾病要防肺火起，祛热降火加养阴，药食同源鱼腥草，清热解毒是根本。

東壽

Cold Dew

寒露秋风起
要防季节病

寒露

萧疏桐叶上，月白露初团。
滴沥清光满，荧煌素彩寒。
风摇愁玉坠，枝动惜珠干。
气冷疑秋晚，声微觉夜阑。
凝空流欲遍，润物净宜看。
莫厌窥临倦，将晞聚更难。

月夜梧桐叶
上见寒露

【唐】戴察

　　这首诗描写了秋天露水从形成、变化、流动到消失的过程，形象生动，笔触细腻，描绘了诗人深秋寒夜中观寒露而感伤的情怀。

　　《月令七十二候集解》曰："九月节，露气寒冷，将凝结也。"寒露是指气温比白露时还低，地上的露水更冷，即将凝结成霜。生活中的确如此，白露后，天气转凉，开始出现露水。到了寒露，则露水增多，气温更低，地面的露水快要凝结成霜。

　　我国古代将寒露分三候："一候鸿雁来宾；二候雀入大水为蛤；三候菊有黄华。"意思是此节气鸿雁排成一字形或人字形的队列大举南迁。白露节气鸿雁开始南飞，到寒露时应为最后一批，古人称后至者为"宾"。深秋天寒，雀鸟在大海上盘旋后都不见了，古人看到海边突然出现很多蛤蜊，并且贝壳的条纹及颜色与雀鸟很相似，所以便以为是雀鸟跃入海中变成的。飞物化为潜物，这是古人的想象，也是古人感知寒风的一种说法。"菊有黄华"，华即花。菊花是短日照植物，此时光照昼短夜长，故菊花普遍绽放。

重阳节

农历九月初九，是华夏历史文化长河中备受尊崇的传统节日——重阳节。古老的《易经》作为中华文化的智慧源头，将"六"划定为阴数，"九"则为阳数。九月初九这一天，日与月皆为阳，两个"九"相互重叠，因此得名"重阳"，也被称作"重九"。

"九九"重阳，与"久久"谐音，而"九"在数字里又是最大数，蕴含着长久、长寿的美好寓意。在古人眼中，这是一个充满祥瑞、值得隆重庆贺的日子，很早以前便有庆祝重阳的习俗。同时，秋季作为一年中收获的黄金季节，更赋予了重阳节深远的意义。这一节日承载着人们对美好生活的向往与期盼，向来深受大家的珍视。

重阳节的庆祝活动丰富多样，充满浪漫色彩。人们会结伴出游，欣赏秋日美景；登上高处，极目远眺，感受大自然的辽阔；观赏绽放的菊花，品味其高洁之美；还会在身上遍插茱萸，以求驱邪避灾；品尝香甜的重阳糕，寓意步步登高；畅饮菊花酒，享受节日的惬意。1989 年，我国赋予重阳节新的时代内涵，将每年农历九月初九定为老人节。传统与现代在此完美交融，重阳节也成为了全社会弘扬尊老、敬老、爱老、助老美德的重要节日。

赏菊

重阳节赏菊的习俗，要从陶渊明说起。菊花象征着高洁的品格，陶渊明最爱菊花，是一个"菊迷"。陶渊明生活在晋宋易代的乱世，由于不满当时政治的黑暗、腐败，因此辞去官职，回到家乡柴桑（今江西省九江市柴桑区），并在宅旁东篱边种了许多菊花，朝夕观赏。"采菊东篱下，悠然见南山"表明陶渊明想归隐山林，不想与世俗打交道，不想与那些追名逐利的人同流合污，只想在清净自然的南山生活。

陶渊明喜欢喝酒，可是辞官以后因为家贫，时常缺酒。有一年，陶渊明又倚在篱边赏菊，却没有酒喝，只得采了一把菊花放在嘴里嚼。然而，菊花毕竟不能代酒。此时，远处来了一位白衣人，那人原是刺史王弘派来的差人，特地送酒给陶渊明。陶渊明真是喜出望外，有绝处逢生的感觉，当即打开酒瓮，对着菊花开怀畅饮，一醉方休。从此，人们便纷纷效仿，进而有了重阳节赏菊的风俗。

饮菊花酒

菊花酒就是以菊花为原料酿制而成的美酒。《西京杂记》中记载："九月九日，佩茱萸，食蓬饵，饮菊华酒，令人长寿。菊华舒时，并采茎叶，杂黍米酿之，至来年九月九日始熟，就饮焉，故谓之菊华酒。"据说饮用菊花酒可有延年益寿的功效，酿菊花酒早在汉魏时期就已经盛行。民俗有在菊花盛开时，将之茎叶并采，和谷物一起酿酒，藏至第二年重阳饮用。

菊花酒清凉甘美，是强身益寿佳品。从医学角度看，菊花酒具有明目、补肝气、安肠胃、利血、轻身、治头昏、降血压、减肥之功效。据说重阳节饮菊花酒还可辟邪祛灾。古代义人留下许多饮菊花酒的诗句。陶渊明的诗"往燕无遗影，来雁有余声，酒能祛百病，菊解制颓龄"，称赞的便是菊花酒祛病延年的功效。

吃螃蟹

重阳佳节正值九月，秋菊飘香。此时螃蟹膏黄味美，肉肥细嫩，正是食蟹的大好季节。时至今日，阳澄湖的大闸蟹仍闻名中外。难怪著名学者章太炎和夫人汤国梨曾卜居吴中，啖蟹之余，汤女士吟诗曰："不是阳澄湖蟹好，人生何必住苏州。"

古往今来，许多文人墨客啖蟹、品蟹、咏蟹、画蟹，留下了许多轶闻雅事，也为人们啖蟹平添了几分韵味。

由于螃蟹偏寒，因此食用时要注意三点：一是煮熟蒸透，现蒸现吃，不吃生蟹、死蟹；二是要同时食用姜末，中医认为姜有温中散寒、解鱼虾之毒的功效；三是不要吃得太多，尤其脾胃虚寒的人要少吃或不吃，血脂高的人也应该少吃。

观红叶

寒露时节，秋风飒飒，寒露节气的连续降温催红了京城的枫叶。金秋的香山层林尽染，漫山红叶如霞似锦、如诗如画。爬香山、赏红叶这个活动早已成为北京市民的传统习俗与秋游的重头戏。

黄栌是观赏树木，主要观看其树叶，即红叶，为历代文人墨客所青睐，有关记载最早见于司马相如的《上林赋》。事实上，人们观赏的红叶不仅仅有黄栌，还有乌桕、火炬树、红叶李等树种。漫步在通幽曲径上，环顾周围，便会看到一簇簇、一片片色彩斑斓的红叶美景。满山遍野的红叶是秋天最为壮观的自然景观。

寒露时节，最适合观看红叶的地方是黄河以北地区。我国幅员辽阔，跨越纬度范围比较大，各地的红叶出现的时间是不同的。有的地区已是红叶铺满小路，处处层林尽染；有的地区还是碧绿无穷尽；有的地区已经过了红叶的最佳观赏时机，渐渐步入了秋风扫落叶的阵营。

节气与
疾病

"寒露"节气的到来，预示天气逐渐转凉，而且明显出现秋霜。"寒露"也是二十四节气中最先提到"寒"字的节气。

在北方，这一节气预示着秋天即将结束，冬天将要来临。这时正是枫叶飘红、菊花盛开的时候，所以北方许多人在此时登高观红叶，行风赏菊花，此为该节气的雅事。季节之交，我们要防季节病。秋天的特点是多风少雨、气候干燥，此时要防皮肤病、胃肠病和过敏性疾病。

外寒内燥阴液伤

寒露之后，逐日增加的大气压力将地表热能压入地下，地面以上逐渐寒冷，如西北方居住在土穴中的人，会明显感到秋后穴内逐渐比地面温暖。天人相应，此时人身内部和下部也逐渐在增温。温度增高加上燥气的作用，易致体内"缺水"，这时如过食辛辣、油炸、火烤或甜腻的食物，或是情绪过于亢奋，就会加重火气焦灼体内阴液的情况。同时，外有寒气郁闭皮表，使内部邪气无法透散，就容易导致一系列皮肤疾病。

一位五十多岁的女士，每年秋天都会患皮肤病。夏天她易起湿疹，到了秋天手足干裂，有时甚至会流血，皲裂部位以手掌、足跟、足跖外侧等角质层增厚或经常摩擦的部位为主，临床表现为沿皮纹发展的深浅、长短不一的裂隙，皮损可从无任何感觉到轻度刺痛甚至中度触痛。乏力、腹胀、口黏、大便黏腻不爽，舌苔黄厚，脉弦滑。辨证：脾虚肺热、湿热蕴结。治则：健脾润肺、清热利湿。药用炒白术、党参、沙参、玉竹、泽泻、百合、黄连、苍术、山药等。

手足皲裂是指由各种原因引起的手足部皮肤干燥裂隙，伴有疼痛，既是一些皮肤病的伴随症状，也是一种独立的皮肤病，好发于秋冬季节，严重者可影响日常生活和工作。

《黄帝内经·素问·四时刺逆从论》曰："春气在经脉，

夏气在孙络，长夏气在肌肉，秋气在皮肤，冬气在骨髓。"中医认为，皮肤病的外因是天气寒冷、空气干燥，内因是脾虚肺热。寒露之时天气渐冷、气候干燥，所以皮肤病高发。

多事之秋防腹泻

寒露节气，腹泻等胃肠疾病高发。一个八个月大的女孩，腹泻1周。西医诊断：非细菌性腹泻。吃了一些药，效果一般，腹泻次数从最初的一天5~6次降至3~4次，食欲不好，明显消瘦。家长非常着急，于是来看中医。从孩子的外观看，精神弱，皮肤弹性降低，尿液偏少，有轻微的脱水征，大便颜色发绿，味道酸臭。中医认为是脾虚有湿造成，治疗应健脾利湿。开方用药：茯苓、炒白术、藿香、苍术、泽泻、车前子、诃子、炒扁豆等，5天后痊愈。

轮状病毒感染引起的非细菌性腹泻是婴幼儿中常见的一种腹泻。该病以全球性、季节性、流行性和自限性为特征，多发于深秋季节，每年9月到次年1月是其流行季节，其中10—12月是流行的高峰期。轮状病毒感染引起的腹泻是一种自限性疾病，一般无特效药治疗，多数患儿在1周左右会自然止泻。现代医学认为，婴幼儿消化系统发育不成熟，酶的活性较差，但营养需求相对较高，肠道负担重。如果喂养不当，如过多地加喂淀粉类、脂肪类食物或者一次进食过多等，都可引起消化功能紊乱，导致腹泻。中医认为"寒露"后早晚温差逐渐加大，晚上已有凉意，人们睡眠时也逐渐摆脱"酷暑"的感觉。但是，此时气温忽热忽冷，气候多变，所以称为"多事之秋"。入秋后，人体消化功能下降，抗病能力减弱，婴幼儿"脏腑娇嫩，形气未充"，因此为腹泻的易感人群，如果喂养不当，即可发生腹泻。

风燥来袭防鼻炎

过敏性鼻炎总在冬末春初、夏末秋初之时高发，从中医角度来看，它们有什么不同呢？

立秋后的一天，一位男士来看过敏性鼻炎，每天早晨打喷嚏、鼻塞，最主要的是面部、眼睛、鼻子感到痒、干，夜间咽干明显，盗汗。辨证：阴虚肺热，卫表不固。治法：养阴清热，益气固表。药用：紫苏子、生石膏、苦杏仁、百部、辛夷、款冬花、玄参、北沙参、生黄芪、苍耳子、防风、炒白术，7付，水煎服，日一剂，药后症减。

变应性鼻炎又称过敏性鼻炎，是一种由遗传与环境因素共同作用导致的疾病。其危险因素可能存在于所有年龄段。过敏性鼻炎有常年性和季节性之分，如在每年花粉播散的春季发作的，通常称为季节性过敏性鼻炎。秋季的过敏性鼻炎也属于季节性，但多是由于秋季气候干燥及温度变化而引起的，常见症状有鼻痒、喷嚏、流涕、鼻塞等。

中医学中，鼻鼽是指由于脏腑虚损、卫表不固所致的，以突然和反复发作的鼻痒、喷嚏、流清涕、鼻塞等为主要表现的鼻部疾病，即过敏性鼻炎。鼻鼽为临床上较常见或多发的疾病，可常年发病，也可呈季节性发作。春天过敏性鼻炎与风邪密切相关，而秋天过敏性鼻炎与风邪、燥邪相关，两者的区别就在此处。

燥热伤肺咳难瘥

某年秋季，咸丰皇帝因内有肺热、外感风寒，以致憎寒、壮热、咳嗽头痛、腰腿酸痛、倦怠懒食。经御医调治，诸症好转后，遗留咳嗽缠绵难愈，以秋梨柿饼代茶饮清肺止咳。秋梨柿饼代茶饮：秋梨半个，柿饼一个，水煎代茶。具体做法：先将去蒂后的柿饼放入清水中浸泡 10~15 分钟，使其中的有效成分充分溶出；将秋梨切块，与浸泡好的柿饼一起放入沸水中煎煮 3~5 分钟，待水温适宜后即可饮用。煎煮好的秋梨与柿饼亦可食用。

秋梨和柿饼是日常生活中常见的食物，秋梨清热润肺，柿饼清肺止咳，作为代茶饮，具有清热润肺、生津止渴、止咳的功用，较适用于肺热阴虚所致的咳嗽、咽干、口渴等症。许多慢性咽炎患者常有咽痒咽干、干咳无痰或有痰却不易咳出，甚至伴有恶心呕逆等症状，尤其适合服用此茶饮。若伴有心烦、失眠症状，亦可加用百合、酸枣仁以宁心安神。

以上四个病例都属于季节病，与肺、脾有关。第一例手足皲裂与外邪中的风、燥关系密切；第二例腹泻湿气未去秋凉又来，与脾胃虚弱关系密切；第三例过敏性鼻炎虽然一年四季均可发生，但是春秋多见，与风邪有关，秋天还与燥邪相关；第四例说明秋燥咳嗽病后调理的重要性。中医理论认为"天人相应"，四时气候对人体的气血盛衰都会产生影响，因此季节气候与发病密切相关。

寒露"秋冻"要分人

"寒露"是二十四节气的第十七个节气，这时我国南方大部分地区气温继续下降，北方早晚气温已很凉，而西北高原地区已提前进入了冬季。由于寒气增长，逐渐萧落，是热与冷交替的季节，民间有"白露白花花，寒露添衣裳"之说。中医认为"寒露"是自然界阳气渐退，阴气渐生，人体生理活动降低之时。为了顺应四季规律，这时人们的活动消耗也应随之下降，以确保体内的阴阳平衡。

"春捂秋冻，不生杂病"是流传已久的养生保健谚语。秋天进行"秋冻"锻炼，能提高机体抗病能力，对预防呼吸系统疾病起到积极的作用。从气候学的观点来分析，"春捂秋冻"这一民间谚语是有一定科学道理的。春与秋虽都是过渡季节，但仍有差异。我国通常把3—5月称为春季，9—11月称为秋季。平均最高气温春季高于秋季，平均最低气温秋季则高于春季。这说明，虽然春季白天的温度高一些，但是早、晚温度还是比较低的，而且因春季是回暖期，室内温度的回暖速度不及室外，所以春季虽然室外温度升高，但室内温度仍偏低。秋季则正好相反，是一个降温的季节，室外温度虽然下降了，室内还是比较暖和的。所以，适当的"秋冻"就有一定道理了。但是，"秋冻"并非人人适宜。

　　适宜"秋冻"的人群：以中、青年体质较好者为主。当天气变化比较平缓时，可以少穿点衣服，使身体略感凉意，但不感觉寒冷，即"冻一冻"。但是，一旦有强冷空气活动，造成气温急剧下降，还进行"秋冻"，而不及时、适当地增衣保暖，不但达不到强身健体的目的，反而会招灾惹病，易患感冒等呼吸系统疾病。所以，"秋冻"也要视天气情况而定。

　　不宜"秋冻"的人群：心脑血管疾病患者、身体调节功能较差的年老体衰者、正处于生长发育期的婴幼儿、平时体弱多病的人、慢性呼吸系统疾病患者。这是因为深秋季节温差变化较大，气温、风速、大气压都处于波动状态。这种变化多端的天气会使人的皮肤、皮下组织血管收缩，周围血管阻力增大，导致血压升高，也会引起血液黏度增高，严重时还会导致冠心病患者发生心绞痛、心肌梗死等，甚至会使血管脆裂，发生脑卒中，引起偏瘫，危及生命。所以，心脑血管疾病患者、正在生长发育的婴幼儿和体弱多病的人是不宜"秋冻"的。慢性支气管病、哮喘病等呼吸系统疾病的患者也不宜"秋冻"，因为这类人一旦着凉、感冒，就很容易旧病复发或使病情加重。

秋季食疗
要滋润

"寒露"是秋季的一个节气，而秋对应的脏器是肺，又因"金秋之时，燥气当令"，饮食上以滋阴润燥为宜。《难经》记载："人赖饮食以生，五谷之味，薰肤（滋养皮肤），充身，泽毛。"这是两千年前古人对饮食营养作用的评述。可见，饮食进入人体，通过胃的吸收、脾的运化分布全身，即成为水谷精微而滋养脏腑、经脉乃至筋骨、肌肤、皮毛等，维持正常的生命活动和抵御邪气。战国时期的名医扁鹊曰："安身之本，必资于食……不知食宜者，不足以存生也。"强调饮食对维持生命健康的重要性，以及合理饮食、了解宜忌的必要性。因此，寒露季节应多食芝麻、糯米、粳米、蜂蜜等，适当多食鸡肉、牛肉、鱼、大枣、山药以增强体质；多饮水，减少节气造成的干燥之气；少吃葱、姜、蒜、辛辣之品。此时，还可根据每个人体质的不同选择滋阴润肺的膏剂，如百花膏：用百合、款冬花各等份，水煎去渣，加蜂蜜熬成膏状，日服 3 次，每次一匙，有润肺止咳化痰之效；黄芪膏：用黄芪 100 克，水煎滤渣，加蜂蜜 500 克，文火煎熬缩至膏状，日服 1 次，每次一匙，有补肺益气之功。

药食同源
说杏仁

杏仁是蔷薇科植物杏的种子，分为甜杏仁和苦杏仁，主要含有蛋白质、脂肪、糖类和微量苦杏仁苷。杏仁有很多不同的食用方法，比如杏仁饮料、杏仁饼干等，还可以用来做菜、煲汤等。甜杏仁可以直接食用，以直接吸收其丰富的营养。苦杏仁不可生食，以炒熟、蒸熟或温油炸制为宜。

杏仁富含维生素 E、维生素 B 族、维生素 C 和钙、磷、铁等多种矿物质，能加强记忆、减轻忧郁失眠、防止贫血，长久食用强健体魄、润肤驻颜、延缓衰老。杏仁中的苦杏仁苷，有抗动脉硬化、抗胃溃疡、抗纤维化、促进免疫调节、抑制肿瘤细胞生长等作用。

中医认为杏仁味苦，微温，有小毒，归肺、大肠经，为降气化痰类中药。上能化痰浊、平咳喘，下能润肠燥、通大便。适用于痰多咳喘、便秘等症。《本草纲目》中记载："杏仁：杀虫。治诸疮疥，消肿，去头面诸风气。"也就是说，杏仁有治疗咳喘、解肺气、扶正强身的作用。《中华人民共和国药典》（2020 年版）载：杏仁，性味归经：苦，微温；有小毒。归肺、大肠经。功能主治：降气止咳平喘，润肠通便。用于咳嗽气喘，胸满痰多，肠燥便秘。

食疗：百合杏仁粥

原料：杏仁 10 克，鲜百合 50 克，粳米 50 克，白糖适量。

做法：将杏仁去皮、尖，打碎，同鲜百合、粳米共煮为稀粥，加白糖适量，温服。

功效：润肺止咳。

适用人群：久咳、干咳人群。

食用禁忌：风寒咳嗽、痰湿咳嗽、大便溏泄者忌服。

寒露时节的经络调摄原则是防凉燥，益肺气。取手阳明大肠经的手三里穴和督脉的大椎穴按揉和艾灸。

按揉手三里

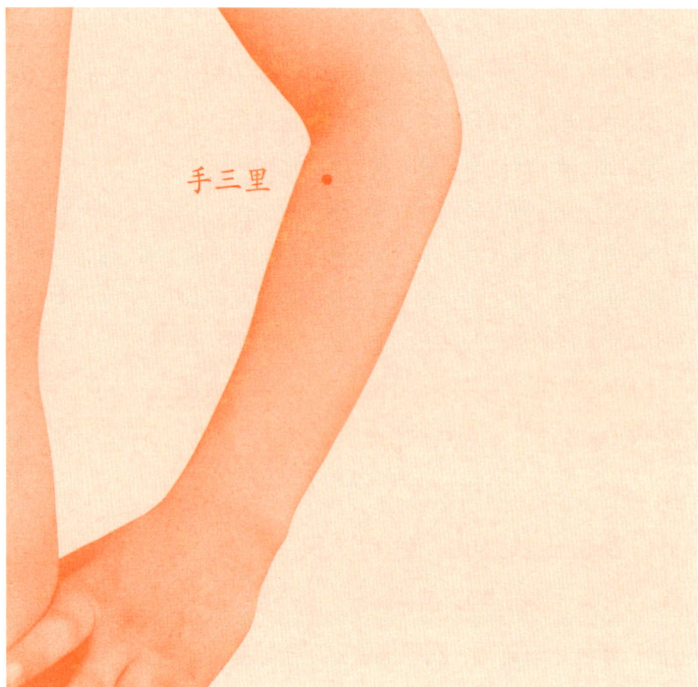

手三里

【取穴】位于肘部，在前臂背面桡侧，当阳溪与曲池连线上，肘横纹下 2 寸处。

【方法】屈肘，以左手握住右肘，左手拇指指腹按揉在右手三里穴，力度以局部酸胀痛为度。频率为一呼一吸按压 4~5 次，按揉 5 分钟，然后左右手位置互换，再以同样的方法按揉左手三里穴 5 分钟。

【功效】手三里穴为手阳明大肠经穴，大肠与肺相表里，而此穴多气多血，因此按揉此穴可以起到益肺气的作用。

【小贴士】"肺与大肠相表里"是什么意思?

　　这是指肺经与大肠经在经络上相互络属。肺为脏,属阴属里,大肠为腑,属阳属表,所以肺与大肠的关系叫作表里关系。生理方面,肺气的肃降有助于大肠传导功能的发挥,而大肠的传导功能正常,又有助于肺气的肃降。病理方面,若大肠实热,腑气不通,则可使肺失肃降,而见胸满、咳喘等症;若肺失肃降,津液不能下达,可见大便燥结;肺气虚弱,大肠传化无力,可出现气虚便秘,大便艰涩而不行。

艾灸大椎穴

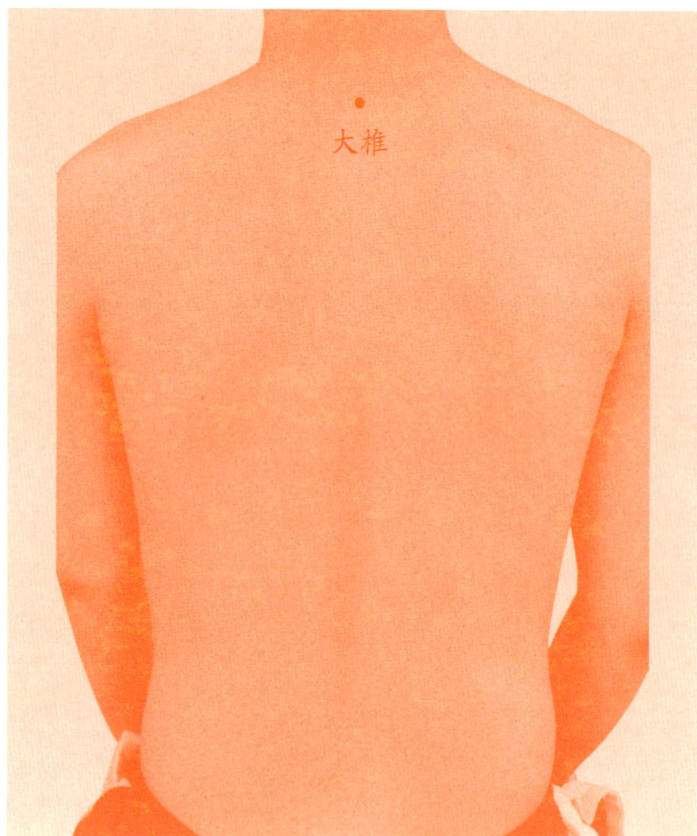

大椎

【取穴】在颈部，当第 7 颈椎棘突下凹陷中。

【方法】坐位，在助手的帮助下，以艾条温和灸大椎穴，局部潮红为度。每次施灸 10 分钟。

【功效】大椎穴为督脉要穴，艾灸此穴可以增强人体免疫力，驱除凉燥邪气。

　　寒露节气秋风起，季节发病要牢记，春捂秋冻要分人，饮食滋润要合理，药食同源是杏仁，润肺降气止咳痰。

Frost Descent

霜降秋结束
养生防悲秋

霜降

晓向高楼凝望，远树枝枝红酿。
睡起眼朦胧，道是芙蓉初放。
霜降，霜降，那是丹枫江上。

　　黄婉璩是嘉庆、道光年间有名的才女，善弹琴，指法微妙，妇女从学者甚多。这首小词描绘词人登高远望，以欣赏霜降时节的深秋美景。

　　《月令七十二候集解》曰："九月中，气肃而凝，露结为霜矣。"草木零落，众物伏蛰，故民间称"霜杀百草"。"霜降"是秋季的最后一个节气。经历了夏季的热烈和初秋的凉爽，此刻，在愈来愈寒凉的深秋，看到"霜降"这两个字，顿有一种时光沧桑之感。霜降一到，虽然仍在秋天，但已经是"千林扫作一番黄"的晚秋、暮秋和残秋了。

　　古代将霜降分为三候："一候豺乃祭兽；二候草木黄落；三候蛰虫咸俯。"初候五日，豺狼开始大量捕猎小兽，并且在捕食时，先把猎物陈列祭祀，而后再食用。《周书》说："霜降之日豺祭兽。"此举据说是"以兽而祭天报本也，方铺而祭金秋之义"，又是一个"祭"的仪式。初春时节"獭祭鱼"，伏天时节"鹰祭鸟"，而深秋时节"豺祭兽"。这跨越春、夏、秋三季的三个"祭"，是自然界动物的一种生存本能——捕获了猎物就陈放存储，准备越冬。这样的物候现象提醒或者警示人类，任何事情须知回报与感恩。后五日，野草枯黄、树叶掉落。再五日，入蛰的动物全都躲在洞中。这与惊蛰节气对应，惊蛰是冬眠的动物苏醒的时节。而霜降第三候，这些生灵进入冬眠期。咸俯是垂头不动的样子，即蛰伏的虫子不动不食，伏下身来要冬眠了。

霜降的板栗

霜降后是板栗成熟的季节。栗，最早见于《诗经》一书，可知其在我国至少有两千五百年的栽培历史。板栗原产中国，是我国食用最早的著名坚果之一，年产量居世界首位。药用方面，栗果是补肾佳品，兼有健脾益气、止泻治咳等功效，适合于治疗肾虚引起的腰膝酸软、腰腿不利、小便增多和脾胃虚寒引起的慢性腹泻，以及外伤后的骨折、瘀血肿痛和筋骨疼痛等症。陶弘景所著《名医别录》记载其"主益气，厚肠胃，补肾气，令人忍饥"。栗子中丰富的不饱和脂肪酸和维生素、矿物质，能防治高血压病、冠心病、动脉硬化、骨质疏松等，是抗衰老、延年益寿的滋补佳品。

节气民俗

霜降节

每年霜降节气的这一天，广西壮族人民都会举行盛大的歌节，庆祝丰收。2014年，壮族霜降节入选第四批国家级非物质文化遗产代表性项目名录。霜降这天，广西壮族自治区大新县下雷镇举行盛大的歌圩，街上和附近村屯的壮族人民家家户户杀鸡宰鸭、做粽做糍，欢欢喜喜、热热闹闹地庆祝这个传统的民间节日。隆重而盛大的歌圩设在有三百多户人家的下雷街上，故名曰"下雷霜降节"。

打霜降

霜降节气是每年秋后农业丰收的一大节气。农谚曰"霜降到，无老少"，意思是此时田里的庄稼不论成熟与否，都可以收割了。在清代以前，霜降还有一个鲜为人知的风俗：在这一天，各地的教场、演武厅都有隆重的收兵仪式。按古俗，每年立春为开兵之日，霜降是收兵之期，所以霜降前夕，府、县的总兵和武官们都要全副武装，身穿盔甲，手持刀枪弓箭，由标兵开路，鼓乐前导，浩浩荡荡、耀武扬威地从衙门出发，列队前往旗纛庙举行收兵仪式，以期拔除不祥、天下太平。霜降日的五更清晨，武官们会集庙中，行三跪九叩首的大礼。礼毕，列队齐放空枪三响，然后再试火炮、打枪，谓之"打霜降"，此时百姓观者如潮。相传，在武将"打霜降"之后，司霜的神灵就不敢随便下霜危害本地的农作物了。农民们还常以听到枪响与否和声音的高低来预测当年的丰歉。

"霜降"是秋天最后一个节气。"霜降"的意思是天气渐冷，开始出现白露，"气肃而凝，露结为霜"是其命名的由来。霜降节气特点以北方较为明显，而南方要错后半个月左右。"霜降"之时，日平均气温下降 4~6℃，这样的天气对人体健康有很大影响。秋季日照减少，花木开始凋零，特别到霜降之后，更有一种悲凉之感。如唐代诗人杜甫的《登高》："万里悲秋常作客，百年多病独登台。"使人触景生情，心中产生凄凉、忧郁、烦躁等情绪变化。

霜降时节防悲秋

中医有情志致病之说，以病美人著称的林黛玉，因泪汪汪的双眼以及悲悯敏感的性格为大家所熟知。如《葬花吟》中："尔今死去侬收葬，未卜侬身何日丧？侬今葬花人笑痴，他年葬侬知是谁？试看春残花渐落，便是红颜老死时。"充斥着太多悲凉凄怆，不乏杞人忧天。从中医理论来讲，"喜、怒、思、忧、恐"五志之中，忧对应的脏腑为肺，悲忧的情绪很容易伤肺。黛玉自幼体弱，进入青春期后又出现咳嗽顽疾，时伴有咳血，后世有说这属于肺痨，姑且不论是否为肺痨，但是一定跟"肺"有关。这个肺病一定程度上和黛玉悲悯的性格有关。

"悲秋"语出《楚辞·九辩》："悲哉！秋之为气也。萧瑟兮，草木摇落而变衰。"在四季的精神调摄中，《黄帝内经》对春季和秋季两个季节着墨尤多，其主要原因在于这两个季节均是阴阳之气转换的时节，人易出现情绪低落、忧郁、惆怅，进而出现抑郁症，"佳人伤春，才子悲秋"，就是对这一现象的最好写照。

情志致病自古就有论述，五志分别对应五脏。《黄帝内经·阴阳应象大论》中的"怒伤肝""喜伤心""思伤脾""忧伤肺""恐伤肾"说明精神活动过度对人体的损伤。《黄帝内经·素问·举痛论》："怒则气上，喜则气缓，悲则气消，恐则气下……惊则气乱……思则气结。""悲秋"可以损伤正气而出现气短等症。悲一定程度上会导致肺部疾病，反过来，肺部疾病患者也多有悲。因此，控制好情绪，既未病先防，又既病防变。

秋天要防肺气虚

有一年秋天，门诊遇到一个 40 岁的患者，自述平时经常感觉气短、乏力，说一会儿话就上气不接下气，伴有轻微咳嗽、食欲缺乏、眠中多梦，他怀疑是心脏出了问题，于是做了心脏

CT、心电图，一切正常。望诊：面色苍白、口唇色淡。闻诊：语声低微，不善言语。切脉：沉细无力。辨证：肺气不足，心血亏虚。治法：益气养血，养心安神。原来，他从事管理工作，每天有开不完的会、说不完的话，工作压力非常大。按中医的话来说，他这是压力大、说话多，伤了肺。

中医认为，"肺朝百脉""肺主一身之气"，肺气虚，会造成气短、乏力。那为什么秋天症状会加重呢？这是因为他还有一个习惯，就是不爱喝水——不渴为什么要喝水呢？秋天气候干燥，事多又上火，火又耗气伤津。到了霜降，天气转凉，燥、寒等外邪一起伤肺，因此就出现了上述症状。

由此看来，凡是从事语言工作的人士，到了秋天都要注意肺部的保养，比如保持良好心态；不要连续说话超过 1 小时；每天喝水 2 000~3 000 毫升；尽量不吃或少吃辛辣食物和冷饮。

霜降要防关节病

一位 50 岁的男士来门诊看病，诉两个膝盖疼，虽然没有影响走路，但是总觉得不舒服，已经有一个月了。尤其到了深秋季节，两个膝盖特别怕凉，下楼梯会有无力感，还伴有下肢发凉、夜尿增多、乏力、眠中多梦、早醒、食欲减退。一问病史，他平时脾气急，从来不坐电梯，冬季也不穿秋裤。这次双膝疼后看了骨科大夫，诊断为"髌骨软化"。辨证：脾肾两虚，寒湿痹阻，经络不通。治法：健脾益肾、活血通络。方药：茯苓、槲寄生、续断、鸡血藤、牛膝、木瓜、炒白术、桂枝、生黄芪、桑枝、血竭、枸杞子等。服药 2 周后，膝关节疼痛和下肢凉等症状明显好转。

中医认为，关节疾病不外乎风、寒、湿外邪所致，加上平时生活中不注意保护关节，50岁后关节老化，所以患病，这是根本。秋季，尤其寒露过后，早晚较凉，关节没有保暖，因此症状加重。平时我们要尊重节气，尤其是四季交替之时，更要早做准备，这样才能防患于未然。

从以上三个病例来看，季节转换时，人之适应最为关键。第一例中，中医认为七情所伤悲对应肺，加之霜降后树叶凋零，一场秋雨一场寒，给人一种荒凉的感觉，人的情绪很容易受环境影响而低落，因此抑郁症的症状在深秋时也容易加重。第二例是秋天肺气虚的病例，说明不同职业、不同季节对发病的影响。第三例说的是霜降已是秋天最后一个节气，冬天即将来临，防寒要在生活中体现，尤其是年龄偏大、关节已有症状的人群。

霜降养生要点

"霜降"是二十四节气的第十八个节气，天气渐冷，开始降霜，北方"霜降"后早晚温差可达10~15℃。晨起可以看到树叶、草地一层薄薄的白霜，当太阳升起时，白霜就会消失。"霜降"的到来预示着秋天的结束，寒冷的冬季即将来临。此时枫叶变红，满山遍野，吸引人们去观赏红叶美景，而银杏树叶却变成金黄，增添了秋天收获季节的内涵。再过半个月左右就将进入遍地落叶、万木休眠的冬季。因此，季节之交，情绪需要有一个适应过程，要做到养成良好的生活习惯，建立多种爱好，保持好心情；养好皮肤防秋燥，做到防晒、保湿、美容三部曲；以及饮食调理补肺气。

调整心情防悲秋

精神情志养生很重要。《黄帝内经·四气调神大论》："秋三月，此谓容平，天气以急，地气以明，早卧早起，与鸡俱兴，使志安宁，以缓秋刑，收敛神气，使秋气平，无外其志，使肺气清，此秋气之应，养收之道也。"容平即收纳之意，情绪保持安宁，以避秋天肃杀之气对人体的侵害，精神上不应发散，要内守收敛，让五脏之气与秋季之气相平和。培养爱好，多运动，尽量不要到比较荒凉的环境去旅游。多与人交往，爱好要广泛，要有"好奇心"。年轻人可以试着过一下"老年式"的生活。早晚遛遛弯，晚饭后看看电视，表面上看有"虚度"之闲，其实不然，这正是一种寓于生活之中的养生方法。因为很多中、青年工作压力大，下班后脑子仍留在事业上，完全没有休息。如果看看电视，尤其被剧情打动，那才是真的使大脑放松了。当然，有其他爱好也是一样，只要与工作无关就好。长此以往，休息好了，工作效率反而更高。

调好皮肤防秋燥

中国人正常的面色应是红黄隐隐、光明润泽，表示人体精神气血、津液的充盈与脏腑功能的正常。人在疾病状态时，面部色泽表现为暗黄、灰土、苍白、黄斑并有皱纹。中医学认为治病与美容，养生与养颜是密不可分的，只有内脏功能正常，人体才能真正容光焕发。

中医认为"肺主皮毛"，皮肤的好坏被认为与肺部的状况息息相关：肺功能正常时，皮肤较为滋润；肺燥时，皮肤则干燥、容易脱皮。肺气宣发，皮毛得以温煦滋养而润泽；若肺气壅实闭郁，或肺气虚而不能宣发卫气、津液于皮毛，不仅卫外功能减弱，肌表不固自汗，易患外感疾患，且皮毛焦枯失泽。

寒露时节可以多吃滋阴生津的食物，防皮肤干燥。如藕、甘蔗、荸荠、梨、银耳、白菜、山药、萝卜等。其中藕味甘、性平，生吃鲜藕能清热解烦，解渴止呕；如将鲜藕压榨取汁，其功效更甚，煮熟的藕性味甘温，能健脾开胃，益血补心，故主补五脏，有消食、止渴、生肌的功效，是这个时节非常适宜的蔬菜。

调理饮食补肺气

秋季气候干燥，多风多尘，人体肺阴易亏、胃肠易燥、皮肤易干。

从五味来看，肺主辛味，肝主酸味，辛能胜酸，故秋天要减辛味以平肺气，增酸味以助肝气，防肺气太过胜肝，而致肝气郁结。因此，秋季要尽可能少食葱、姜、蒜、韭菜等辛味之品，多食些酸味果蔬，如山楂、柚子、葡萄、苹果等，而蜂蜜、芝麻、杏仁、银耳、菠菜等食物，有补脾胃、养肺防燥、润肠通便的作用。

增强体质迎冬季

季节转换往往是养生和预防疾病的关键时期。由秋凉转到冬寒，养生从收到藏的过程需要做到：预防疾病以呼吸系统疾病、肾病为主；从秋养肺过渡到冬养肾，学习、工作防过量；外感六淫邪气从防燥与火到防寒邪。

总之，秋天多风、多燥，养肺润燥是关键，饮食以多酸少辛为原则，这样才能安度秋天。

药食同源说木瓜

木瓜，蔷薇科植物，又名"万寿果""番瓜"，顾名思义，多吃可延年益寿。据悉，木瓜中的齐墩果酸和熊果酸等物质有降血脂、抗肿瘤和保肝的作用。另外，木瓜所含的木瓜蛋白酶有助于蛋白质的水解，促进人体消化系统对营养物质的消化和吸收。同时，木瓜含有丰富的维生素、胡萝卜素，以及微量元素，如铁、硒等。中医认为，木瓜有健脾消食，杀虫抗痨，抗炎镇痛，通乳抗癌，化湿止泻，舒筋通络，解痉止痛，镇咳祛痰，以及抗自由基和保护肝脏的功效。《中华人民共和国药典》（2020年版）：木瓜，性味归经：酸，温。归肝、脾经。功能主治：舒筋活络，和胃化湿。用于湿痹拘挛，腰膝关节酸重疼痛，暑湿吐泻，转筋挛痛，脚气水肿。

值得提出的是，治病多采用产自安徽省的宣木瓜，口感偏酸；食用的木瓜多是产于热带地区的番木瓜，口感较甜，二者都可以入药，也可以生吃或作为蔬菜和肉类一起炖煮。由于木瓜中的番木瓜碱对人体有小毒，每次食量不宜过多，过敏体质者应慎食。并且，怀孕时不能吃木瓜，因为木瓜可引起子宫收缩，导致腹痛，甚至流产。此外，胃酸过多者不宜用。

食疗：银耳炖木瓜

原料：银耳15克，木瓜（中等大，最好是自然成熟）1只，北杏仁10克，南杏仁12克，冰糖适量。

做法：将银耳用清水浸透发开，洗净；木瓜削皮去籽，切成小块；南、北杏仁去衣，洗净，连同银耳、冰糖一起放入炖煲内；加适量开水炖煮20分钟后即可食用。

功效：滋润养颜。经常食用能养阴润肺，使皮肤得到滋润，防止皱纹过早出现，保持皮肤幼嫩，延缓皮肤衰老。

适宜人群：皮肤干燥，燥热咳嗽、干咳无痰、痰中带血等症。

食用禁忌：糖尿病、风寒咳嗽、痰湿咳嗽、大便溏泻的人群不宜食用。

霜降时节的经络调摄原则是补肺气，助脾运。取脾经的太白穴和商丘穴艾灸。

艾灸太白穴

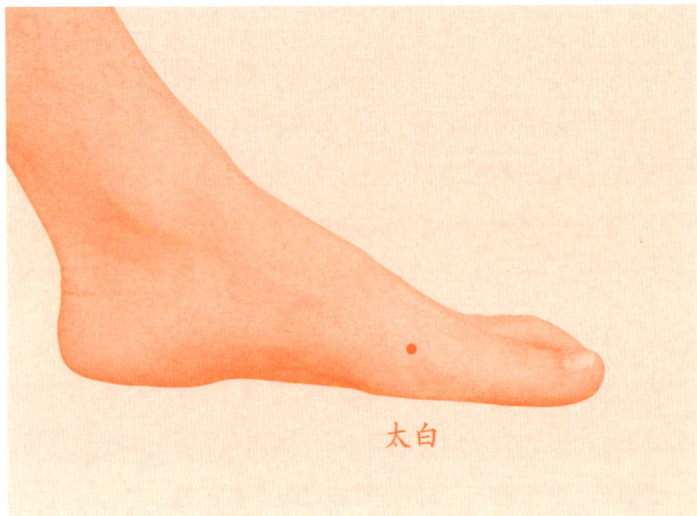

太白

【取穴】在足内侧，当第 1 跖趾关节后缘赤白肉际凹陷中。

【方法】坐位，以艾条温和灸，局部潮红为度。每次左右两侧太白穴各施灸 5 分钟。

【功效】太白穴为脾经原穴，五行属土，艾灸太白穴可以起到助脾胃运化的作用。

艾灸商丘穴

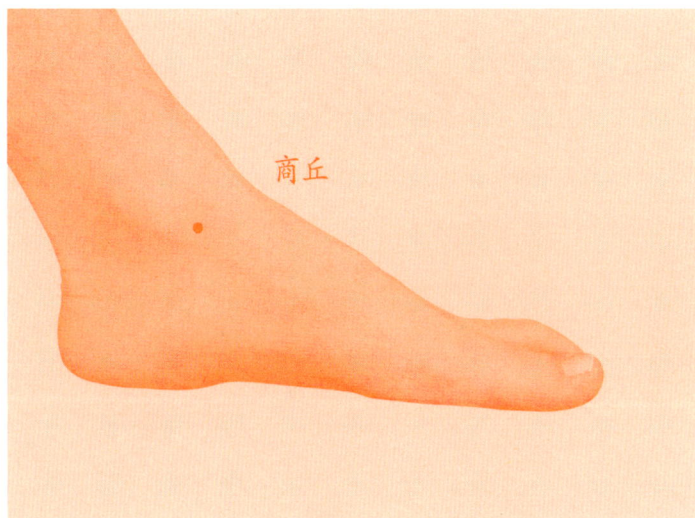

商丘

【取穴】在踝部，当内踝前下方凹陷中，当舟骨结节与内踝尖连线的中点处。

【方法】坐位，以艾条温和灸，局部潮红为度。每次左右两侧商丘穴各施灸5分钟。

【功效】商丘穴为脾经经穴，五行属金，艾灸商丘穴可以起到培土生金、补益肺气的作用。

霜降秋天将结束，季节之交要关注，树叶凋零防悲秋，养好心情掌握度，药食同源是木瓜，滋润养颜护皮肤。

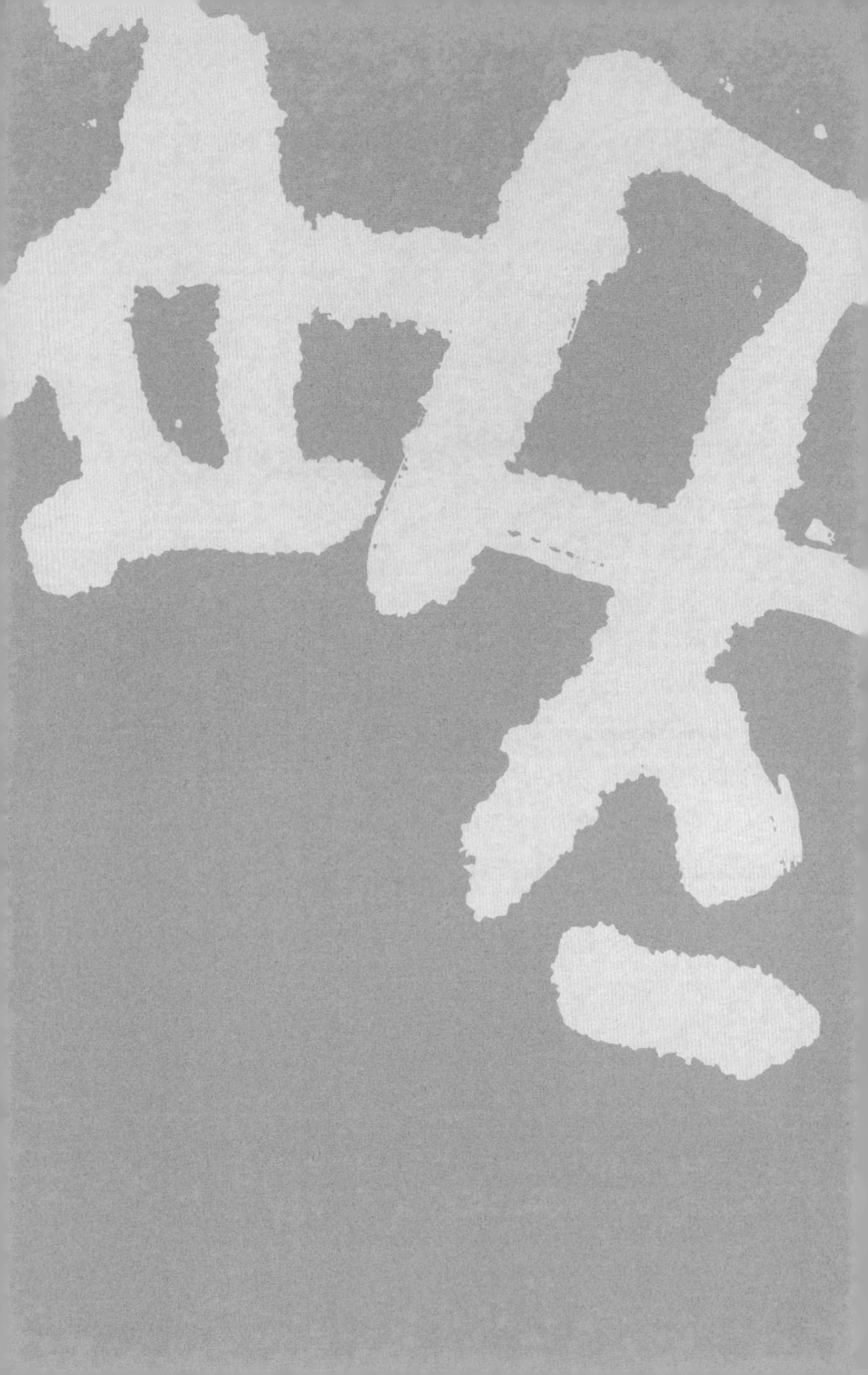

Beginning
of Winter

立冬冬天到
调养重精神

立冬

人逐年华老，寒随雨意增。
山头望樵火，水底见渔灯。
浪影生千叠，沙痕没几棱。
峨眉欲还观，须待到晨兴。

　　这是范成大在四川任职时所写的一首五言律诗。作者借秋冬交替、寒气渐生，感慨人生如梦、年华易逝。看着山间的樵火，江上的渔灯，这种人间烟火的温暖，正是在浪影沙痕中漂泊之人所需的。最后，作者则笔锋一转，写须熬过漫长的黑暗，等到黎明时分，便可登峨眉观日出。熬过黑夜便是黎明，寒冷的冬天过去，便是春天！

　　立冬是冬季的第一个节气，二十四节气的第十九个节气。我国古时民间习惯以立冬为冬季的开始。但是，对"立冬"的理解，不能仅仅停留在冬天开始的意思上。追根溯源，古人对"立"的理解与现代人一样，是建立、开始的意思。但"冬"字就不那么简单了。古籍《月令七十二候集解》中对"冬"的解释是："冬，终也，万物收藏也"，意思是说秋季作物全部收晒完毕，收藏入库，动物也已藏起来准备冬眠，规避寒冷。完整地说，立冬是冬季开始，万物收藏，规避寒冷的意思。

　　有句谚语叫"立冬补冬，补嘴空"，但是在这里要给大家讲一个故事。一年入冬，一个三十多岁的男士因口腔溃疡反复发作十余天前来就诊。他听说"立冬补冬，补嘴空"，因此从立冬第

285

一天就开始进补。他平时就爱吃肉、少吃菜，暴饮暴食，立冬后更以牛羊肉为主，隔日一次涮羊肉，每天还吃坚果半斤，上班还泡枸杞茶"补肾"，结果上火就反映在口腔溃疡上了。这里的误区有三：一是今非昔比，因为古人平时没有肉吃，立冬过节才吃少许肉，所以不上火，而现代人几乎天天吃肉；二是古时候人们以体力劳动为主，消耗大，现代人以脑力劳动为主，活动少；三是进补要分人，辨证施膳，因人而异。

节气民俗 **补冬**

我国过去是个农耕社会，劳动了一年的人们，利用立冬这一天要休息一下，顺便犒赏一家人一年来的辛苦。这就是对谚语"立冬补冬，补嘴空"最好的解读。每逢这天，人们以不同的方式进补山珍野味，这样到了寒冷的冬天，人们才能抵御严寒的侵袭。

说到补，大鱼大肉、山珍海味都是过去式了。现今物质资源丰富，我们平时已经吃得很好了。因此，"补"应该理解为"辨证施膳、因人而异"，不是选择最好的，而是适合自己的。所以，中医有春天宜升补、夏天宜清补、秋天宜平补、冬天宜滋补之区别。

立冬要防季节性情感障碍 许多慢性疾病由于病程长、易反复、无特效药，易造成人精神紧张、情绪波动，到了立冬更是加剧。

门诊曾经遇到这样一位患者，慢性乙肝，已经治疗了一段时间。到了冬天，突然有一天肝区疼，不知听谁说这是病情发展、肝癌的表现，于是做了 B 超、抽血检查，结果都没什么异常。但她还是不放心，又要求做 CT，检查结果也是正常。她似乎有点放松，但是肝区疼缓解不明显，听说磁共振更准确，于是又做了磁共振，还是正常。一个月下来人瘦了五斤，天天不知做什么好。这种焦虑情绪，任其发展下去有可能成为焦虑症（以广泛和持续性焦虑或反复发作的惊恐不安为特征的病症，其焦虑并非由实际威胁所引起，或其紧张惊恐程度与现实情况很不相称）。类似这样表现的患者不在少数。中医将之归类为"郁证"范畴，这位患者辨证为肝气郁结，用柴胡疏肝散加减治疗，病情很快得到了缓解。

情绪波动大是立冬的特点。因此，立冬要防季节性情感障碍。现代医学将在发病和缓解上具有季节规律性的情感障碍，命名为季节性情感障碍（seasonal affective disorder，SAD），包括双相障碍和／或复发性抑郁症。秋冬季节抑郁症状反复发作，伴有兴趣缺失、注意力不集中、睡眠增多、食欲增强以及体重增加等非典型抑郁症状，而春季症状完全缓解或者部分转为躁狂发作。

一项针对北方三所在校大学生的研究发现，立冬节气，308位被试者中有169人存在悲伤情绪，占所有被试者的54.9%，这169位存在悲伤情绪的大学生有超过一半的人出现口干、头部不适、疲乏无力、畏寒、咽部不适、善太息等躯体症状，精神上的变化主要表现为注意力不集中、兴趣低下、烦躁、记忆减退、紧张、焦虑、反应迟缓等，以及更容易感到疲劳、内疚。

另一项关于四时节气与人体理化指标的相关性研究也发现，悲伤情绪随疾病种类的改变而转变。脏腑辨证以肝（生气伤肝）、心（想得过多）、脾（思虑过度）为主，证型以气郁、气虚、阴虚为主，悲伤情绪者的躯体、情绪症状呈现冬季最重，夏季最轻，秋季略有回升的动态变化特点。

以上现代医学的观点和证据支持SAD患者在秋冬季易发病，在春夏季缓解或发生轻躁狂。其精神、思维、记忆力在立冬时节也有一定的变化（须考虑个体差异）。

2015年冬季一天，一位女士来到诊室，面色㿠白、消瘦，手拿一个本子，落座后，打开笔记本，开始叙述病情，每说一个症状看一下笔记本。经过梳理，她患有失眠、慢性萎缩性胃炎，同时有点焦虑。表现为胸闷、气短、记忆减退、紧张、反应迟缓等，天冷、阴天加重。因为记忆力不好，所以拿小本子记录下来，在家做好功课才来就诊。这种现象一年四季都可见到，但冬天情绪波动大，也许会使其加重。这位患者辨证为肝郁脾虚、心失所养，用疏肝健脾、益气养心的方法治疗。

中医学认为SAD属于的"郁证"，那么为什么这些例子在冬天多见呢？中医认为，与冬天的主气"寒"有密切的关系。天气寒冷，大地冬眠，万物收藏，情绪低落。立冬节气与悲伤情绪关系密切，临床表现如胁肋胀满、疼痛，伴有胃纳呆滞、疲乏无力。这是由于肝气郁滞，横逆犯脾，加之思虑伤脾，脾失健运，无以润养四肢肌肉而见疲乏无力，脾气不足而见胃纳呆滞，病机为肝郁脾虚。

立冬节气是冬季的伊始，从藏象理论上来看，肾与冬相应，肾的封藏作用逐渐加强，而肝的疏泄作用逐渐减弱。治疗当从肝，此法固然合理，但是根据"四时之肝"理论，应在不同的时令，结合不同的脏腑生理功能综合论治。比如，当冬季来临之时，肾主令，所以治疗时，当结合填补肾精、温补肾阳、滋补肾阴等方法，使得"阴平阳秘，精神乃治"（《黄帝内经》）。患者在秋冬季节适当增加日光照射，如在午间阳光充足时进行户外活动，加服补养肝血、疏肝理气之品，或辅以针法补益阳气、灸法温壮阳气，促进气血流通，都会对季节变化所引起的情感障碍起到很好的预防和改善作用。

中医认为疾病与季节有一定的关系。立冬后白天逐渐缩短，夜晚时间变长，寒冷的夜晚很容易影响一些人的精神。门诊曾经来了一位老人，75岁，长得慈眉善目。她说一到冬季就焦虑、害怕，每天晚上在小区遛弯，直到筋疲力尽才回家。我问她这是怎么了，她说一回家就感觉有人要杀她，所以才运动过量，这样到家就困了，就会减少焦虑。这位患者辨证为肾精不足，肝失疏泄，治疗当补益肝肾，调理气机。

从以上三个例子看，立冬是冬天的开始，情绪易波动，精神疾病高发。如何调整情绪、保持良好心态、防止疾病恶化，健康人又如何预防疾病发生呢？SAD患者要多到室外活动，尤其是阳光明媚的日子。焦虑症患者应进行心理治疗，任何事物都有双重性，要多想好的方面。而记忆力下降的人往往是大脑记得事情太多，最好能学会"删除"。对于第三例的老人，中医更强调心理治疗，所以我用聊天的方式帮她打开心结。

我国由于地域辽阔，各地的冬季并不都是在"立冬"之日同时开始的。北方此时多已呈现冬季的景象，而在南方，到了"小雪"节气冬季才真正开始。那么立冬时，健康人该如何养生和预防疾病呢？我们具体要做哪些事呢？

立冬养生重在"藏"

我们都知道春生、夏长、秋收、冬藏，立冬时节"藏"什么？"藏"精神。严寒的冬季，朔风凛冽，草木凋零，阳气潜藏，阴气旺盛，人体的阴阳消长，代谢也相对缓慢，所以冬季精神调养也要着眼于"藏"，即要保持精神安静。正如《黄帝内经·素问·上古天真论》："精神内守，病安从来？"那么要怎么做呢？一是要防止思虑过度，二是不要什么事情都往坏处想，三是保证睡眠和充足的休息。此外，就是要防止季节性情感障碍，即因冬季日照时间减少所引发的抑郁情绪，主要是季节变化所致，多晒太阳可缓解焦虑，也可起到预防的效果。同时，要加强体育锻炼，尽量避免因自主神经功能失调而引起的紧张、易怒、抑郁等状态。

《素问·四气调神大论》指出："冬三月，此谓闭藏，水冰地坼，无扰乎阳，早卧晚起，必待日光……此冬气之应，养藏之道也。"因此，立冬时养生应顺应自然界闭藏之规律，以敛阴护阳为根本。早睡可养人体阳气，晚起能养人体阴气，但晚起并非赖床不起，而应以太阳升起的时间为度，而且必须晒太阳。早睡晚起，日出而作，日落而收，保证充足的睡眠有利于阳气潜藏，阴精蓄积。

总之，"藏"精神有四点：一是生活起居宜静不宜动，二是工作劳动少加班，三是睡眠充足减房劳，四是防止抑郁晒太阳。

生活养生要保暖

立冬后气候寒冷，人体免疫力下降，特别是我国北方地区，室内着衣应注意薄厚适度。冬天衣着过少过薄极易感受寒邪而耗损阳气，而衣着过多过厚则使人体腠理开泄，阳气不得潜藏，寒邪也会易于入侵，故穿衣应做到薄厚适度。

中医学也十分重视阳光对人体健康的作用，认为常晒太阳能助发人体的阳气。特别是在冬季，大自然处于"阴盛阳衰"状态，人体也不例外，故冬天常晒太阳更能起到壮阳气、温通经脉的作用，同时还能够起到促进钙质吸收的作用。

饮食养生要补肾

"立冬补冬，补嘴空"，冬季养生防上火。

为什么冬养肾？怎么养？立冬后，天气逐渐转寒，寒为阴邪，易伤人体阳气，而阳气源于肾，故寒邪最易中伤肾阳。"秋冬养阴""冬季养肾"的原则，针对的是健康人群。

肾阴虚者，可多食海参、枸杞子、银耳等食物；肾阳虚者，宜多食羊肉、牛肉、鲈鱼、山药、韭菜等。此类食物中富含蛋白质及脂肪，产热量多，多食有御寒作用，可益肾壮阳、温中暖下、补气生血，御寒效果较好。此外，怕冷与缺少钙和铁有关，因此，补充富含钙和铁的食物可提高机体的御寒能力。含钙的食物主要包括牛奶、豆制品、海带、紫菜、牡蛎、虾等；含铁的食物则主要为动物血、蛋黄、猪肝、黄豆、芝麻、黑木耳等。海带、紫菜等含碘丰富的食物可促进甲状腺素分泌，产生热量，故立冬时也宜常食。此外，立冬后还可多吃些坚果，如花生、核桃、板栗、榛子、杏仁等。

需要提醒大家的是，冬季进补虽然以温热的食物为主，但这并不意味着与凉性食物彻底划清界限。因为冬季人们大部分时间都在室内度过，再加上空气干燥，人们的活动量相对不足，体内积热不能及时适当地散发，如再过多地食用羊肉等温热性的食物，非常容易出现"上火"的症状，表现为咽喉炎、口腔溃疡、便秘等。因此，冬季脾胃功能正常的朋友不妨适当摄入冬瓜、黄瓜、芹菜、香蕉、梨等凉性的果蔬，以及时起到"灭火"的作用。

丁香历来为进口药物，分为公丁香、母丁香，母丁香就是所谓的"鸡舌香"，其香无比，古人曾用其治疗口臭。北宋科学家

药食同源

说丁香

沈括的《梦溪笔谈》中记载："三省故事郎官口含鸡舌香，欲奏其事，对答其气芬芳。此正谓丁香治口气，至今方书为然。"可见，含丁香治口臭的方法极类似于现在的嚼口香糖。

丁香以花蕾和果实入药，其性温味辛，具有温中降逆、散寒止痛、温肾助阳的功效。主治胃寒呕逆、吐泻、反胃、脘腹及下腹部冷痛。民间有"立冬煲汤，常备丁香"之说。冬季喝汤不仅利于消化吸收，更能养生健身。若在汤中加入少许丁香，则具有温中散寒、降逆止呕止呃之功效。但是，胃热引起的呃逆或兼有口渴、口苦、口干者不宜食用；热性病及阴虚内热者忌食丁香；丁香不与郁金同服。

食疗：丁香瘦肉汤

原料：猪瘦肉250克，丁香6克，生姜6片。

做法：将猪瘦肉洗净，切块；丁香、生姜洗净。把以上各用料一齐放入锅内，加清水适量，武火煮沸后，文火煮1小时，加盐调味即可。随量饮汤食肉。

功效：温中散寒，降逆止呕。适用于呃逆属胃寒者。症见呃声沉缓有力，遇冷易发，胃脘胀满，食欲减少，口淡不渴，苔白润，脉沉缓。

食用禁忌：胃火上攻的呃逆、呕吐者不宜饮用本汤。

立冬经络调摄

立冬时节的经络调摄原则是宜固护肾气，预防风寒。取督脉的大椎穴艾灸，推膀胱经的肾俞穴。

推肾俞穴

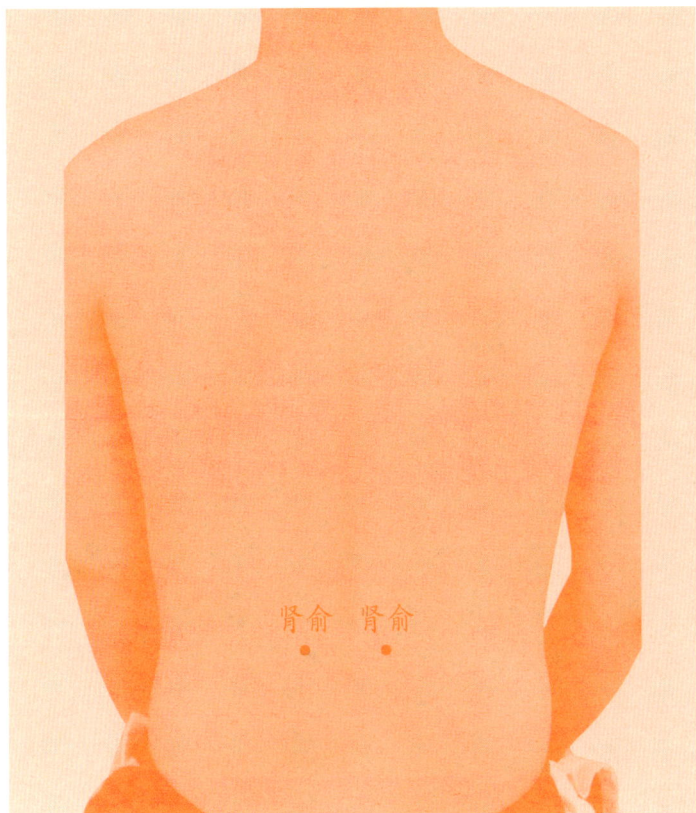

【取穴】在腰部,当第 2 腰椎棘突下,旁开 1.5 寸。

【方法】坐位,左右手掌分别紧贴在左右肾俞穴上,同时自上而下推动手掌。或俯卧位,请助手帮助推按。力度以穴位局部微微发胀为度。推按时间为 5 分钟。

【功效】肾俞穴为膀胱经穴,亦为肾之背俞穴,为肾气输注于背部的腧穴。因此推按此穴可以起到固护肾气的作用。

艾灸大椎穴

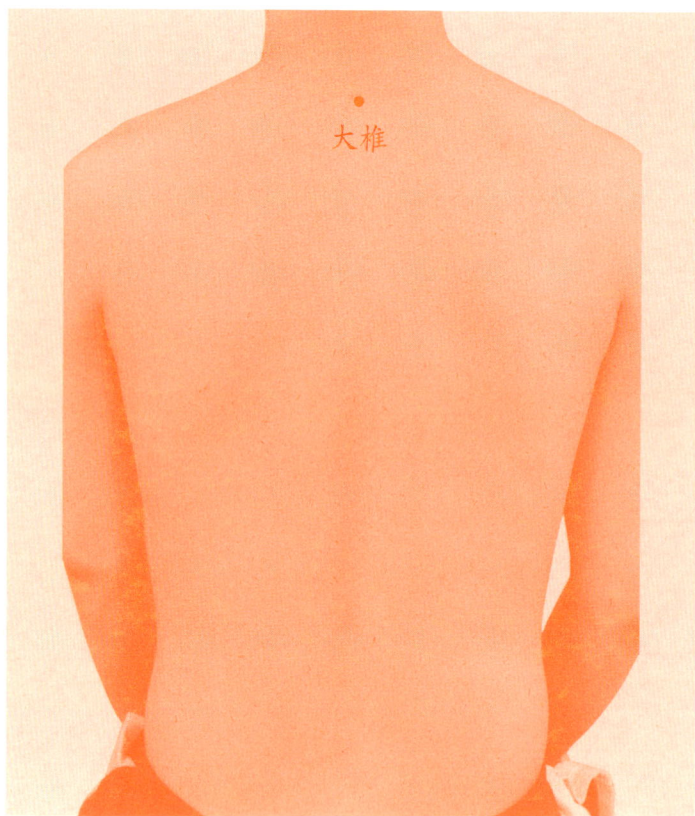

【取穴】在颈部，当第 7 颈椎棘突下凹陷中。

【方法】俯卧位或坐位，请助手以艾条温和灸，局部潮红为度。每次施灸 10 分钟。

【功效】大椎穴为督脉增强免疫力要穴，艾灸此穴可以起到预防感冒、防风寒之邪侵袭机体的作用。

　　立冬节气天渐冷，养生要防情绪病，保暖御寒重在藏，先天之本肾藏精，药食同源是丁香，冬季进补利于行。

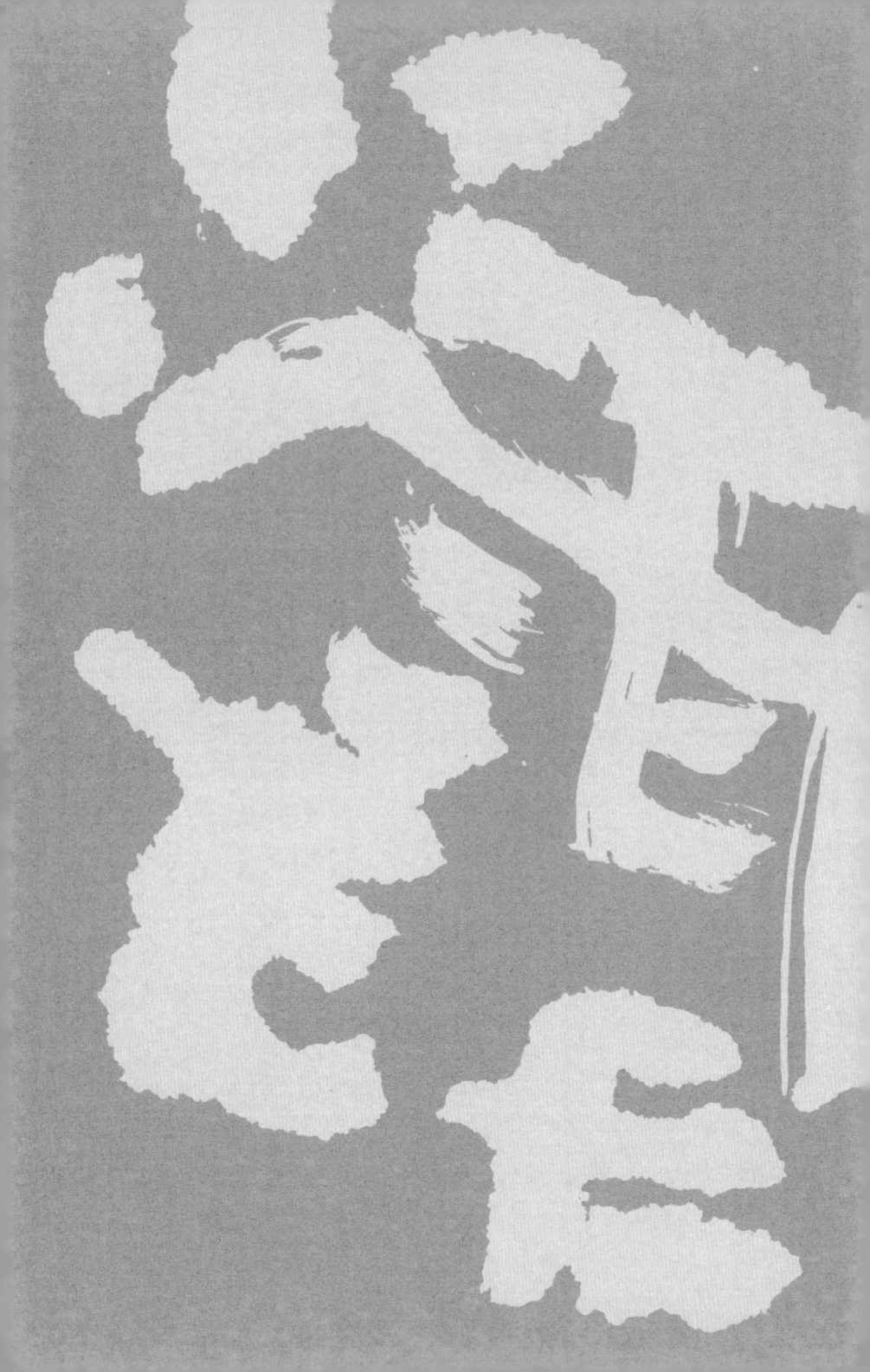

Slight Snow

小雪天渐冷
养生防上火

小雪

云暗初成霰点微，旋闻薮薮洒窗扉。
最愁南北犬惊吠，兼恐北风鸿退飞。
梦锦尚堪裁好句，鬓丝那可织寒衣。
拥炉睡思难撑拄，起唤梅花为解围。

《小雪》是宋代诗僧释善珍创作的一首七言律诗，诗人通过细腻的笔触描绘了冬日小雪时分的寒寂景象，并借景抒怀，流露出他对生命易逝的感慨与超然物外的精神追求。

"小雪"是冬季的第二个节气，二十四节气的第二十个节气，是反映天气现象的节令。《月令七十二候集解》曰："十月中，雨下而为寒气所薄，故凝而为雪。小者未盛之辞。"雪是寒冷天气的产物。小雪，顾名思义，表示降雪开始的时间和程度。

我国地域辽阔，"小雪"代表性地反映了黄河中下游区域的气候情况。这时的北方已进入封冻季节，到了"荷尽已无擎雨盖，菊残犹有傲霜枝"的时候，呈现初冬景象。但是近些年，小雪时节往往没有雪。

我国北方很多地区缺乏水源，雨水也很少，容易发生干旱灾害。冬春的干旱则更为频繁，使得越冬的农作物备受煎熬，如果此时农作物得不到充分的生长发育，造成的后果常常是灾难性的。60%的旱地冬小麦不能以冬灌来补充地墒。开春以后迟迟没有雨水，在这种情况下，越冬作物要返青起身，只要有一点水，便是它们的救命水。扫雪归田也是我国种田人爱惜水源的一种表现。

所以农谚有云："小雪不怕小，扫到田里就是宝。"此时农业生产的一项重要任务就是保墒保苗，这样就等于保住了明年的收成。保住作物渡过"旱关"，将来的收成就有了一定的希望。

腌菜、腌腊肉

"小雪腌菜，大雪腌肉"这个习俗古已有之。小雪之后，家家户户开始腌制、风干各种蔬菜，包括白菜、萝卜、芥菜等，延长蔬菜的存放时间，以备过冬食用。清人著作《真州竹枝词引》中记载："小雪后，人家腌菜，曰'寒菜'……蓄以御冬。"

北方腌菜，南方腌肉，南方民间则有"冬腊风腌，蓄以御冬"的习俗。小雪时节，一些人家开始动手做腊肉，猪肉、鸡、鱼等均可入制，但以猪肉居多。腊肉就是腌制后风干或熏干的肉，便于冬季贮存，因风味独特而广受人们喜爱。

为什么大家都喜欢在小雪这个节气开始腌菜、腌腊肉呢？如果天气热，腊肉、酱货很容易变坏发臭。小雪过后，气温直线下降，很少反弹，且天气变得干燥。适宜腌菜腌肉，且这些食材做好时，正值新年前后，可以拿出来作年货，慢慢地便成了风俗。

现代生活方式在此基础上已有所改良，尤其城市，即使冬天食品也非常丰富，因此腌制食品慢慢淡出了我们的生活。而且，这类食品含有较多的亚硝酸盐，在人体特定环境下可与其他物质合成致癌物亚硝胺。长期食用亚硝酸盐含量超标的腌制食品，易引起胃癌、食管癌和肝癌，也可能引发鼻咽癌和膀胱癌。此外，腌制食品含盐量过高，多食会引发高血压，肾脏负担过重，并损害胃肠道黏膜。在腌制过程中，蔬菜中的维生素 C 几乎"全军覆没"，大量吃腌菜会导致人体维生素 C 缺乏。腌制的酸菜中含有较多的草酸和钙，由于它酸度高，食用后不易在肠道内形成草酸钙被排出体外，而会被大量吸收，草酸钙就会结晶，沉积在泌尿系统形成结石，因此食用时应注意适量，特别不宜长期连续食用。

"小雪"的意思是刚开始降雪，还不到大雪纷飞的时候。雪是寒冷天气的产物。随着"小雪"节气的到来，天气渐冷，北方地区的平均气温为5~7℃。如果最低气温高于0℃，雪就变成雨了。在我国南方，最低气温多高于0℃，所以此时较难见到"北风吹，雪花飘"的景象。"小雪"时节早晚温差大，最常见呼吸系统疾病，中医认为这与"寒"有关，寒是冬天的主气。虽然温差大是呼吸系统疾病的诱因之一，但是每个季节发病都有一定的规律，还要辩证看待。

小雪好发呼吸病

许多人认为，"冬天感冒都是寒"。其实，往往是先有内热再着凉，最易患感冒。我曾经遇到这样一位家长抱着3岁的儿子前来就医，高烧3天伴有咳嗽。我一看，小孩穿着毛衣，外边穿着羽绒服，再外面包裹着一床被子，我赶紧让她们打开，让小孩只穿一件秋衣。我说，再过一会儿该高热惊厥了。试想，一个人在过热的房间里，要想降温，是该开窗户还是关窗户？这里误区有二：一是冬天感冒全是着凉惹的祸，好像与内热无关；二是发热一定要捂，防止再次受寒。

中医认为肺为娇脏，不耐寒邪，易受寒邪侵袭，尤以小孩、老人为主。普通感冒是平时最常见的外感性疾病，中医称为"伤风"，主要表现为鼻塞、流涕、打喷嚏、咳嗽、头痛、发热、两眼胀痛、四肢疼痛等。另一种就是流行性感冒，中医称其为"时行感冒"，表现为发病急、发热高、怕冷、无汗、头痛、身痛、咽喉肿痛等。

中医认为，普通感冒、流行性感冒都可分为风寒、风热型。为了使感冒得到及时、有效的治疗，我们必须分清是风寒为主还是风热为主，还是两者兼而有之。风寒感冒表现怕冷明显、发热较低、恶寒、无汗、头痛、关节疼痛、鼻塞、流清涕、咽喉痒、咳嗽等；而风热感冒表现发热较高、怕冷轻、怕风、少量出汗、头胀痛、咳嗽、流黄涕、口干、咽喉肿痛等。人一年四季都可患感冒，最常见于冬季。平时我们的感冒症状往往不明显，不好区分，但冬季多以风寒感冒为主。

小雪节气易患呼吸系统疾病，而中医认为是先有内热，后有着凉，内热外感。因此，防上火是关键。对于呼吸系统疾病，大家还要注意两点：一是儿童别过捂，二是老人别贪凉。儿童纯阳之体，老人脏腑衰败。所以，儿童过捂易患病，老人贪凉易感冒。儿童冬天防过捂，老人冬天要保暖。

曾经有一位老人，七十多岁，平时身体特别好，天天锻炼，别人一夸身体好，更是心花怒放。有一天，大风降温，他仍坚持爬山锻炼，出汗后还脱了外套，结果感冒、发热，数天后转成肺炎，差点要了性命。

进补过量易生热

冬天的疾病与寒关系密切，但是也与热分不开，而热之极便是火。许多人认为小雪是进补的好时机，就开始大量进补，于是上火就此开启。

一年入冬，门诊来了一位姑娘，一进门，我就对学生说，这是来看便秘的，学生问为什么，这时患者已经坐在诊桌前了。我问她："看什么病？""便秘。""多长时间大便一次？""两周。""啊？"原来，这位姑娘是大二学生，20岁，平时就爱吃肉。一入冬，认为是该补的时候了，就开始"补嘴空"，结果满脸痤疮，大便十几天一次。毒素不能从大便排出，因此痤疮频发。

古人因为平时肉食油腻少，所以到了立冬才"补嘴空"，我们现在的生活水平提高了，平时脂肪摄入已经过量，再补就会出事的。

小雪过后，北方地区开始供暖，室内温暖如春。由于暖气等采暖措施散热的同时带走水分，室内往往格外干燥，人们也是厚衣加身，因此就很容易上火，这时就需要饮食调理。"小雪"节气前后，天气时常是阴冷晦暗的，此时人们的心情也会受到影响。对抑郁症患者来说，此时容易心情郁闷，加重病情，所以要注意精神养生，有一个良好的心态去面对生活和工作。

小雪养生要点

小雪养生藏"气"

藏什么气？正气、肺气。《黄帝内经》说："正气内存，邪不可干，邪之所凑，其气必虚。"就人体来讲，提高免疫力，才能抵御致病因素的侵袭。提高正气的具体做法包括：生活规律、饮食平衡、坚持运动、心态平和，这也是藏正气的关键所在。藏肺气就是不要过度消耗肺气，讲课说话要适度，少吃辛辣多饮水，坚持运动要保暖，精神愉快防伤悲，可以减少呼吸系统疾病的发生。总之，小雪养生要藏气，正气充足少患病，肺气良好不感冒。

运动锻炼要坚持

寒气除伤阳外，还有凝滞、收引的特性，会令体温降低、血行不畅、气机阻滞、筋脉收缩等，因此以运动助力血气行畅也是必须的。运动可以促进人体气血流通，提高人体的抗寒防病能力。建议可根据自身的年龄、健康状况等选择适合自己的运动方式，如慢跑、爬楼梯、快步走等都是不错的运动项目。运动时要注意衣服不用穿得过多，身热、微汗、脚上产生热感、胸中充满暖意就可以了。而开展运动的时间，可以选择日照充足的时候。

小雪节气防上火

这个节气里，室内暖气都开始供暖，又因外面寒冷，人们穿得严实，体内的热气散发不出去，就容易生"内火"。人体最常见四种火：肝、肺、胃、心。小雪防上火主要是防肺火、胃火。

中医认为，肺、胃都喜润而恶燥，"喜"为喜好之意，"恶"为讨厌、畏惧之意。胃为阳明燥土之腑，易阳亢而燥热，肺为太阴娇脏，易被燥邪伤阴，都需要津液源源不断地滋润，才能维持正常功能。如果津液不足，失于润养，就易发生病变。防肺火，可使用加湿器，少食辛辣、多饮水，食疗可用冰糖梨水。防胃火，少吃火锅等辛辣之品，食疗可用肉丝苦瓜。

虽然寒冷的日子里，人们喜欢吃热乎乎的食物，但是过于辛辣的食物最好不要吃，因其会更助长体内的"内火"。肉食不宜大量，可多搭配些清火滋润的食物，如白萝卜、大白菜、菠菜、黑木耳、豆腐等同食。另外，还可适当多吃一些黑色的食物，如黑米、黑芝麻、黑木耳等，不仅可以补养肾气、抵抗寒冷，还能够润肺生津，具有很好的保健功能。在这个容易上火的时节，大热的食物最好少吃，如煎炸类食物，以免助热生火，促发口鼻干燥、口腔溃疡等。

　　中医认为药食同源，如果要选择一味冬天补肺的中药，那就是白果。白果是银杏的干燥成熟种子。银杏树雌雄异株，花蕊受精后方能结果，树种古老且十分珍贵，是古代银杏类植物在地球上存活的唯一品种，故被称为"活化石"，并与雪松、南洋杉、金钱松一起，被称为世界四大园林树木。农家有"爷爷种树，孙子吃果"之谚语。唐代著名诗人王维曾作诗咏曰："文杏裁为梁，香茅结为宇。不知栋里云，去作人间雨。"

　　白果能敛肺气、定痰喘、止带浊、止泻泄、解毒、缩小便，主治哮喘痰嗽、带下白浊、小便频数、遗尿等。现代研究表明，白果具有通畅血管、保护肝脏、改善大脑功能、润皮肤、抗衰老、改善脑供血不足等功效。

　　食疗：白果全鸭

　　原料：白果200克，水盆鸭1只（约1000克），植物油适量，胡椒粉、料酒、鸡油、姜、葱、食盐、味精、花椒、清汤、淀粉各适量。

　　做法：将白果带壳放入锅内，用沸水煮熟；捞出，去皮膜，切去两头，去心，再用开水焯去苦水；用植物油煎一下，捞出待用。将水盆鸭处理干净，用食盐、胡椒粉、料酒将鸭身内外抹匀后，放入盆内，加入姜、葱、花椒，上笼蒸1小时取出。拣去姜、葱、花椒，用刀从背脊处切开，去净全身骨头，铺在碗内，齐碗口修圆，修下的鸭肉切成白果大小的丁粒，与白果拌匀，放于鸭脯上。把原汁倒入，加汤上笼蒸30分钟，至鸭肉熟烂，即翻入盘中。然后在锅内掺清汤，加入余下的料酒、盐、味精、胡椒粉，用水淀粉勾芡，淋在鸭上即可。

　　功效：补肺定喘，滋阴养颜。

　　适宜人群：适用于肺胃阴虚、久咳虚喘的人群。

食用禁忌：白果有小毒，不可多食。白果有收敛之功，若有发热等外感实邪者或痰湿、湿热者，不宜服用。

　　小雪时节的经络调摄原则是宜固护肾气，滋补肾精。取肾经的太溪穴和任脉的关元穴艾灸。

艾灸太溪穴

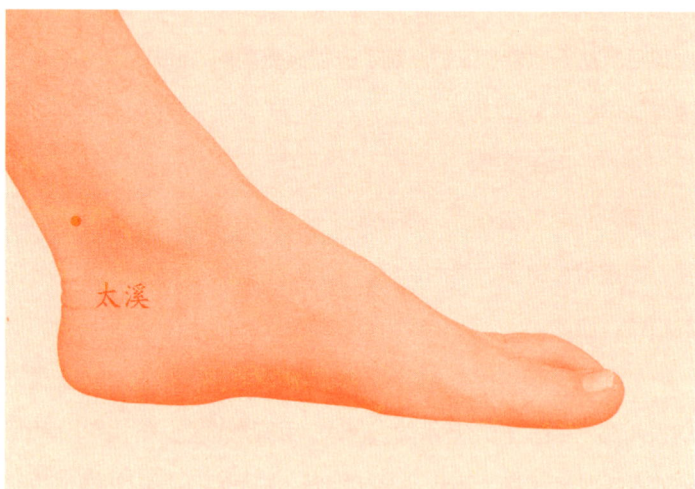

　　【取穴】在足内侧，当内踝高点与跟腱连线的中点凹陷处。

　　【方法】坐位，以艾条温和灸，局部潮红为度。每次左右两侧太溪穴各施灸 5 分钟。

　　【功效】太溪穴为肾经原穴，为肾脏原气留止的部位，艾灸此穴可以起到固护肾气的作用。

艾灸关元穴

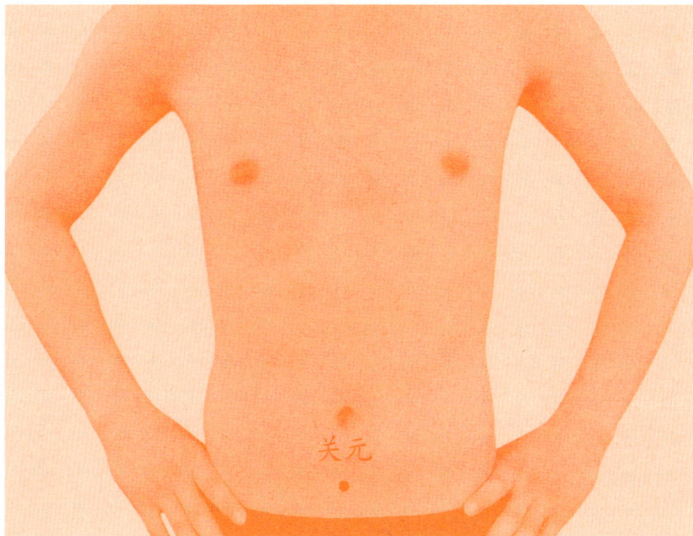

关元

【取穴】仰卧位，当前正中线脐下 3 寸处。

【方法】艾灸，温和灸法，潮红为度。每次灸 10 分钟。

【功效】关元穴为任脉强壮要穴。艾灸关元穴有滋补肾阴肾精的作用。

小雪节气已来到，养生重点防感冒，保暖补肾勿上火，饮食平衡要做好，药食同源是白果，敛肺定喘肺病保。

Great Snow

大雪补最好
形神要共养

大雪

千山鸟飞绝，万径人踪灭。
孤舟蓑笠翁，独钓寒江雪。

　　这是柳宗元被贬到永州之后所写的诗。乍看像是一幅一目了然的山水画：冰天雪地寒江，没有行人飞鸟，只有一位老翁独处孤舟，默然垂钓。仔细品味，这洁净绝美的世界恰恰是作者清寒高洁、孤傲绝俗的人生境界的象征。

　　大雪是冬季的第三个节气。《月令七十二候集解》提到："十一月节。大者，盛也。至此而雪盛矣。"到了这个时段，雪往往下得大，范围也广，故名大雪。
　　人常说"瑞雪兆丰年"。大雪意味着天气更冷，降雪的可能性比小雪时更大了。这时我国大部分地区的最低温度都降到0℃或以下。强冷空气前沿冷暖空气交锋的地区，往往会降大雪，甚至暴雪。可见，大雪节气表示的是这一时期降雪的起始时间和雪量程度，它和小雪、雨水、谷雨节气一样，都是直接反映降水的节气。

藏冰

　　民间常说"小雪封地，大雪封河"，也就是说小雪地表很冷，河水还未结冰，大雪节气后，人们就可以在冻实的河面上滑冰嬉戏了。古时，大雪封河了，人们要做一件什么事呢？藏冰。

为了能够在炎炎夏日享用到冰块，一到大雪，官家和民间就开始储藏冰块。这种藏冰的风俗历史悠久，我国冰库的历史至少已有 3 000 年。

清代，每年冬天必于紫禁城护城河等处打冰，收藏于冰窖，以供盛夏皇宫及政府机构之所需。其时，紫禁城内隆宗门外有冰窖五个，藏冰二万五千块。北京就有冰窖口胡同，是清代建的。冰窖口胡同位于北京市西城区东北部，东起德胜门外大街，西至新街口外大街，因其地原有清代内宫监冰窖而得名。冰窖口胡同的冰厂至 20 世纪 60 年代初还在使用。每当寒风凛冽之时，冰厂工人们就开始到积水潭或太平湖取冰，用专用工具将已冻得非常厚实的冰面切割成一米见方的冰块，用溜槽将冰块提到岸边，运至冰厂，再用溜槽将冰块放至储冰坑中码放好，每块冰之间都铺有稻草相隔，随后再用保温之物如稻草等将全部的冰块厚厚盖好，至气候炎热之时，遂将存冰取出向市场供应。可以藏冰，说明天气已冷到天寒地冻的地步了。

大雪要防心脑病　　　　"大雪"是二十四节气中的第二十一个节气。相对而言，"大雪"是比"小雪"更加严寒的节气。中医认为，导致疾病的因素有两个：外感与内伤。外感六淫邪气风、寒、暑、湿、燥、火太过则会导致疾病的发生。冬天寒为主气，寒主收引，可以引起血管收缩，容易诱发心脏病。

循环系统是由心脏和血管组成的完全封闭的血液循环管道。循环系统疾病也被称为心血管疾病，在内科疾病中属于常见病。其中，以心脏病最为多见。心脏病能显著地影响患者的劳动能力，常见症状有心悸、呼吸困难、发绀、咳嗽、咯血、胸痛、水肿、少尿等。脑血管疾病是发生在脑部血管、因脑血液循环障碍而造成脑组织损害及脑功能障碍的一组疾病。脑卒中和缺血性心脏病位列我国居民十大死亡原因的第一、二位。大雪时容易诱发心脑血管疾病。

2008年冬天的一天，一个朋友来找我，说她的一个亲戚慢性心力衰竭合并药物性肾功能衰竭（简称"肾衰"），已经到了需要透析的边缘，希望寻求中医诊治。我说那就让他来吧。她说患者已经很衰弱了，希望我出诊看一下。于是我到了他家，看见患者躺在床上，每说一句话都要先吸一口气。当时他说，一入冬病情就加重。中医诊治疾病强调整体观念，辨证论治，患者面色㿠白，下肢浮肿，伴随畏寒肢冷，心悸气短，头晕，小便不利等症状，舌淡胖，苔白，脉沉细。以上诸症提示患者心阳不足，不能下温肾水，导致肾阳不足，水湿泛滥，复上凌于心，形成一个恶性循环。治疗应当以温阳利水为法，调补心肾，兼顾肺、脾、肝三脏，先治肾衰，后治心衰。四个月，肾衰解决了，又治心衰。一年后，患者能够生活自理，可以下楼活动了。

心脏病是一类比较常见的循环系统疾病。为什么冬天心脏病会加重呢？这是因为冬天气温陡降，冠状动脉在寒冷的刺激下易痉挛收缩，并发心肌梗死的可能性就很大。气温越低，急性心肌梗死的发病率就越高。尤其在下雪、化雪的时候，天气格外寒冷，心血管患者应减少外出。

我门诊有一位肝癌、肝硬化患者，第一次就诊是被老伴搀扶着走进诊室的。患者行走缓慢、腹大如鼓、面色㿠白、精神不振，望诊看是肝硬化腹水。落座后，我问他怎么不好，他说肝硬化晚期、肝癌。我看了他的病历、CT胶片和各种化验单后，认为诊断没有错。这时，老伴问了一句："大夫，您看他是肝癌吗？"

望着她含着热泪和期盼的目光，我不忍心如实相告，但又不能违背实事，于是回答说："我看像是肝癌。"一个"像"字让她尚有点希望存在。我建议进行中西医结合治疗，患者说："肿瘤科大夫说我只有三个月了，您死马当成活马医吧。"患者良好的心态使我增强了治疗的信心，每半月复诊一次。三个月到了，患者真的没有来。第四个月，他又突然来了，腹水消了。我问他老伴怎么没来，他眼圈红了，告诉我一个月前老伴因脑出血而亡。

中风是中医学对脑血管意外的统称，现代医学称之为脑卒中，形容其起病急、发展迅速，包括缺血性脑卒中和出血性脑卒中两种，多见于老年人。随着天气由凉转寒，气温、气压等气象因素变化多端，冷空气不断前来侵扰，人体受"寒"的刺激后，常会导致交感神经异常兴奋，全身毛细血管痉挛性收缩，血液循环的外周阻力加大，左心室和脑部负荷加重，引起血压升高。而中老年人由于生理机能减退，对外界环境变化的应激性、适应性降低，免疫力降低，因此极易发生脑卒中。

流行病学研究发现，夏至、冬至前后脑卒中的发病率虽无明显差异，但冬至时令出血性脑卒中的发病率明显高于夏至时令。这与中医"夏至一阴生，冬至一阳生"有密切的相关性。冬至是极阴之点，阴极生阳，所以有"冬至一阳生"之说，夏至是极阳之点，阳极生阴，所以有"夏至一阴生"之说。夏至和冬至是二十四节气中的两个极端，是自然界阴阳转换的关键点，此时天地间的阴阳极度不平衡，而人体如果跟不上外界气候的阴阳转换速度，就很容易导致疾病的发生。

心脑血管疾病虽然在老年人中高发，但是近些年来，中、青年人群的发病率明显呈上升趋势。门诊中曾遇到一位 40 岁的男士，企业高管，事业有成，加班无数，认为自己还年轻，天天加班也无妨。他来门诊看胃痛，看上去面色不好，非常疲惫，于是我让他做了心脏检查，发现心肌缺血严重。《黄帝内经》说"生病始于过用"，这位男士与下面这位老者形成了鲜明的对比。

一天，一位白发苍苍的老奶奶坐在轮椅上来看病，当孩子们将她推到诊室门口时，她自己走下轮椅坐在诊桌前。我脑海里想了两个问题：一是她为什么坐轮椅？二是到诊室门口为什么下来？我用含糊的语调问她"您看什么病"，她反应很快，说"我胃不好"。切脉时，我问她为什么坐轮椅，她回答，孩子们说医院人多，怕摔着。那为什么又要走下轮椅坐在诊桌前呢？她说："是对大夫的尊重。"看上去80岁，实际102岁，这位老人就是形神共养的典型代表。心态好、生活规律、爱运动是长寿的关键。

冬天养生重在藏，健康人应该怎么做呢？"大雪"节气养生要动静结合、形神共养，进补因人而异。

中医养生，形神共养是最高境界，包括两方面：一个是形意动，即要运动，但不能过劳；另一个是神欲静，最重要的是保持充足的睡眠，睡眠质量的好坏决定养神的程度。除睡眠外，还包括清心寡欲养神、怡情养性安神、修身养德宁神。一个品德高尚、修养良好的人，自然会保持心境的宁静，从而保持身心健康而延年益寿，这就是孔子所说的"仁者寿"。

如何做到形神共养？首先养形，第二养神，第三是形神共养，包括饮食调养、中药调理和形体锻炼。饮食调养强调饮食要多样化，要有节制，"谨和五味""五谷为养、五果为助"，不能偏食，五味都不能太过。中药调理是中医养神的核心方法，有两个方面，一个是调理阴阳脏腑的失调，另一个就是扶正祛邪。一般来说，女性过了35岁、男性过了40岁，肾气自然衰退，就需要注重养生了，要做到顺应四时、饮食有节、起居有常等，以调节阴阳的偏颇。形体锻炼不是单纯的体育运动，而是形神合一的运动，是运动的最高境界，如太极拳、八段锦、瑜伽、游泳等。

运动养生要分人　　体育运动要因人而异。①散步：每日慢步，讲规律，讲持久。民谚曰"饭后百步走，活到九十九"，持之以恒，方可见功，适合老年人、慢性病患者。②跑步：提倡以适当的速度跑适当的距离，太短、太慢难以起到健身作用，太快、太长则是以竞赛为目的，而非健身了，须量力而行，要持之以恒。一般跑步距离选择在800~3 000米之间为好，适宜年轻人或体质好的人士。③健身操：徒手操如早操、工间操、课间操，均属健身操类，目的在于全民健身，人人可行。年轻人还可进行球类运动等。在运动前要做好准备活动，防意外受伤。我30岁之前走路上班、不坐电梯，40岁后坐电梯，每天散步1小时或走10 000步。年纪大的人可选择打太极拳、散步等，注意保暖。中医认为，冬季对应人体的肾脏，所以养肾保肾非常重要，在此季节房事不可过频。

　　大雪要藏"形与神"，饮食调养是关键，顺应自然慎起居，坚持运动莫过量。

中医认为，大雪已到了"进补"的大好时节，但要因人、因时、因地进补。参类是大补元气的最好的中药。心主血脉，血脉要靠气的推动，因此补气是首选。人参味甘微苦、性温，是"补气之圣药，活人之灵苗"。

野生者为"山参"，大补元气，为参中之上品，但资源少，价值昂贵。

栽培者为"园参"，园参经晒干或烘干，称"生晒参"。其性较平和，不温不燥，既可补气，又可生津，适用于扶正祛邪，可增强体质和抗病能力。园参蒸制后干燥，称"红参"。红参具有温补的作用，补气中带有刚健温燥之性，长于振奋阳气，适用于急救回阳。

还有一种人参叫作"高丽参"，出产于朝鲜半岛，其参味较一般人参要浓，气香浓郁。

"西洋参"亦称"花旗参"，原产于美国和加拿大。我国自20世纪70年代起开始引种，目前我国为第三大西洋参生产国。中医认为，西洋参味甘、微苦，性寒，归肺、心、肾经，具有补气、养阴、清热生津的功效。西洋参对气虚而阴津耗伤有热者最适宜，主治阴虚发热、咳嗽、咯血、虚火牙痛、口渴津少等症。

总的来说，人参有大补元气、补脾益肺、生津益血、安神增智之功效。

人参进补事项

吃人参忌不因人而异。服用人参应该根据"虚则补之，实则泻之"的治病原则，因此发烧高热、大便燥结、小便赤黄、舌苔黄，属实热证者忌用。

人参忌长期大量服用。研究发现，人参中含有多种皂苷，可提高皮下中枢的兴奋性，连续大剂量服用，可以使人出现中枢神经兴奋，导致失眠、神经衰弱、高血压，易于激动，或表现为抑郁、食欲减退、低血压、过敏等。曾经在门诊看过一位18岁的女孩，患乙型肝炎。我一看，心想怎么这么大火，一问才知，因为家里条件好，听说人参好就每周吃一次。半年过后，口腔溃疡不断，满脸痤疮，舌苔黄厚，脾气暴躁，大便干结，一周一次。后来吃了三个月中药才把火消了。因此，补药须辨证，服用掌握度。

人参忌晚上服用。人参能促进人体新陈代谢，对大脑皮质有兴奋作用，晚上服用人参容易导致失眠，所以晚上是忌服人参的。

人参忌与浓茶同吃。茶叶中含有大量的鞣酸、咖啡因等成分，这些成分与人参中的成分容易发生化学反应，产生沉淀，从而导致药效降低。

食疗：栗子人参炖母鸡

原料：三黄鸡 1 只，板栗 10 个，葱、姜适量，生晒参 30 克，糯米半勺，绍酒一勺。

做法：板栗去外壳；葱、姜洗净，姜拍破，葱打结；鸡去内脏，洗净切块。将锅置火上，加清水，放入鸡烧沸，撇净浮沫；加生晒参、绍酒、姜块、葱结、板栗，炖至板栗、鸡肉熟透，加精盐调味。

功效：补益气血，强壮身体，健脑益智。

适宜人群：适用于身弱乏力、记忆力不佳者及脑力劳动者。

食用禁忌：热证、实证患者禁用。

大雪时节的经络调摄原则是宜补益心肾，阴阳双补。取督脉的命门穴、任脉的巨阙穴、肾经的照海穴和心包经的劳宫穴艾灸或按揉。

艾灸命门穴

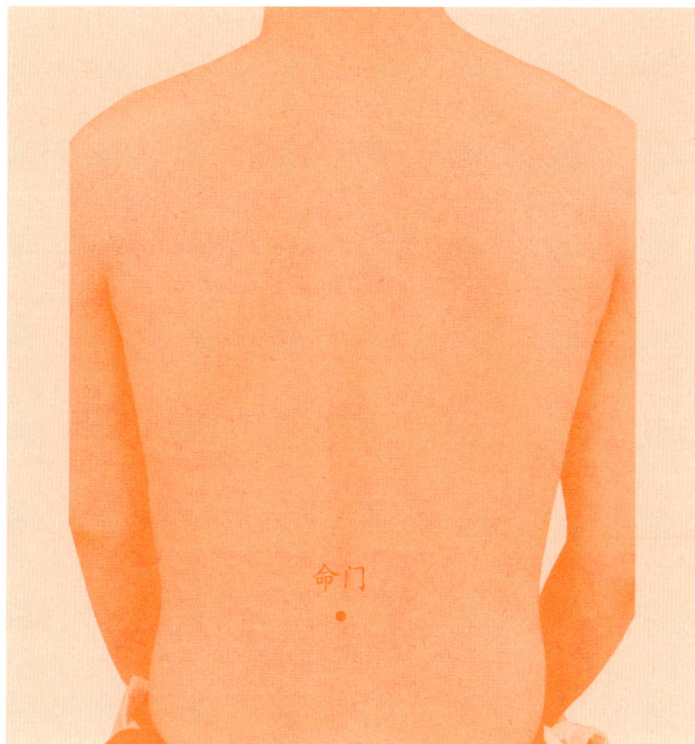

命门

【取穴】在腰部正中，当第 2 腰椎棘突下凹陷中。

【方法】俯卧位，请助手以艾条温和灸，局部潮红为度。每次施灸 5 分钟。

【功效】命门穴为督脉强腰壮肾要穴，艾灸此穴可以起到补益肾阳的作用。

艾灸照海穴

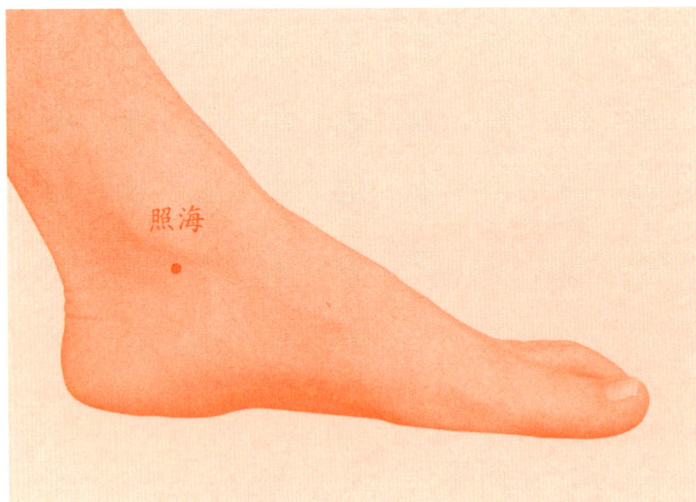

【取穴】在足内侧，当内踝尖下方凹陷处。

【方法】坐位，以艾条温和灸，局部潮红为度。两穴各施灸5分钟。

【功效】照海为肾经原穴，为肾之原气留止的地方。因此艾灸此穴可以起到补益肾阴的作用。

艾灸巨阙穴

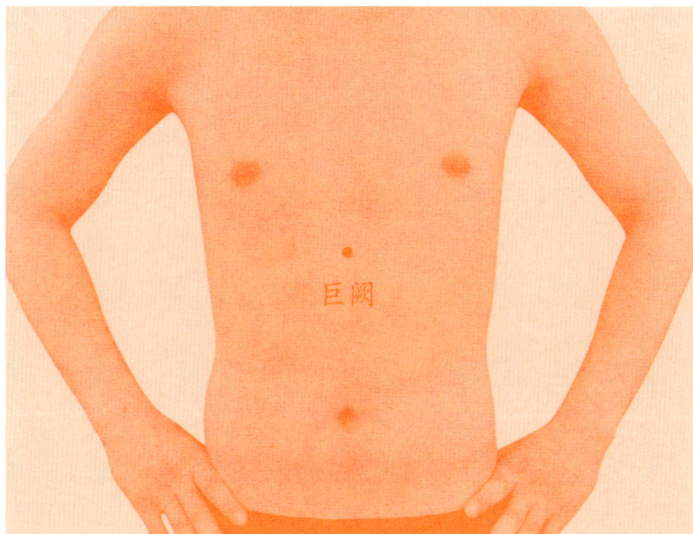

【取穴】在上腹部前正中线，当剑胸结合下2寸，脐上6寸。

【方法】坐位或仰卧位，以艾条温和灸，局部潮红为度。施灸时间10分钟。

【功效】巨阙穴为心经募穴，为心之气输注于腹部的腧穴。因此，艾灸此穴可以起到补益心阴的作用。

按揉劳宫穴

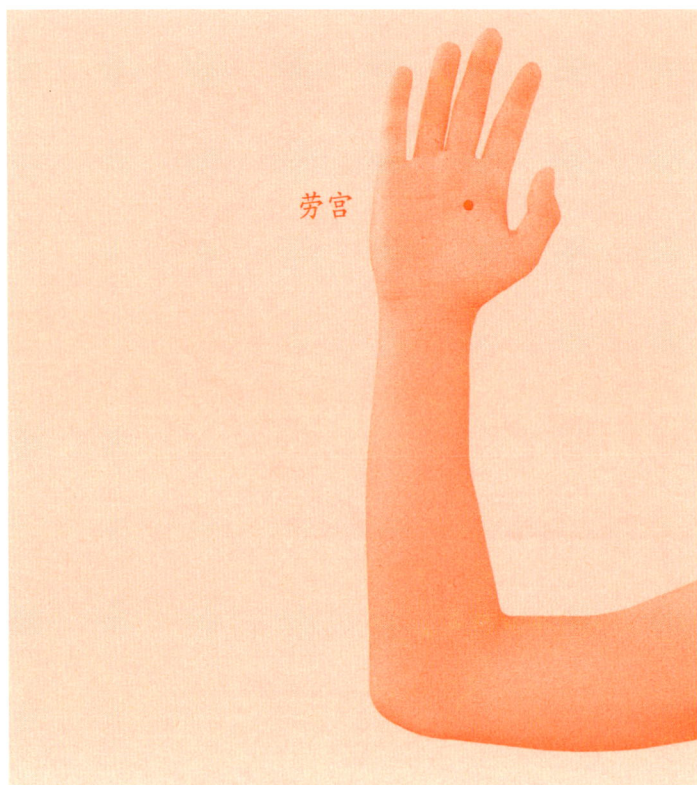

【取穴】位于手掌心，当第 2、3 掌骨之间偏于第 3 掌骨，握拳屈指时中指尖所指之处。

【方法】以左手握住右手掌，左手拇指指腹按揉在右劳宫穴，力度以局部酸胀痛为度。频率为一呼一吸按压 4~5 次，按揉 5 分钟。然后左右手位置互换，再以同样的方法按揉左劳宫穴 5 分钟。

【功效】劳宫穴为心包经荥穴，五行属火，心包为心之外卫，因此按揉此穴可以起到补益心阳的作用。

　　大雪节气寒来到，冬藏补肾别忘了，形神共养是关键，疾病要防心和脑，药食同源话人参，大补元气要做好。

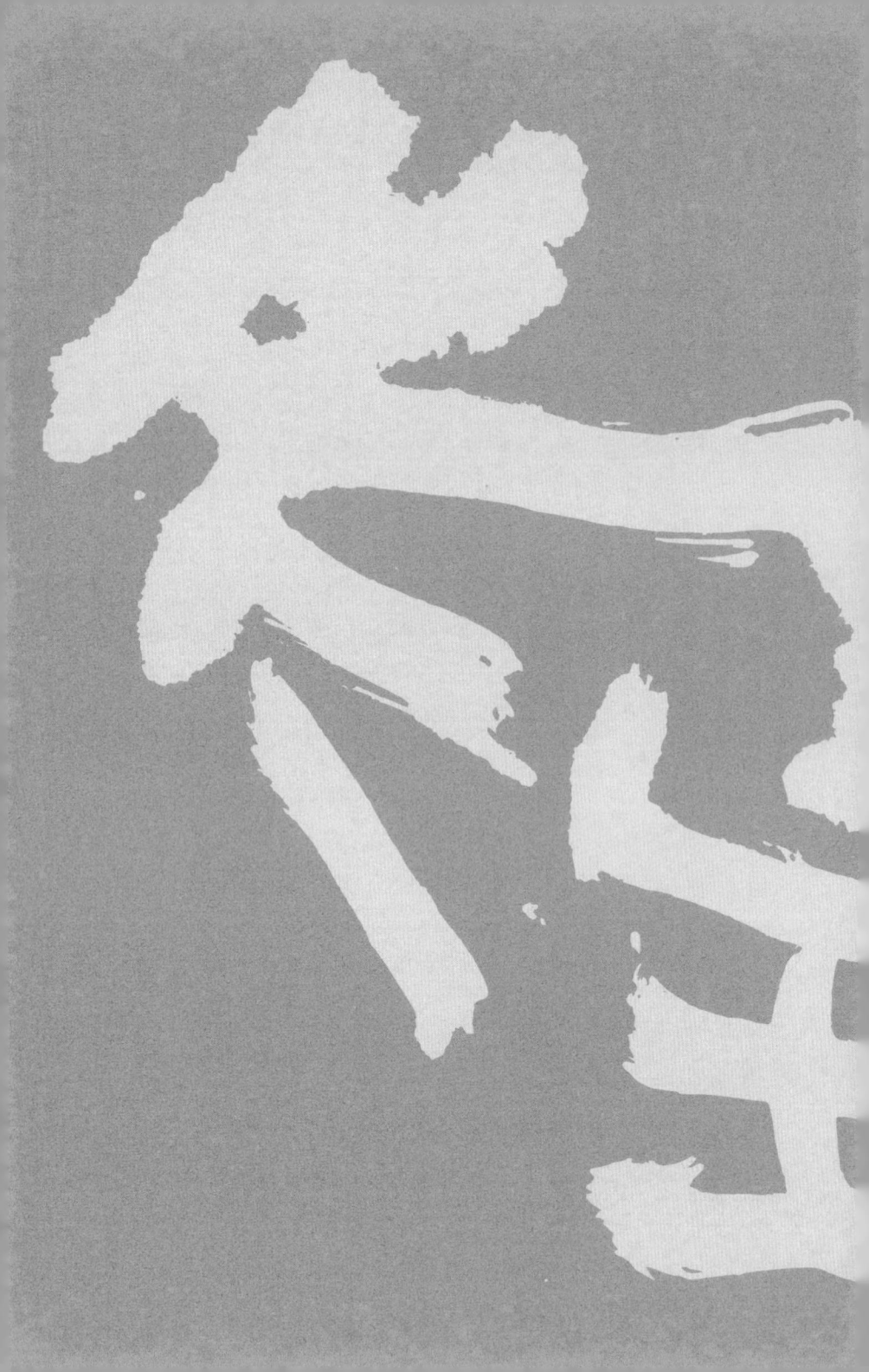

Winter Solstice

冬至夜最长

养生防肾虚

冬至

> 天街晓色瑞烟浓，名纸相传尽贺冬。
> 绣幕家家浑不卷，呼卢笑语自从容。

这首诗写出了冬至节的平常生活，有一种画面感。京城街上晨色很好，气氛祥瑞，彩雾袅袅，人们互相传送贺卡庆贺节日，家家户户的门帘都不卷起，市民们在家博彩欢笑，从容自若。

冬至是冬季的第四个节气。《月令七十二候集解》曰："十一月中，终藏之气，至此而极也。"古人对冬至有"阴极之至，阳气始生，日南至，日短之至，日影长之至，故曰冬至"之说。这天白昼最短，阴气至此而极，却也意味着阳气从此回生，古人认为这一日是阳气开始兴作渐强的吉日。如此看来，冬至亦有着一年之始的深意，所以有俗话说"冬至大如年"。

过冬节

冬至过节源于汉代，官府要举行祝贺仪式，称为"贺冬"，例行放假盛于唐宋。现在，一些地方还把冬至作为一个节日来过。北方地区有冬至宰羊、吃饺子、吃馄饨的习俗。南方地区则有吃冬至米团、冬至长线面的习俗，有些地区在这一天还有祭天祭祖的习俗。

数九、画九九消寒图

"夏至入伏，冬至数九。"冬至是"数九"天的开始，从冬至那天起就算进"九"了，冬至民间有贴绘"九九消寒图"的习俗。消寒图是记载进"九"以后天气阴晴的"日历"，人们寄望于它，来预卜来年丰歉，是一种很有传统特色的、好看的日历。它一共有九九八十一个单位，所以才叫作"九九消寒图"。从冬至算起，以九天作为一单元，连数九个九天，到九九共八十一天，冬天就过去了。从明代开始出现的《九九消寒图》有梅花、文字、圆圈、葫芦、方孔钱等图形，使用哪种图形往往根据个人的喜好而定。

忙碌的现代人早已没了古人的这般雅兴，在匆匆赶路中丢失了许多东西，丢失了日常生活中的审美和诗意。美的情愫失落了，能让人在严冬里修身养性的《九九消寒图》在我们的生活中已渐渐难寻。所幸，冬至的《九九歌》还在今日口口传唱："一九二九不出手，三九四九冰上走，五九六九沿河看柳，七九河开，八九雁来，九九加一九，耕牛遍地走。"

拜师祭孔

尊师重教一向是我国的传统美德，而冬至祭孔和拜师就是一种集中表现。许多地方在冬至这天，由村中或者族里德高望重的人牵头，带领穿新衣、携酒脯的小学生前去拜师，而教书先生则会带领学生祭拜圣人孔子牌位。隆重一些的，还会悬挂孔子像，下边写一行字"大成至圣先师孔子像"。

北方普遍吃水饺

每年冬至这天，不论贫富，饺子是必不可少的节日饭。"十月一，冬至到，家家户户吃水饺。"相传这种习俗是为了纪念"医圣"张仲景冬至舍药留下的。

东汉末年，各地灾害严重，很多人身患疾病。南阳有个名医叫张机，字仲景，自幼苦学医书，博采众长，他不仅医术高明，疑难杂症皆能手到病除，而且医德高尚，无论患者贫富，皆尽心救治，挽救了无数的性命。

张仲景在长沙为官时，常为百姓除疾医病。一年瘟疫流行，他在衙门口垒起大锅，舍药救人，深得长沙人民的爱戴。张仲景从长沙告老还乡，走到家乡白河岸边，见很多穷苦百姓忍饥受寒，耳朵都冻烂了，他心里难过，决心一定救治他们。张仲景回到家乡后，求医的人特别多，他忙得不可开交，但心里总挂记着那些冻烂耳朵的穷苦百姓。他仿照在长沙的办法，叫弟子在南阳东关的一块空地上搭起医棚，架起大锅，在冬至那天开张，向穷人舍药治伤。

张仲景的药名叫"祛寒娇耳汤"，其做法是用羊肉、辣椒和一些祛寒药材在锅里煮熬，煮好后把这些东西捞出来切碎，用面皮包成耳朵状的"娇耳"，再下锅煮熟后，分给乞药的人。每人两只"娇耳"，一碗汤。人们吃下祛寒汤后浑身发热，血液通畅，两耳变暖。吃了一段时间，人们的耳朵就好了。

张仲景舍药一直持续到大年三十。大年初一，人们庆祝新年，也庆祝烂耳康复，就仿"娇耳"的样子做过年的食物，并在初一早上吃。人们称这种食物为饺耳、饺子或扁食，在冬至和年初一吃，以纪念张仲景开棚舍药和治愈患者的日子。

我国北方冬至有吃饺子的习俗，而饺子怎么吃、吃什么馅也是大有讲究的。冬季时令蔬菜如大白菜、扁豆、萝卜、韭菜等，维生素含量都比较高，作为饺子馅再合适不过了。还有芹菜，能补充膳食纤维，对人体排毒很有好处。对于脾虚之人，扁豆馅最好，萝卜就要少吃。有慢性胃病的人，韭菜则应少吃。

一天，门诊来了一对年轻的夫妻，看不孕症。男的 30 岁，女的 28 岁，结婚三年了，一直没有孩子。这位女士到医院做了许多检查都没有问题，吃了一段时间的中药也不管用。我给她开方用药，患者走后，我感觉好像哪里不对。复诊时，我突然想到，是否男的有问题？于是，我让这位男士做了检查，发现精子活动率只有 30%，远远没有达标，为不育症。这是因为，这位男士有肾气不足、肾阳虚的症状，如怕冷、腰膝酸软、头时晕、头发稀少等。这时候开始让男士进行治疗，半年后一检查，精子活动率 75%，又过了一个月，夫人怀孕了。

一位 32 岁的女士来就诊，看尿失禁。原来，一周前她下夜班，因为住在北京的老胡同，她胆又小，本来每天回家就害怕，那天胡同停电，没有路灯，她走在胡同里非常紧张。突然，一群流浪猫从房上尖叫着冲了下来，吓得她飞跑到家，赶紧洗洗睡了，第二天醒来发现尿床了，小便没了感觉。这就是中医说的"恐伤肾"。中医认为七情中的恐可以伤肾，七情所伤是内生之病，多因突然的精神刺激造成疾病，肾受伤，膀胱失约，尿液自流。门诊中，这样的老年患者也越来越多，与肾气不足有关。

"冬至"是个非常重要的节气，也是一个很重要的节日，民间以"冬节""日短至""亚岁""长至节"称呼，这一天白昼最短，夜晚最长。"冬至"之时生命活动开始由盛转衰，由动转静。此时要科学养生，调理得当，以增强体质，减少疾病。中医认为，肾主骨、生髓、通于脑，其华在发，而冬天养生对应肾，所以冬至养生的防病重点是肾。

养肾保暖要藏"精"

"精"分先天之精和后天之精，先天之精受之父母，与遗传有关，后天之精是水谷精微所化生。肾精参与了人体生长、发育、衰老的全过程。人体能量总来源在肾，就是人们常说的"火力"。"火力"旺，反映肾脏功能强，生命力则强。冬天，肾脏功能正常则可调节机体适应严冬的变化，否则将会使新陈代谢失调而发病。因此，要重视养肾藏精。

中医理论认为肾为"先天之本""生命之源"。其生理功能是藏精、主水、主纳气、主骨、生髓，跟人的骨骼、血液、皮肤乃至牙齿、耳朵都有莫大的关系。超负荷工作、生活没有规律、房劳过度、长期营养不良等都会导致肾气的提前衰败。肾气不足的人往往有腰疼、骨质疏松、怕冷、乏力、记忆减退，以及头发早白、稀疏、枯槁等表现。肾虚常见证型又分为肾阴虚和肾阳虚。

肾阴虚

物质属阴，功能属阳。肾阴虚就是指物质上的缺乏，消耗过度，精血不足。先天不足很难去补，后天损耗通过调理还可治疗。肾阴虚主要表现为腰膝酸软、头晕、失眠、心烦，五心（两手心、两脚心、心口）发热等，还有女性月经量少、生殖能力差，年轻男性肾阴虚会出现早泄、遗精。老年人肾阴虚容易出现脱发或头发白得比较早，耳鸣、耳背，牙齿松动，视力下降。肾阴虚一般中、青年发生较多，要减少房事。

药物调养：六味地黄丸，是儿科鼻祖钱乙所发明。用于治疗肾阴虚。

肾阳虚

肾阳虚与肾阴虚的症状有相似之处，如倦怠乏力、腰膝酸软。与肾阴虚不同的是，肾阳虚为功能匮乏，最典型的表现是肢端怕冷、四肢发凉，与肾阴虚的五心烦热相反，肾阳虚体现了中医"阳虚生外寒"的观点。男性易出现阳痿、早泄；女性易出现白带清稀等症状。

药物调养：金匮肾气丸，在六味地黄丸的基础上加了附子、桂枝，用于治疗肾阳虚。

药物调养一定要在医生的指导下进行，如果出现上述症状，建议找专业的中医大夫辨证论治，不可自行用药，避免用药不当影响健康。

冬至养生要藏精，补肾要分阴和阳，药食同源是关键，整体观念不能忘。

保证睡眠很重要

春生、夏长、秋收、冬藏，重点做到冬藏的"藏"。在精神上要豁达乐观，保持良好心态。合理用脑，避免过度劳累。生活规律，早睡晚起。适度运动，如做操、散步等。冬藏体现在睡眠中。现在有黑眼圈的人越来越多，还有许多人认为面部美容很重要，但只关注了局部，却忘记了整个身体，其实保证睡眠更重要。

一天，门诊来了一位女士，面色苍白、黑眼圈、乏力、月经不调，问诊后得知其生活极其不规律，经常熬夜至凌晨1:00—

2:00才休息。中医认为，冬季是收藏的季节，《黄帝内经》说"早睡晚起"是冬季的作息时间。不能保证睡眠，脸色一定不好。

养生保暖要护脚

从养生学上来讲，冬至是养生的大好时机，主要是因为"气始于冬至"，生命活动开始由动转静。此时科学养生有助于保证旺盛的精力而防早衰，达到延年益寿的目的。老年人在早晚气温较低时应尽量少出门，适度保暖，适量运动，腰部避免受寒，注重下肢保暖。

另外，晚上泡脚也是不错的养生方式。正所谓"寒从足下生"，从中医的阴阳属性上看，寒邪属阴，下半身也属阴，所以冬天腿脚的保暖尤为重要。对于虚寒的人，可以每天坚持用热水泡脚。泡脚的时候，最好选用高一点的塑料桶或木桶：一是可以将整个小腿的下半段都泡到；二是水量比普通的盆大些，也不容易凉。泡到头部微微出汗是最好的，还可以加入几片姜或些许盐，也有助于驱寒和治疗脚部皮肤病等。此外，怕冷的朋友早上起来的时候，也可以喝杯生姜红糖水，能温经养血。

在我国古代，枸杞是如神药一般的存在。枸杞这个名称始见于两千多年前的《诗经》。明代的药物学家李时珍云："枸、杞，二树名。此物棘如枸之刺，茎如杞之条，故兼名之。"古代医书记载，枸杞不仅能明目健体，还能补肾壮阳。枸杞子能够养肝、滋肾、润肺，冬至宜开始用枸杞子；枸杞叶则有补虚益精、清热明目的功效，是广东、广西等地餐桌上常见的食材。

药食同源
说枸杞

但是南方基本为中华枸杞，没有宁夏枸杞。在宁夏等西北地区，使用枸杞嫩叶作蔬菜较少。

食疗：当归枸杞子炖羊肉

原料：当归15克，桂圆10克，枸杞子15克，羊肉500克。

做法：羊肉洗净切块，加生姜用开水稍煮。水漂沥干，加入各药，上汤，隔水炖熟。

功效：补血益精，养血调经，补肾壮阳。

适宜人群：适用于血虚头晕、面色苍白、月经不调、量少、腰膝酸软者。

食用禁忌：实证、热证、阴虚火旺、皮肤过敏者禁用。

冬至经络调摄

冬至时节的经络调摄原则是补益心肾，预防内火。取肾经的涌泉穴和心经的少府穴艾灸和按揉。

艾灸涌泉穴

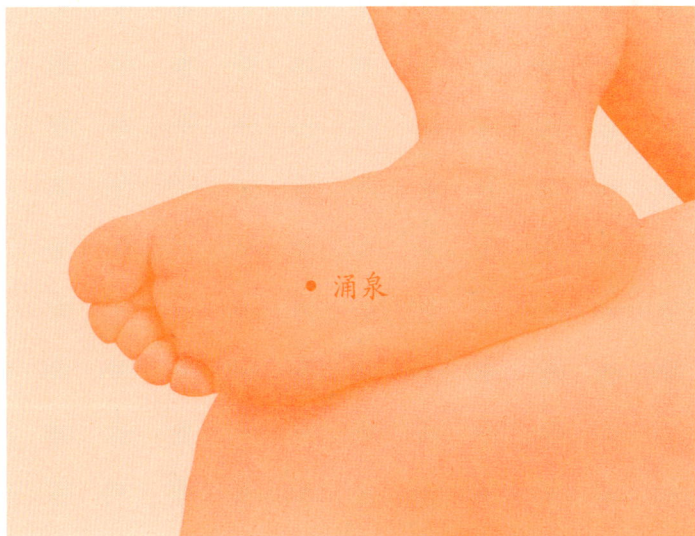

【取穴】足底，当足底第 2、3 趾趾缝纹头端与足跟连线的前三分之一与后三分之二交点上。

【方法】坐位，以艾条温和灸，局部潮红为度。两穴各施灸 5 分钟。

【功效】涌泉穴为肾经井穴，此穴为补肾要穴，艾灸此穴有补益肾阴的作用。同时，此穴位于足底，艾灸此穴还有潜降虚火的功效，有效预防内火上炎。

按揉少府穴

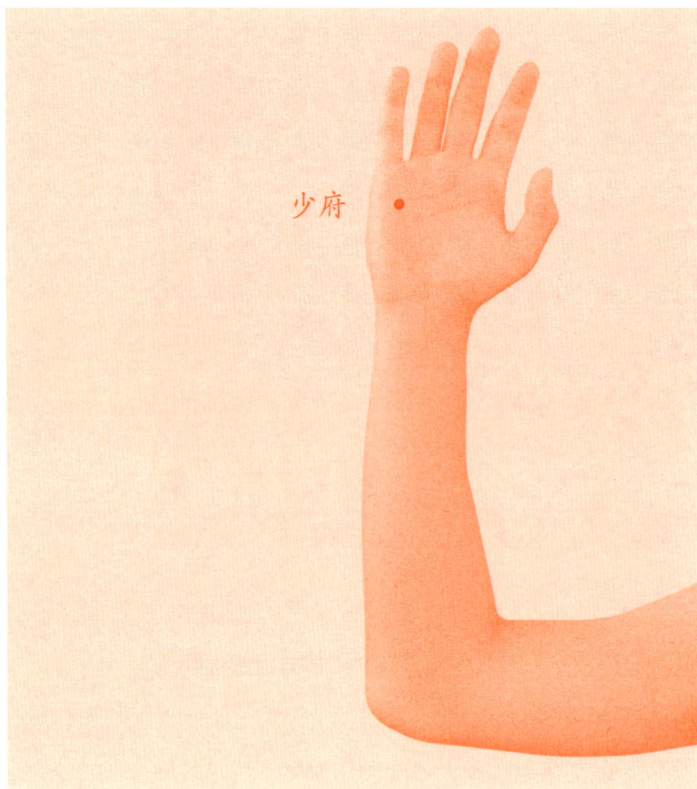

【取穴】在手掌，当手掌第 4、5 掌骨之间，握拳时，小指尖所指处。取穴时仰掌，手指屈向掌心横纹，当小指指尖下凹陷处是穴。

【方法】以左手握住右手掌，左手拇指指腹按揉在右少府穴，力度以局部酸胀痛为度。频率为一呼一吸按压 4~5 次，按揉 5 分钟，然后左右手位置互换，再以同样的方法按揉左少府穴 5 分钟。

【功效】少府穴为心经荥穴，五行属火。按揉此穴可清心除烦、预防心火，还有安神补心的功效。

　　阴极之至冬至到，阳气始生开始了，肾虚要分阴和阳，养肾防寒要做好，药食同源是枸杞，早睡晚起来护脚。

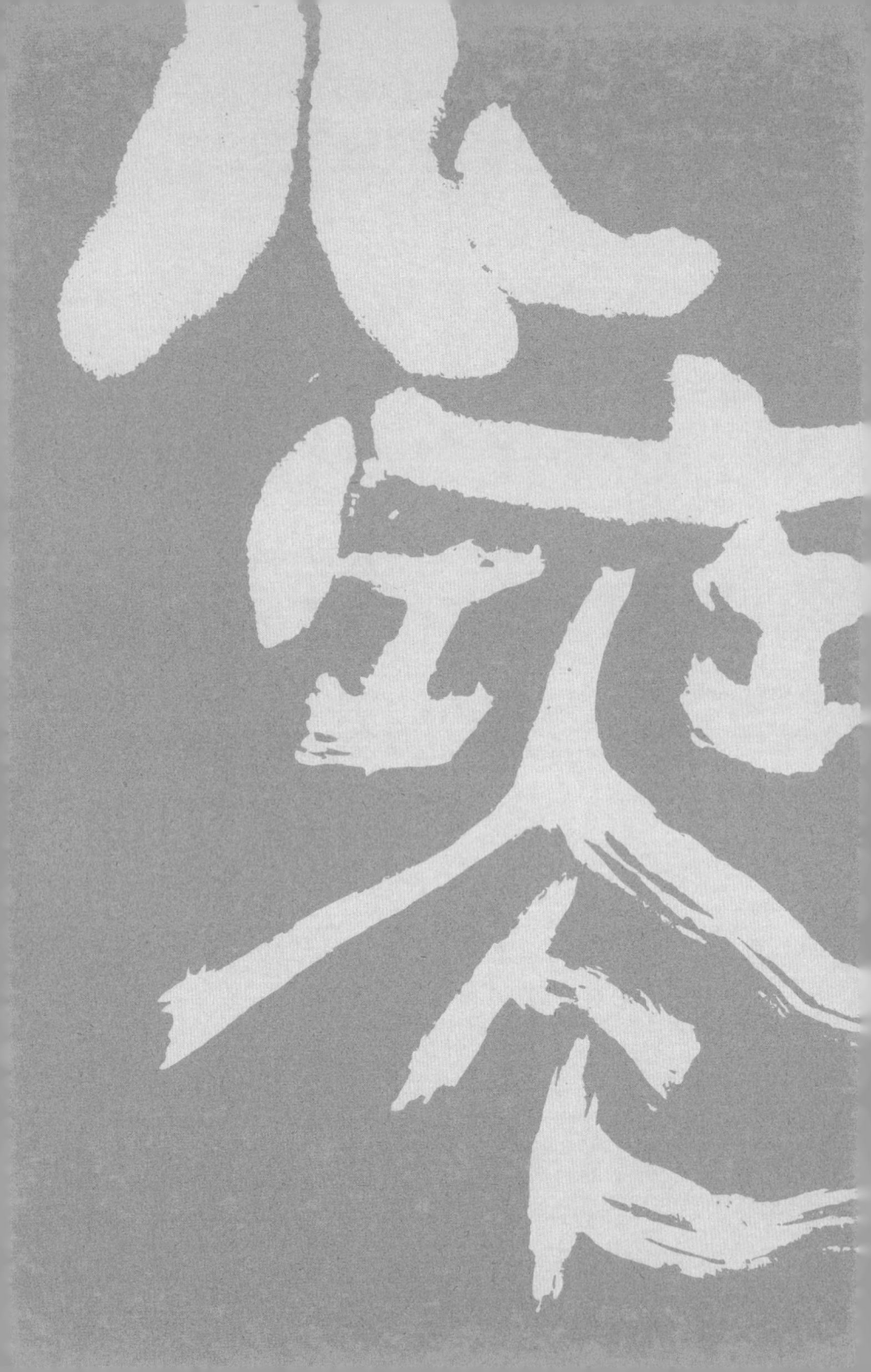

Slight Cold

小寒天气冷

防寒要保暖

小寒

智慧的先人基于对大自然长时间的认识和把握，提出了著名的"二十四番花信风"。"花信风"就是"应花信而来的风"，是从最冷的"小寒"节气开始的。小寒节气有三种花信，第一花信是梅花，第二花信是山茶，第三花信是水仙，这三种花在小寒节气相继开放。

小寒节气第一花信是梅花，古今不少诗人往往把雪、梅并写。雪因梅透露出春的信息，梅因雪更显出高尚的品格。雪与梅都成了报春的使者、冬去春来的象征。

"小寒"节气是冬季的第五个节气。《月令七十二候集解》记载说："十二月节，月初寒尚小，故云。月半则大矣。"意思是说月初进入小寒，虽说再过半个月就是大寒，但其实多数年份小寒更冷。这是因为从冬至开始计算寒天的"九九"，小寒节气正好落在"三九"这个最冷的时间段内。民间常有"小寒胜大寒，常见不稀罕"的说法。

腊八粥

小寒时节已经进入了农历十二月，即腊月，这种称谓与自然季候并没有太多的关系，而主要是与岁时之祭祀有关。所谓

"腊"，本为岁终的祭名，因为古时候这个月是用猎取的禽兽之肉祭拜祖先的日子。民谚云"腊七腊八，冻掉下巴"，说明其寒冷的程度。

此时正值寒冬，到了熬腊八粥、泡腊八蒜的时候。腊八粥是将坚果、豆类与小米、糯米等一起熬制而成的，享用的时间是在腊八（农历十二月初八）的早上。它起源于古代冬至祭祀的豆糜，传说佛祖养生成道之日便是腊月初八，所以腊八粥是僧俗两界共享的节日食品。在民间，这一天早已演变为一个重要节日，成就了腊八祭祖、食粥、团圆的民俗风尚。

腊八蒜

腊八这一天，人们还常泡腊八蒜。将紫皮蒜瓣去老皮，浸入醋中，装在密封容器中封严，至除夕启封时，蒜瓣湛清翠绿，蒜的辛辣和醋的酸香融合在一起，是过年吃饺子时的最佳佐料。普通大蒜性温，多食生热，且对局部有刺激，因此阴虚火旺、口舌有疾者忌食。而醋有散瘀、止血、解毒、杀虫的功效，还能解鱼肉菜毒。腊八蒜有温中健胃、消食理气的功效，它酸甜可口，有蒜香又不辣，不仅有解腻祛腥、助消化的作用，还能阻断致癌物亚硝胺的合成，从而预防癌症。腊八蒜的抗氧化活性优于人参，常食能延缓衰老。

食疗养生的三个原则和三条主线

三个原则

第一个原则：遵循四气五味。四气就是寒、热、温、凉，寒是凉之极，凉是寒之渐，热是温之极，温是热之渐，自然界有春温、夏热、秋凉、冬寒的说法。四季有寒热，食物也有寒热，其实用中医的阴阳来解释，就是寒性食物和热性食物两种，所以我们食疗要遵守这个原则，春夏多吃寒凉的食物，冬天要吃温热的食物。五味是酸、苦、甘、辛、咸，对应五脏之肝、心、脾、肺、肾。酸味入肝，有收敛、固涩的作用，适量食用酸味食物有助于调和肝气。苦味入心，有清热、泻火的作用，适量食用苦味食物可以清心除烦。甘味入脾，有补益、和中的作用，适量食用甘味食物有助于健脾和胃。辛味入肺，有发散、行气的作用，适量食用辛味食物可以宣肺解表。咸味入肾，有软坚、散结的作用，适量食用咸味食物有助于滋养肾精。

第二个原则：尽量吃应季蔬菜水果，这是对人体适应能力的一种尊重。例如西瓜产于夏天，性寒凉，冬天虽然可以吃，但是吃多了会导致脾胃受寒。一个健康的年轻男士，夏天吃半个冰镇西瓜没有任何问题，但冬天这样吃就很容易出现脾胃病。

第三个原则：以当地的蔬菜水果为主。我们经常说，一方水土养一方人。有个重庆的患者，到北京已经十几年，说自己现在吃辣的不行了，在重庆天天吃辣都不上火，在北京偶尔一次辣的吃多了，赶上天气干燥，就会起很多痤疮，所以不敢吃了。南方的气候特点是湿润，降雨量大，而北方多风少雨，气候干燥，辣椒可以燥湿，能够跟湿润的气候环境中和，因此在重庆多吃辣椒没事，但在北方就会出问题了。因此，食疗需要重视当地的环境、气温和饮食、生活习惯。

三条主线

水果蔬菜的平衡线：中医讲"五果为助，五菜为充"，饭后食用水果可帮助消化，补充维生素和营养物质，在人体摄取营养时起到辅佐和协助的作用。合理的饮食结构必须要有蔬菜的补充，才能使机体所需的营养素得到充实和完善。

"劣质"脂肪的下降线：饱和脂肪酸、反式脂肪酸由于更易升高胆固醇，往往被认为是"劣质脂肪"，这类脂肪一般来源于各种动物油，如猪油、黄油，以及部分加工食品中的植物奶油、奶精、植脂末、起酥油等。因此，饱和脂肪酸、反式脂肪酸含量高的食物量要逐渐下降，避免因胆固醇水平升高而增加卒中、心脏病风险。

五谷杂粮的上升线：五谷杂粮含有较多膳食纤维，促进肠道代谢产物的排出，因此随着年龄增长应适当多吃。

以上三个原则和三条主线是一年四季都适合的，要根据自己的情况去调整，做到这些，食疗养生可能就比较到位了。

小寒要防关节病

小寒之后，我国开始进入一年中最寒冷的时段，所以"寒"邪致病多见，小寒要防风湿病及骨关节病。

一年小寒，大风降温，天寒地冻，一名看上去四十出头的女性来到诊室，一眼望去，她穿着裙子前来就诊，我心里想"不冷吗"。我问她看什么病，她说两个膝盖痛，已经三年了，一到冬天就痛，做了检查没有异常，所以来看中医。中医认为，女性35岁是生命最高峰，35岁以后身体功能逐渐下降。健康有因果，冬天"防寒保暖"很重要，我们的膝盖没有脂肪，保暖就更重要。骨关节病发病与寒冷无关，多与生活方式有关，但是寒冷可以加重病情。

风湿病是一组侵犯关节、骨骼肌肉血管以及软组织，或者结缔组织为主的疾病，属于中医"痹症"范畴。《黄帝内经·素问·痹论》："风、寒、湿三气杂至，合而为痹也。其风气胜者为行痹，寒气胜者为痛痹，湿气胜者为著痹也。"依据病邪性质，风、寒、湿一分为三，属于痹症之初期，病位尚浅。例如颈椎病，中医认为，颈、肩、臂痛等多属于痹证，由外伤、风寒湿邪侵袭、气血不和、经络不通所致。从现代医学角度看，由于颈部肌肉大都暴露在外，容易受到冷天寒气的刺激，局部肌肉保护性收缩，从而导致肌张力增高、力量失衡，颈部肌肉紧张痉挛，进而压迫神经、血管，致使颈部疼痛不适。如原来颈部已有病变，就更容易诱发颈椎病。

一项研究发现，腰椎间盘突出症的各中医证型与节气具有一定相关性。风寒湿滞型腰椎间盘突出症发病高峰期为冬春之交。我在2015年双下肢膝关节发软，下楼困难，不能支撑身体，看了骨科大夫，认为是髌骨软化——骨骼衰老的表现之一。当时我在想，如果现在就这样了，退休以后怎么去旅游呢？我认为，人体关节的保护最主要的是保暖，于是每年深秋季节，我比大众穿秋裤早两周，到了春天晚脱两周，3年下来，关节便恢复正常了，这说明关节的保暖非常重要。

因寒造成的疾病不只是关节病，还有其他系统疾病。一天，一位23岁的年轻女孩来到诊室，诉患痛经已经十余年，治疗了一段时间，也不见效。询问病史，她12岁来月经，头半年还可以，后来开始痛经，严重时不能上学，近年来更是逐渐加重，每次要吃三片止痛药。平时，她特别爱吃冷饮，一年四季都吃，她的病就是"寒"邪惹的祸。这种患者的治疗就要以温中散寒为主。

小寒要防寒邪病

中医学认为，寒为冬季的主气。寒为阴邪，易伤人体阳气，所以小寒养生的基本原则仍然是"防寒保暖"。冬天万物敛藏，养生就该顺应自然界收藏之势，注意休息勿过劳。肾功能强健可调节机体适应严冬的变化，所以冬季养生很重要的一点就是"养肾防寒"。

小寒养生防中寒

小寒表示寒冷的程度，从字面理解，大寒冷于小寒，但在气象记录中，小寒却比大寒冷，可以说是二十四节气中最冷的节气。在寒冷的天气里，关节痛、颈椎病都容易复发，因为人体关节部脂肪少，保暖性差，因此更应该防寒保暖。

冬季防寒要从背、足做起。中医认为，背部是人体经脉中足太阳膀胱经循行的主要部位。足太阳膀胱经主人一身之表，又具有防御外邪侵入的作用。所以其一旦受寒，就会损伤人体的阳气，出现上呼吸道感染或陈疾复发、加重等现象。对老人、儿童和患有胃十二指肠溃疡以及心脑血管疾病的人来说，暖背尤为重要。背部保暖的方法很简单，只要穿一件贴身的棉（羽绒）背心就好。

人们常说"寒从脚底生"。因为足为人体最远端，脂肪薄，保暖能力差，而中医认为足底穴位与内脏关系密切，如果足部受凉，可引起感冒、腹痛、腰腿痛、痛经等疾患，所以要注意足部保暖防寒。方法一是穿好鞋，防过紧、过松、过薄，袜子以保温的棉袜为好；二是平时多活动脚部，以促进局部血液循环；三是每晚睡前用温水泡脚（温度以38~45℃为宜），能消除疲劳、御寒防冻、促进睡眠。

"秋冬养阴"

小寒、大寒时节，应遵循"秋冬养阴""无扰乎阳"的原则，顺应阳气的潜藏，"敛阴护阳"。将滋阴养血润燥的阿胶做成阿胶糕、固元膏、阿胶牛奶、阿胶粥等，用滋补肝肾的枸杞代茶饮都是不错的选择。

进补以补脾肾为主。中医认为，肾为先天之本，脾胃为后天之本、气血生化之源，先、后天之本根基稳固，才不至于"虚不受补"。可适当选用一些药食同源的物品"打底"，此称之为"底补"，就是打好基础再行进补的意思。如补肾三黑核桃粥（黑芝麻、黑豆、黑米和核桃）、健脾四神猪肚汤（茯苓、山药、芡实、莲子肉加猪肚）等，都是"底补"的佳品。

只选对的，不选贵的。须知人参补气、鹿茸壮阳、燕窝滋阴是为补，薏苡仁祛湿、萝卜顺气、白菜润燥亦为补。正如东汉医学家张仲景所言："所食之味，有与病相宜，有与身为害，若得宜则益体，害则成疾。"每个人体质不同、年龄有别、地域有异，在选择物品时要灵活多变。比如气虚者可用黄芪、党参，阴虚者可用银耳、百合、石斛。

"早卧晚起，以待日光"

小时候，看到北京胡同总有老大爷靠着墙晒太阳。当时不知道为什么，但总是有点羡慕。现在看来也是一种养生的方法，可以呼吸新鲜空气，忘记生活中的难事坏事，还可以补钙。

进入冬季以后，"早卧晚起，以待日光"是养生的重要方式，意思是说人们在寒冷的冬天，要尽量早睡晚起。早睡以养人体阳气，保持温热的身体。起床时间最好在太阳出来以后，这时人体阳气迅速上升，血中肾上腺皮质激素的含量也逐渐升高，此时起床，则头脑清醒，机智灵敏。对上班族来说，晚起可能很困难，那就要尽量做到早睡。不熬夜，生活规律，心情相对平静，这样就会使身心得到恢复和调理。

冬日切忌紧闭门窗，因为人每天从呼吸道排出的化学物质有 100 多种，汗水中蒸发的化学物质也有 150 多种，加上家具表面的油漆、室内装饰材料、塑料用具、吸烟产生的烟草烟雾和烹调的油烟等气体弥漫在室内，侵害着我们的身体，所以要适当开窗换气。

饮食方面，可以多吃一些补肾的食物，比如板栗、松子、腰果、核桃等，坚果多为植物的种子，有补肾的作用。另外，冬天食用各种蔬菜也应该避免生冷，而应该温热食用。

总之，小寒养生藏关节，防寒保暖是关键，饮食温热御寒邪，早睡晚起待日光。

药食同源
说黄芪

小寒开始用黄芪。黄芪的药用历史迄今已有两千多年，黄芪入药始载于《神农本草经》，古写作"黄耆"。李时珍在《本草纲目》中这样解释它的名字："耆，长也，黄耆色黄，为补药之长，故名。"李时珍说耆是"老"的意思，黄耆的颜色为黄，是首屈一指的补药，人们习惯叫"黄芪"。其有增强机体免疫功能、保肝、利尿、抗衰老、抗应激、降血压和较广泛的抗菌作用。上述膝关节疼痛的那位女士，在治疗时重用黄芪，加木瓜、牛膝祛风除湿，使疼痛得到缓解。黄芪有益气固表的作用，还可以预防感冒，民间流传着"常喝黄芪汤，防病保健康"的说法，是指经常用黄芪煎汤或泡水代茶饮，具有良好的预防疾病的作用。

食疗：黄芪牛肉汤

原料：牛肉（瘦）1 000 克，黄芪 12 克，党参 12 克，大葱 20 克，姜 15 克，小葱（切成葱花）5 克，鸡架汤 2 000 克，料酒 20 克，胡椒粉 1 克，盐 10 克，味精 2 克。

做法：将黄芪、党参洗净，装于双层纱布袋内，封住口做成中药包；牛肉洗净，切成 5 厘米长、3 厘米宽的块；姜、葱洗净；砂锅置于大火上，倒入鸡架汤，加入牛肉块、中药包煮沸，撇去浮沫；加姜、葱、料酒，移至小火上炖熟透；拣去中药包、姜、葱；加入精盐、胡椒粉、味精、葱花即成。

功效：黄芪补气升阳、固表止汗；党参健脾补肺、益气养血生津；牛肉补中益气，滋养脾胃，强健筋骨，化痰息风，止渴止涎。三者合而为方，具有益气固表、健脾补肺、强筋健骨的作用。

适宜人群：适用于中气下陷、气短体虚、筋骨酸软、贫血久病、面黄目眩之人食用。

食用禁忌：各类实热、痰火、湿热证者禁用。

小寒时节的经络调摄原则是补益脾肾，生津润燥。取膀胱经的脾俞穴、督脉的命门穴和任脉的水分穴按揉或艾灸。　**小寒经络调摄**

按揉脾俞穴

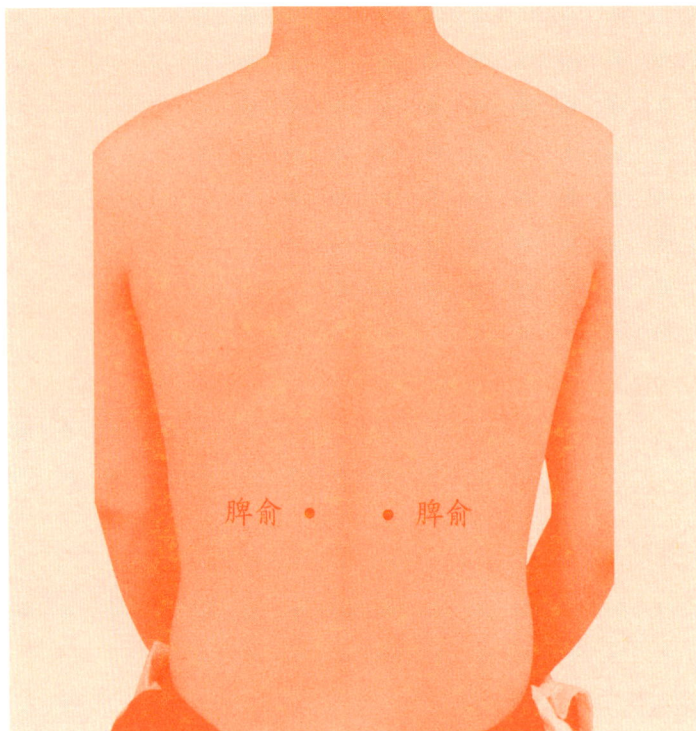

【取穴】俯卧位，当第 11 胸椎棘突下，旁开 1.5 寸。

【方法】俯卧位，请助手左手拇指指腹逆时针方向按揉左侧脾俞穴，同时右手拇指指腹顺时针方向按揉右侧脾俞穴，力度以局部酸胀痛为度。频率为一呼一吸按压 4~5 次，按揉 5 分钟。

【功效】脾俞穴为膀胱经穴，也是脾脏的背俞穴，脾之气输注于此，按揉此穴可以起到补脾气的作用。

艾灸命门穴

【取穴】在腰部，当第 2 腰椎棘突下凹陷中。

【方法】俯卧或坐位，请助手以艾条温和灸，局部潮红为度。每次施灸 10 分钟。

【功效】命门穴为督脉补肾要穴，艾灸此穴可以起到滋补肾气肾阳的作用。

按揉水分穴

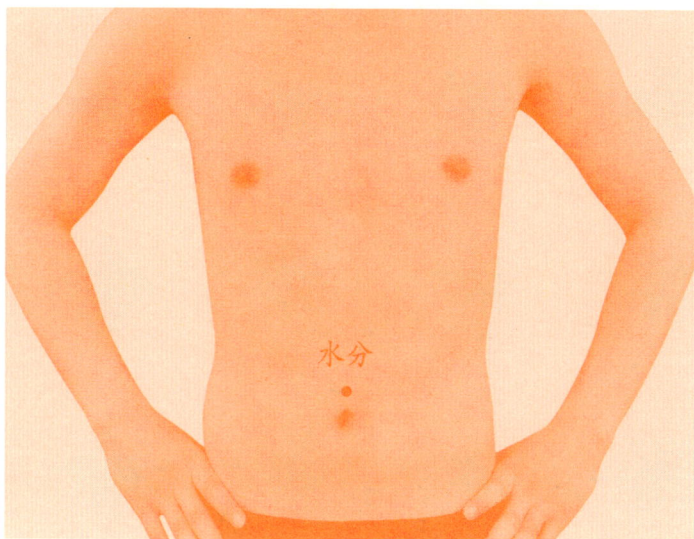

水分

【取穴】仰卧位，在前正中线上，当脐上 1 寸。

【方法】右手掌心按在水分穴上，顺时针方向按揉。力度以脐腹部微胀为度。按揉时间 5 分钟，频率为一呼一吸 4~5 次。

【功效】水分穴为任脉穴，善于通调水液。按揉此穴可以助脾运化，生津润燥。

小结

一年小寒天最冷，防寒保暖度平生，养生重在藏关节，饮食温热御寒邪，药食同源是黄芪，补气升阳防寒病。

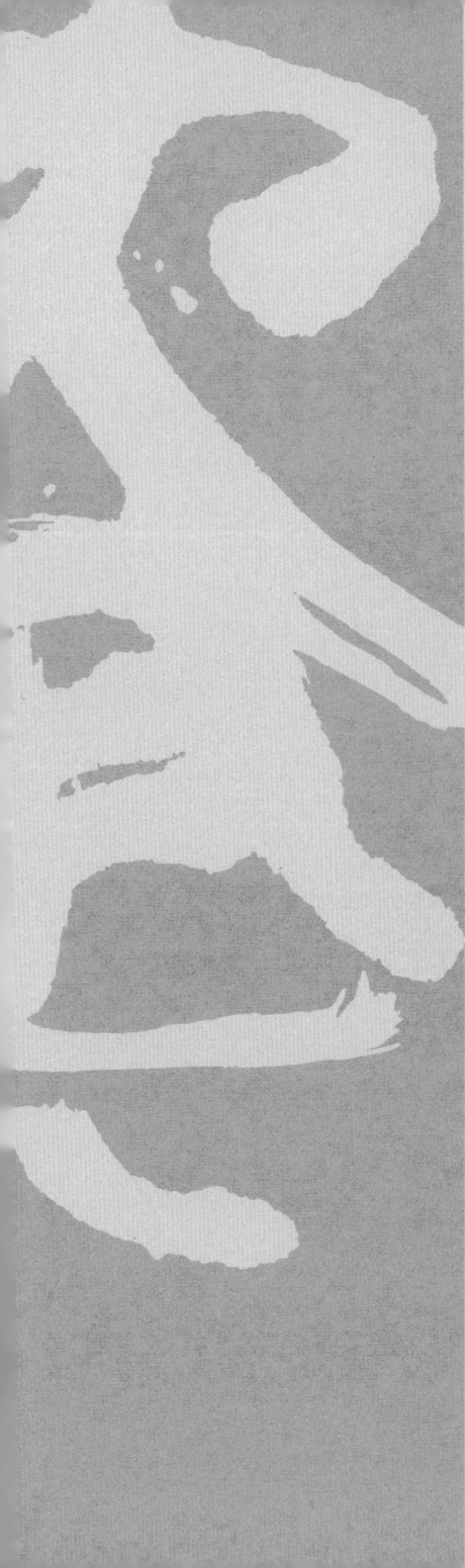

Great Cold

大寒冬天尽
温补最适宜

大寒

平明赢马出西门，淡日寒云久吐吞。
醉面冲风惊易醒，重裘藏手取微温。
纷纷狐兔投深莽，点点牛羊散远村。
不为山川多感慨，岁穷游子自消魂。

大寒出
江陵西门

【宋】陆游

　　陆游写过很多有关节气的诗歌，这首《大寒出江陵西门》就是他在大寒节气里所作的一首借景抒情之作。作者骑马出城，面对一片苍茫萧条的景象，心中不是没有悲凉，而是沉淀为孤旅者的生命底色。

　　大寒是冬季的第六个节气。《授时通考·天时》引《三礼义宗》："大寒为中者，上形于小寒，故谓之大……寒气之逆极，故谓大寒。"《月令七十二候集解》："大寒，十二月中，解见前（小寒）。"这时寒潮南下频繁，是中国部分地区一年中最冷的时期，风大、低温、地面积雪不化，呈现出冰天雪地、天寒地冻的严寒景象。

　　我国古人将大寒分为三候："一候鸡乳；二候征鸟厉疾；三候水泽腹坚。"鸡乳。乳，育也。马氏曰："鸡，木畜丽于阳而有形，故乳在立春节也。"征鸟厉疾。征，伐也，杀伐之鸟，乃鹰隼之属。至此而猛厉迅疾也。水泽腹坚。陈氏曰："冰之初凝，水面而已，至此则彻上下皆凝，故云腹坚，腹犹内也。"大寒出现的花信风候为"一候瑞香，二候兰花，三候山矾（生于江南）"，亦可作为判断大寒的重要标志。

按我国的风俗，每到大寒时节，人们便开始忙着除旧布新，准备年货。古有"大寒大寒，防风御寒，早喝人参黄芪酒，晚服杞菊地黄丸"的谚语，这是劳动人民生活中的总结，也说明了人们对身体调养的重视。

祭灶

民间传说，灶神是玉皇大帝派到人间察看善恶的神。专门负责监察人们平时言行举止的善恶。每年腊月二十三这天，灶王爷要到玉帝那儿交差。他禀报的情况，是玉帝赏罚人间最重要的凭证。如果他发现了谁的恶行，或者看谁不顺眼，在玉帝那里说出此人的丑态，那这个人就祸从天降了。因此，灶王爷是得罪不得的，人们对他一直毕恭毕敬。所以，民间传统每年腊月二十三要祭灶。家家户户在这一天将酒、糖、果等供品放在厨房灶神牌位下，祭祀后要烧掉灶神像，意味着送灶神上天。祭祀时，还有一个有趣的细节，祭祀的供品中一定要有黏牙糖做成的糖瓜、糖饼或年糕。据说这样一来，灶王爷的嘴就变甜了，在玉帝那里也不会说人们的坏话了。

磨豆腐

俗话说"腊月二十五，推磨做豆腐"。豆腐具有益气和中、生津润燥、清热下火的功效，可以消渴、解酒等。按照习俗，这一天家家都要做豆腐。旧俗认为灶神上天后，天帝玉皇会在腊月二十五这天亲自下凡，查察人间善恶，并决定来年各家祸福，故家家祭之以祈福，称为"接玉皇"。各家各户纷纷吃豆腐渣，以示生活清苦，从而瞒过玉皇的惩罚。豆腐有南北豆腐之分，主要区别在于点制豆腐的材料不同。南豆腐用石膏点制，凝固的豆腐花因含水量较高而质地细嫩，水分含量在 90% 左右；北豆腐多用卤水或酸浆点制，凝固的豆腐花含水量较少，质地较南豆腐老，水分含量在 85% 左右，由于含水量少故而豆腐味更浓、质地更韧，也较容易烹饪。豆腐是中国的传统食品，味美而养生。

豆腐中含嘌呤较多，因此嘌呤代谢失常的痛风患者和血尿酸浓度增高的患者忌食。此外，因为豆腐摄入量过多会加重胃肠道负担，导致腹泻、腹胀等症状加重，脾胃虚寒，经常腹泻便溏者慎食。

迎新年

大寒节气，时常与岁末时间相重合。因此，这样的节气要为过年奔波——赶年集，买年货，写春联，准备各种祭祀供品，扫尘洁物，除旧布新。同时，祭祀祖先及各种神灵，祈求来年风调雨顺。旧时大寒时节，因为"芝麻开花节节高"的寓意，人们争相购买芝麻秸，每到除夕夜，将芝麻秸撒在行走的路上，供孩童踩碎，谐音"踩岁"，祈福吉祥如意，同时以"碎"谐音"岁"，寓意"岁岁平安"，求得新年节好口彩。这也使得大寒驱凶迎祥的节日意味更加浓厚。

"大寒"是冬季六节气之一，大寒时期胃肠病相对较多，主要由寒邪造成。隆冬季节，人体受寒冷刺激后血液中的组胺增多，胃酸分泌旺盛，胃肠容易发生痉挛性收缩，从而引起胃痛、呕吐等症状，故有胃病的老年人冬季就容易旧病复发，甚至出现胃出血、胃穿孔等严重并发症。所以，冬季老年人要特别注

**大寒要防
胃肠病**

意胃部保暖，饮食宜选温软、清淡及易于消化的食物，做到少食多餐、忌食生冷、戒除烟酒，积极参加体育锻炼，改善胃肠血液循环，减少胃肠病发病可能。

胃肠道疾病冬季发病多，多是因为夏季贪食寒凉，空调使用过度。健康有因果，夏天寒凉太过，冬天脾胃虚寒。明代中医学家张景岳说："三焦痛症因寒者十居八九。"他认为，寒则凝、温则通，胃肠道疾病以虚寒证居多，治疗宜温通调补。

一天，门诊来了一个8岁男孩，腹痛，以脐周为主。原来，这个小孩一年四季吃冰激凌、喝冷饮。中医认为，儿童是"纯阳之体"，所以爱吃寒凉。而中医还说儿童"脏腑娇嫩，形气未充"，也就是脾胃发育还不成熟，很容易受伤。而这个小孩因食寒凉过量，造成脾胃受伤、脾胃虚寒而腹痛，现代医学也叫"肠痉挛"，肠痉挛又称肠绞痛，只是一种症状而非疾病。肠痉挛是由于肠壁平滑肌强烈收缩引起的阵发性腹痛，是小儿急性腹痛中最常见的情况。这说明冬天不但要防外寒，还要防饮食不当造成的内寒。

一名26岁的男士来看胃疼。从临床上看，十个男士的胃疼，九个是吃喝造成的。于是，我问他："应酬多吗？""不多。""在哪吃饭？""家里。""最近吃得最多的是什么？""没有什么呀。"夫人说："苦瓜。"为什么？因为口臭，吃了一个月。中医认为食物同药物一样，都有四气、五味，苦瓜属于生冷食品，更适宜在夏季食用，若没有确定口臭是湿热导致，是不适合吃苦瓜来解决问题的。而且即便是略有效果，考虑到苦寒伤胃，也须适可而止。中医著名的三因原则，是因时制宜、因地制宜、因人制宜。临床治疗中，要根据季节气候的不同，地域环境的不同，发病人群的不同，制定适宜的治疗方案。

一天，一位五十多岁的男士来到门诊，看酒精性肝病。原来，他每周喝 1~2 次白酒，到了冬天，天气逐渐寒冷，他听人说冬天喝酒御寒，于是改为每天喝酒。患者本来就有重度脂肪肝，两个月下来发展成早期肝硬化，但还是继续喝，他在吃中药的同时，酒仍然不断。我在看病时告诉他，诊脉可以判断出近期有没有饮酒，继续喝就不给他治了。饮食不当、偷换概念的养生往往可以造成疾病。

大寒节气是冬天结束的前奏，温补也将进入尾声。因此，预防疾病要对症，养生防病要温补。

《历书》记载："小寒后 15 日，斗指癸，为大寒，时大寒栗烈已极，故名大寒也。"冬季三月是生机潜伏、万物蛰藏的时令，此时人体的阴阳消长也相当缓慢，所以此时应该早睡晚起，不要轻易扰动阳气，凡事勿操劳，要使神志深藏于内，勿急躁发怒。

"大寒"说藏指"胃肠"

中医认为，脾胃是"气血生化之源"，是人赖以生存的"后天之本"，并有"得胃气者生，失胃气者死"的说法。大寒是一年之中最冷的时节，而胃喜温不喜凉，因此冬季藏"胃肠"就是养护胃肠，做到饮食有节，不偏食、挑食、暴饮暴食。

大寒的饮食应遵守"保阴潜阳"的原则，饮食宜减咸增苦以养心气，使肾气坚固，切忌黏硬、生冷食物，宜热食，防止损害脾胃阳气，但燥热之物不可过食。食物的味道可适当浓一些，要有一定量的脂类，保持一定的热量。此外，还应多食用黄、绿色蔬菜，如胡萝卜、油菜、菠菜等。

大寒养生保胃肠，饮食温热是关键，适度艾灸强食欲，肠胃安康保命长。

养护胃肠"建中汤"

小建中汤（饴糖、桂枝、芍药、炙甘草、大枣、生姜）出自《金匮要略》，为温里剂，具有温中补虚、和里缓急之功效。主治中焦虚寒，肝脾不和证。腹中拘急疼痛，喜温喜按，神疲乏力，虚怯少气。方中重用甘温质润之饴糖为君，温补中焦，缓急止痛。臣以辛温之桂枝温阳气，祛寒邪；酸甘之白芍养营阴，缓肝急，止腹痛。佐以生姜温胃散寒，大枣补脾益气，炙甘草益气和中，调和诸药，是为佐使之用。其中，桂枝是一味很好的温阳气、祛寒邪之药。《神农本草经》将其列为上品药。医圣张仲景在《伤寒论》《金匮要略》中用桂枝者达76方之多。桂枝是肉桂嫩枝，在临床上经常用于治疗慢性胃肠病，这是因为慢性胃肠病十有八九是因寒，而桂枝是温中散寒、发汗解肌的好药。其功效为发汗解肌，温通经脉，助阳化气，治疗中焦虚寒之脘腹冷痛。

大寒是二十四节气的最后一个，也是一年中最冷的时候。此时自然界阳气内藏，阴气强盛。人体在严寒中阳气消耗大，气血运行受阻，寒邪易伤人阳气，致使脾胃功能变弱。脾胃作为后天之本，一旦受损，人就易出现胃脘疼痛、四肢冰凉、神疲乏力等症状。而小建中汤能调和阴阳，增强人体抵抗力，以抵御寒邪，是一剂驱散寒邪的良药。它能补充被严寒消耗的阳气，增强脾胃运化功能，从而改善阳气不足、脾胃虚寒引发的不适，如缓解胃脘冷痛、增进食欲。

运动要等太阳出

俗话说"冬天动一动，少闹一场病；冬天懒一懒，多喝一碗药"。冬季运动锻炼对养生有特殊意义，大寒时节的运动可分室内和室外两种，可进行慢跑、太极拳、八段锦等体育锻炼，但不宜过度激烈，避免扰动阳气。同时，室外活动不可太早，等日出后再进行为好。运动前要充分热身，循序渐进。

桂枝作为临床常用药物，入药历史悠久，最早的记载可追溯到《神农本草经》。桂枝为樟科植物肉桂的干燥嫩枝。味辛、甘，性温，归心、肺、膀胱经。可发汗解肌，温通经脉，助阳化气，平冲降气。用于治疗风寒感冒、脘腹冷痛、血寒经闭、关节痹痛、痰饮、水肿、心悸、奔豚等病症。桂枝香味重，辛散通达，色血红，入心经，"枝"同"肢"，故桂枝为发表解肌要药，能达四肢，缓解四肢肌肉和心脏问题。现代研究表明，桂枝具有抗病毒、抗菌、降血糖、解热、抗炎、抗过敏、抗凝血、抗肿瘤、镇静、抗焦虑、降血压、扩血管、促进发汗、保护神经等药理活性。

需要注意的是，因桂枝性温，辛甘发散，血证、阴虚火旺、温病者忌服。

食疗：当归桂枝生姜羊肉汤

用料：羊瘦肉300克，生姜30克，当归15克，桂枝10克，小茴香6克，细辛2克，料酒、精盐、味精、葱花、五香粉、麻油各适量。

做法：

1. 先将当归、生姜、桂枝、细辛、小茴香分别拣去杂质，洗净，晾干。

2. 再将当归、生姜、桂枝、细辛切成片或切碎，与小茴香同放入纱布袋，扎紧袋口，备用。

3. 将羊肉洗净，放入煮沸的水中焯一下，再投入清水中过凉，切成小块或切片，与备好的材料纱布袋同放入砂锅，加清水适当。

4. 先用大火煮沸，添加料酒，改用小火焖煮至羊肉熟烂，取出纱布袋，滤尽汤汁，加精盐、味精、葱花、五香粉，拌和均匀，淋入麻油即成。佐餐食用，随意服食。

功效：温散寒湿，行气通络。适用于血虚寒凝型腹痛、手足逆冷，寒凝肝络型精索静脉曲张、男性不育诸症。

大寒经络调摄　　大寒时节的经络调摄原则是补益肺、脾、肾。取足部反射区肺、脾、肾按摩或艾灸。

按压艾灸足底肺反射区

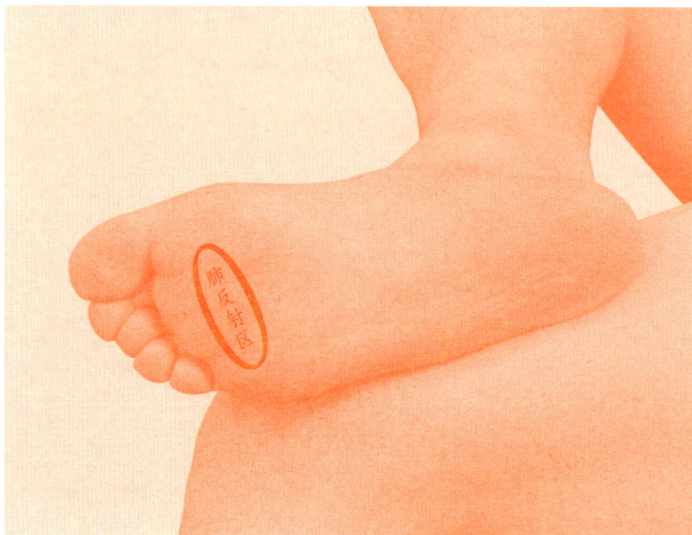

【取穴】在足底，位于斜方肌反射区下方，自甲状腺反射区向外到肩反射区处约一横指宽的带状区域。

【方法】先由足外侧向足内侧方向压刮按摩 3~5 次，再用艾条施以温和灸法，潮红为度。两穴各灸 5 分钟。

【功效】足底反射区肺，按摩艾灸此区有补肺益气、清热解毒的功效。

按压艾灸足底脾反射区

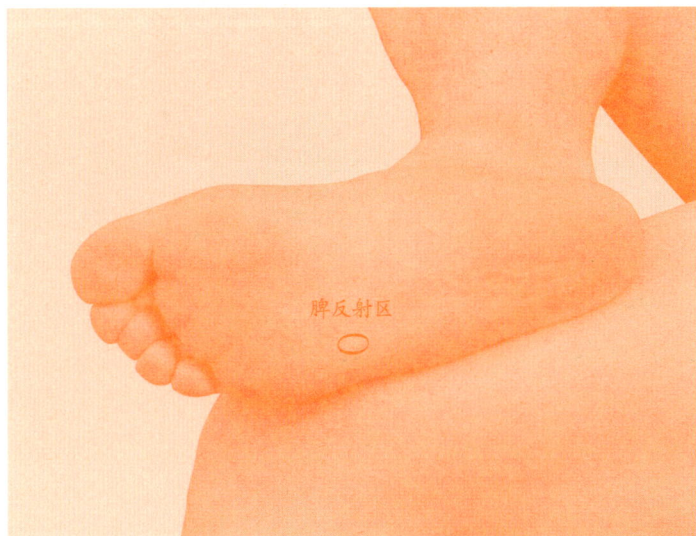

脾反射区

【取穴】在足底，位于左足底第 5 跖骨之间，距心脏反射区正下方一横指。

【方法】先按压脾反射区 3~5 次，再用艾条施以温和灸法，潮红为度。灸此部位 10 分钟。

【功效】足底反射区脾，按压艾灸此区有健脾化湿、统摄血液、增强机体免疫力的功效。

按压艾灸足底肾反射区

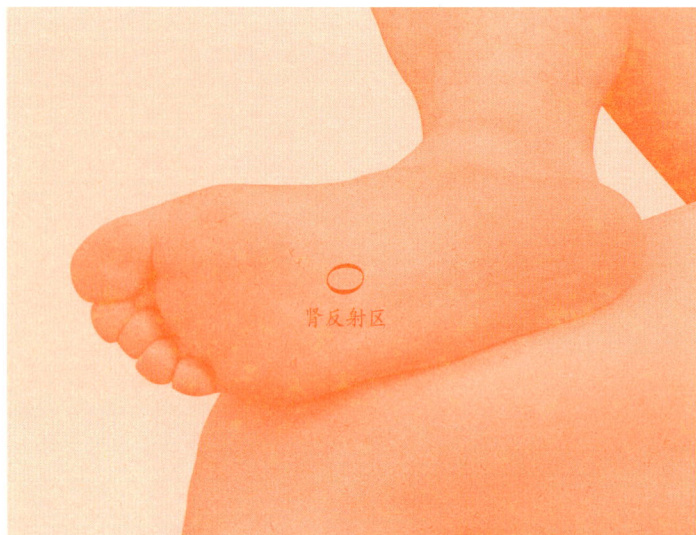

【取穴】在足底，位于双足底第2、3跖骨近端的二分之一，即足底的前中央凹陷处。

【方法】先按压肾反射区3~5次，再用艾条施以温和灸法，潮红为度。两穴各灸5分钟。

【功效】足底反射区肾，艾灸此区有补肾填精、补肾壮阳等功效。

【小贴士】足部反射区有什么作用？如何掌握足部反射区的刺激量？

足部反射区是指人体各器官和部位在足部有着相对应的区域，可以反映相应脏腑器官的生理病理信息。运用按摩、艾灸等方法刺激这些反射区，可以调节人体各部分的功能，取得防病治病的效果，医学上称之为"足部反射区疗法"。

一般而言，实证、年龄较轻、体质强者，适用于强刺激；虚证、年龄偏大、体质弱者，适用于弱刺激。强刺激用力重、时间短，1~3分钟即可，每天1~3次；弱刺激用力轻、时间长，可持续刺激30~40分钟，每天1~3次。实施刺激时应力求做到手法熟练柔和，用力持久均匀。

大寒节气冬将止，养生仍要避寒邪，疾病要防胃肠病，固护脾肾先后天，药食同源是桂枝，饮食均衡放在前。

小结

- 高学敏，钟赣生.中药学（第2版）[M].北京：人民卫生出版社,2012.

- 张廷模.临床中药学[M].上海：上海科学技术出版社,2006.

- 江楠.二十四节气知识[M].北京：中国华侨出版社,2014:293.

- 国家药典委员会.中华人民共和国药典（2020年版）[M].北京：中国医药科技出版社,2020.

- 董邓波，邹圣强，唐舒.2009—2019年中国病毒型肝炎发病的时空流行病学特征分析[J].现代预防医学,2024,51(04):595-601.

- 荆丽娟，丁洁韵.慈禧内服膏方释析[J].中医药文化,2015,10(02):45-48.

- 孙文豪，杨扬，陈恒，等.薄荷有效成分药理作用研究进展[J].江苏中医药,2023,55(05):78-82.

- 李竹青，孙鹏程，曲淼，等.中医体质学原理和思维在过敏性疾病防治中的应用[J].天津中医药,2024,41(05):571-574.

- 吴昊.基于四时八节调查及心理学实验的悲伤情绪中医辨证研究[D].北京中医药大学,2014.

- 耿坚.夏至、冬至前后脑卒中的中西医结合影像学探讨[C].中国中西医结合学会医学影像专业委员会第十五次全国学术大会暨上海市中西医结合学会医学影像专业委员会2017年学术年会论文集.2017:260.

- 何云鹏.昆明地区腰椎间盘突出症中医证型与"二分、二至"节气相关性的临床观察[D].云南中医学院,2016.

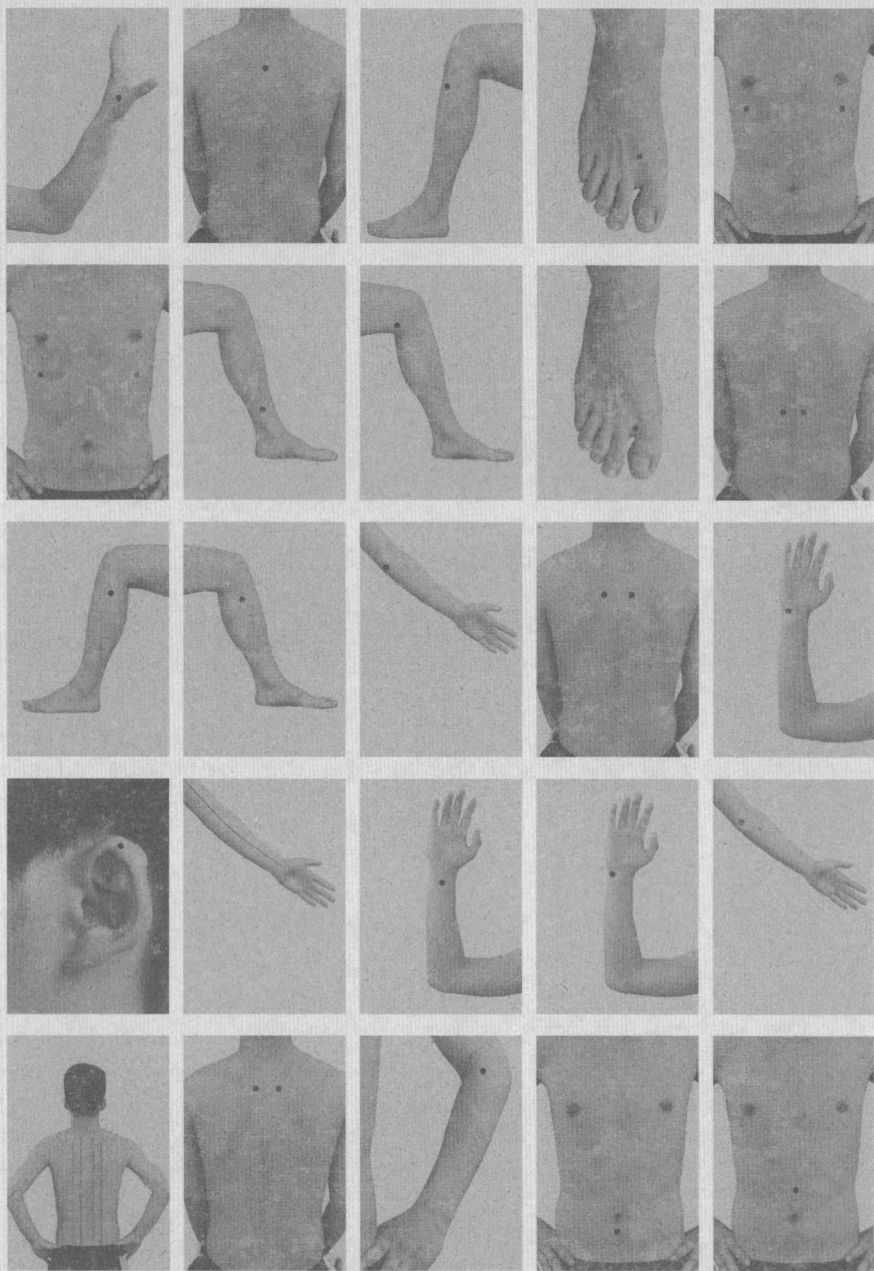

中医话节气

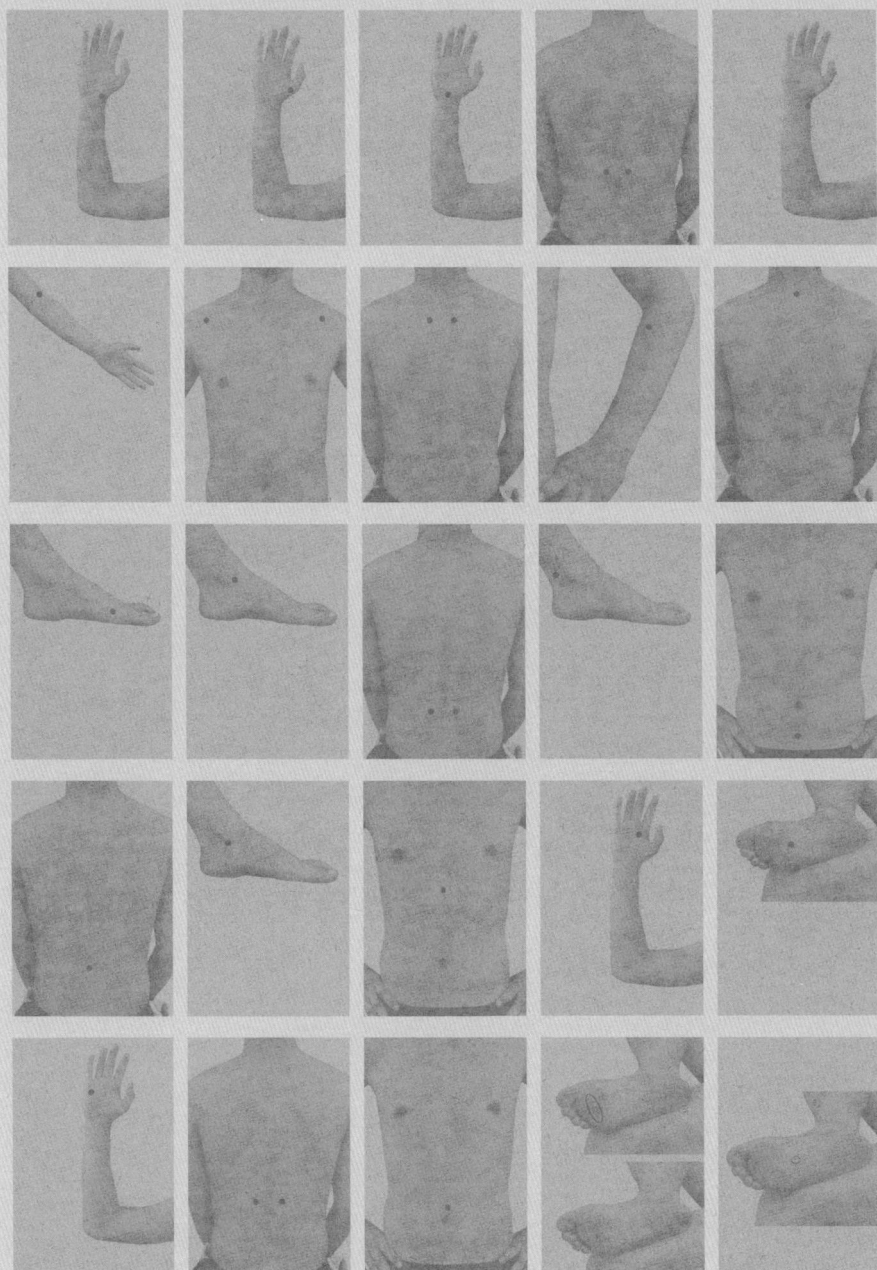